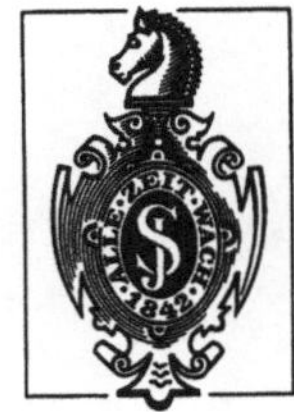

R. B. Drommer   G. Hotz (Hrsg.)

Fibrinklebung in der Mund-, Zahn- und Kieferheilkunde

Mit 90 davon 23 mehrfarbigen Abbildungen und 29 Tabellen

Springer-Verlag

Berlin Heidelberg New York
London Paris Tokyo
Hong Kong Barcelona
Budapest

Prof. Dr. Dr. R. B. Drommer
Priv.-Doz. Dr. Dr. G. Hotz
Klinik für Mund-, Kiefer- und Gesichtschirurgie
Universität Heidelberg
Im Neuenheimer Feld 400
6900 Heidelberg

ISBN-13:978-3-540-53830-1

Die Deutsche Bibliothek − CIP-Einheitsaufnahme
Fibrinklebung in der Mund-, Zahn- und Kieferheilkunde / R. B. Drommer;
G. Hotz (Hrsg.). − Berlin; Heidelberg; New York; London; Paris; Tokyo;
Hong Kong; Barcelona; Budapest: Springer, 1991
ISBN-13:978-3-540-53830-1   e-ISBN-13:978-3-642-76510-0
DOI: 10.1007/978-3-642-76510-0

NE: Drommer, Rainer B. [Hrsg.]

Satz: K+V Fotosatz GmbH, 6124 Beerfelden

2127/3140-543210 − Gedruckt auf säurefreiem Papier

Vorwort

Die Fibrinklebung hat sich seit den ersten erfolgreichen klinischen Anwendungen durch Matras und Kuderna im Jahre 1975 auch in der Mund-, Zahn- und Kieferheilkunde etabliert.

Die Zeit schien uns gegeben zu sein, ein Symposium zu veranstalten, welches am 27. Oktober 1990 in Heidelberg stattgefunden hat.

Die Breite der Anwendungsmöglichkeiten, die klinischen Erfahrungen, Fragen der Arzneimittelsicherheit und wissenschaftlich untermauerte Resultate sollten geschlossen dargestellt und diskutiert werden.

Die Vorträge, die regen Diskussionen und die Resonanz auf dieses Symposium erlauben den Herausgebern die Schlußfolgerung, daß die Fibrinklebung in der operativen Zahnheilkunde auf Grund ihrer blutstillenden und adhäsiven Eigenschaften ein breites Indikationsspektrum gefunden hat.

Heidelberg, im Juli 1991   R. B. DROMMER und G. HOTZ

Inhalt

Grundlagen

Qualitäts- und Sicherheitsanforderungen an Fibrinkleber
A. KAESER und N. DUM 3

Applikationstechniken bei der Fibrinklebung
H. M. SCHWARZ 15

Die Entwicklung der Fibrinklebung in der Operativen Medizin
H. MATRAS 24

Diskussion – Grundlagen 29

Blutstillung

Grundlagen angeborener und erworbener Gerinnungsstörungen
R. ZIMMERMANN 35

Blutstillung mit Fibrinkleber bei Patienten unter
Antikoagulatienbehandlung
J. ZÖLLER und A. HERRMANN 42

Zum Risiko der Blutung post extractionem bei Hämophilen nach
Einführung der Fibrinklebung
S. SCHULZ und A. ERNST 48

Fibrinklebung und/oder Substitutionstherapie aus kieferchirurgischer
Sicht
U. ECKELT 53

Fibrinklebung nach Zahnextraktionen
B. STEINBICKER 57

Diskussion – Blutstillung 60

Präprothetische Chirurgie

Fibrinklebung in der präprothetischen Chirurgie
G. HOTZ 67

Bewährte Methoden der präprothetischen Chirurgie
M. FARMAND 88

Diskussion − Präprothetische Chirurgie 99

Plastische Eingriffe und Tumorchirurgie

Cranio-Maxillo-Faziale Chirurgie −
Können Gewebekleber objektive Hilfen sein?
R. B. DROMMER 103

Einsatz von Humanfibrinkonzentrat („Fibrinkleber")
in der rekonstruktiven MKG-Chirurgie
H. HAUENSTEIN und L. GLUSA 111

Zum Verschluß oroantraler Verbindungen mit dem Fibrinklebesystem
H. KNIHA 121

Die Versiegelung denudierter Kieferhöhlenwandungen mit dem
Fibrinklebe-Sprühsystem
H.-A. MERTEN, K. GIESEN und F. HALLING 126

Die Behandlung orofazialer Hämangiome mittels Fibrinklebung
F. HALLING und H.-A. MERTEN 133

Knochendefektfüllung mit xenogenem Kollagen, humanem Fibrin,
nativem Eigenblut sowie granulärer Hydroxylapatit-Keramik im
ersatzstarken Lager − Tierexperimentelle Untersuchungen beim
Göttinger Minischwein −
H.-A. MERTEN, J. F. HÖNIG, F. HALLING und N. LASARIDIS 142

Diskussion − Plastische Eingriffe und Tumorchirurgie 162

Sachverzeichnis 165

Mitarbeiterverzeichnis

DROMMER, R. B.
Klinik für Mund-, Kiefer- und Gesichtschirurgie, Universität Heidelberg,
Im Neuenheimer Feld 400, 6900 Heidelberg

DUM, N.
IMMUNO GmbH Heidelberg, Im Breitspiel 13, 6900 Heidelberg

ECKELT, U.
Zentrum für Zahn-, Mund- und Kieferheilkunde, Klinik und Poliklinik für
Mund-, Kiefer- und Gesichtschirurgie der Medizinischen Akademie
„Carl Gustav Carus", Fetscherstraße 74, O-8019 Dresden

FARMAND, M.
Klinik für Mund-, Kiefer- und Gesichtschirurgie, Glückstraße 11,
8520 Erlangen

GIESEN, K.
Klinik und Poliklinik für Zahn-, Mund- und Kieferheilkunde,
Robert-Koch-Straße 40, 3400 Göttingen

GLUSA, L.
Klinikum Minden, Klinik für Mund-, Kiefer-, Gesichtschirurgie,
Friedrichstraße 17, 4950 Minden

HALLING F.
Klinik und Poliklinik für Zahn-, Mund- und Kieferheilkunde,
Robert-Koch-Straße 40, 3400 Göttingen

HAUENSTEIN, H.
Wagnerstraße 34, 4950 Minden

HERRMANN, A.
Klinik f. Mund-, Kiefer- und Gesichtschirurgie, Universität Heidelberg,
Im Neuenheimer Feld 400, 6900 Heidelberg

HÖNIG, J. F.
Klinik und Poliklinik für Zahn-, Mund- und Kieferheilkunde,
Robert-Koch-Straße 40, 3400 Göttingen

HOTZ, G.
Klinik f. Mund-, Kiefer- und Gesichtschirurgie, Universität Heidelberg,
Im Neuenheimer Feld 400, 6900 Heidelberg

KAESER, A.
IMMUNO GmbH Heidelberg, Im Breitspiel 13, 6900 Heidelberg

KNIHA, H.
Im Farbergraben 35, 8000 München 2

LASARIDIS, N.
Abteilung für Mund-, Kiefer- und Gesichtschirurgie der Universität
Thessaloniki

MATRAS, H.
Abteilung f. Kiefer- und Gesichtschirurgie, Landeskrankenhaus,
Müllner Hauptstraße 48, A-5020 Salzburg

MERTEN, H.-A.
Klinik und Poliklinik für Zahn-, Mund- und Kieferheilkunde,
Robert-Koch-Straße 40, 3400 Göttingen

SCHULZ, S.
Große Steinstraße 19, O-4020 Halle/Sachsen

SCHWARZ, H. M.
IMMUNO GmbH Heidelberg, Im Breitspiel 13, 6900 Heidelberg

STEINBICKER, B.
Medizinische Akademie, Klinik für Stomatologie, Leipziger Straße 44,
O-3090 Magdeburg

ZIMMERMANN, R.
Rehabilitationsklinik und Hämophiliezentrum, Stiftung Rehabilitation,
Bonhoefferstraße, 6900 Heidelberg 1

ZÖLLER, J.
Klinik f. Mund-, Kiefer- und Gesichtschirurgie, Universität Heidelberg,
Im Neuenheimer Feld 400, 6900 Heidelberg

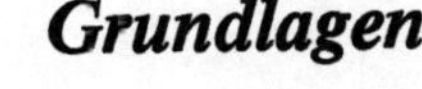

Grundlagen

Qualitäts- und Sicherheitsanforderungen an Fibrinkleber

A. Kaeser und N. Dum

Einleitung

Die Bedeutung des Fibrins für den primären Wundverschluß und für die Wundheilung sind seit langem bekannt. Bereits 1909 wird über Fibrin als physiologische Klebesubstanz berichtet und ihm eine wundheilungsfördernde Eigenschaft zugeschrieben [1]. Schon damals konnte im Tierversuch die Förderung der Fibroblastenproliferation durch Fibrin nachgewiesen werden. Basierend auf diesen ersten Erkenntnissen wurden Plasmapräparationen, die eine gegenüber Normalplasma erhöhte Konzentration an Fibrinogen enthielten, zum Teil auch bereits in Kombination mit Thrombin, wiederholt zu Klebungen im Tierexperiment und im klinischen Bereich eingesetzt [2–9]. Die Ergebnisse waren hinsichtlich mechanischer Festigkeit und Dauerhaftigkeit der Klebung noch wenig befriedigend, da die verwendeten Fibrinogenkonzentrationen zu gering und die stabilisierende Funktion des Faktor XIII noch nicht bekannt waren. Heute enthält der Fibrinkleber eine ausreichend hohe Konzentration an Fibrinogen und Faktor XIII und findet in allen operativen Fächern Anwendung.

Gerinnungsphysiologische Grundlagen und Anwendungsgebiete

Im Prinzip entspricht die Fibrinklebung der letzten Phase der Blutgerinnung und basiert auf der Umsetzung von Fibrinogen zu Fibrin (Abb. 1). Das Fibrinogenmolekül setzt sich aus 6 Polypeptid-Ketten zusammen. Die 3 Kettentypen Alpha, Beta, Gamma sind paarweise in den Molekülhälften angeordnet. Durch Thrombin wird Fibrinogen unter Freisetzung der Fibrinopeptide A und B zu Fibrinmonomeren umgesetzt. Diese bilden durch End-zu-End- und Seit-zu-Seit-Anlagerung aggregiertes Fibrin. Thrombin aktiviert gleichzeitig den Faktor XIII. Das Fibrin-Polymer wird durch aktivierten Faktor XIII zu harnstoff-unlöslichem Fibrin in einer kalziumabhängigen Reaktion umgewandelt. Dabei werden kovalente Bindungen zwischen benachbarten Gamma- und Alpha-Ketten der Fibrinmonomere gebildet. Das gebildete Fibrin haftet mit physikalischen und chemischen Bindekräften an dem zu verklebenden Gewebe, wobei eine besondere Affinität zu Kollagenfasern besteht.

Mit Beginn der Wundheilung kommt es zur Einsprossung von Fibroblasten und Kapillaren in das Wundgebiet, wobei dem Fibrinnetz die Funktion einer Leitschiene zukommt. Dieser Vorgang ist ein von vielen Faktoren bestimmtes Geschehen, bei dem Thrombin, Fibrin und Faktor XIII eine fördernde Wirkung auf die Fi-

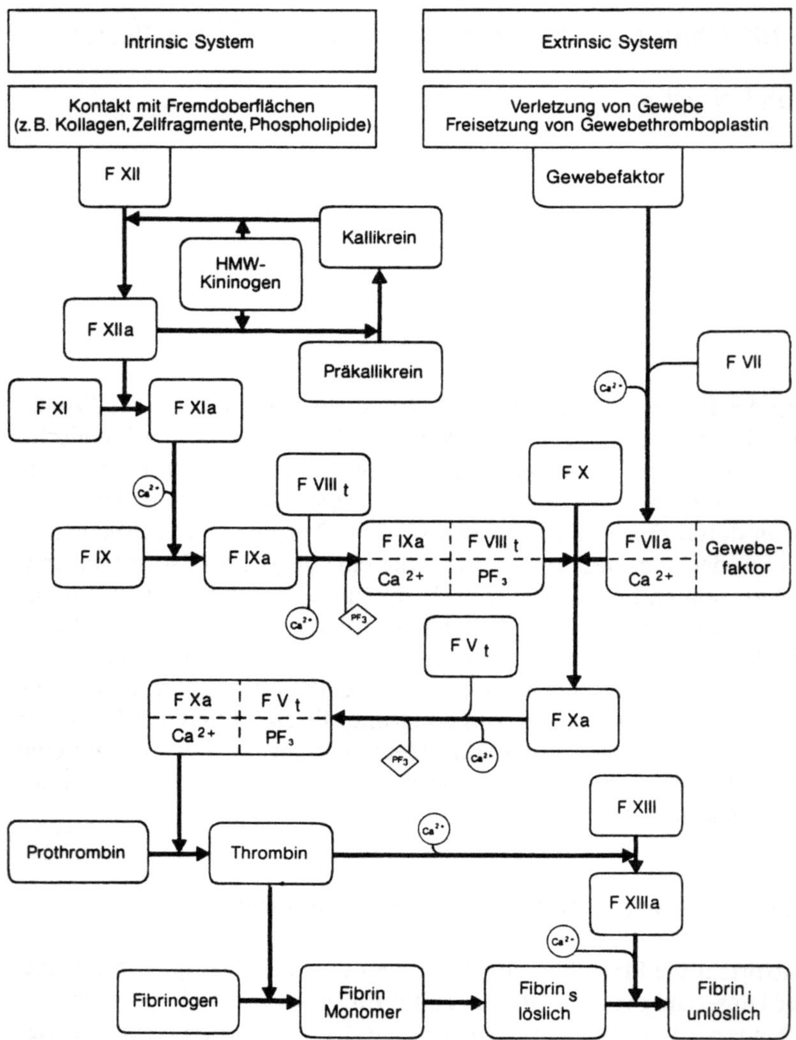

Abb. 1. Blutgerinnungsschema

broblastenproliferation ausüben. In der weiteren Abfolge des Wundheilungsgeschehens erfolgt der proteolytische und phagozytäre Abbau des Fibrinnetzes. Die Fibrinolyse ist u.a. abhängig von den gewebeständigen Plasminogenaktivatoren, deren Konzentration je nach Gewebe unterschiedlich sein kann. Als letzter Schritt erfolgt ein bindegewebiger Ersatz der Fibrinschicht mit anschließender Bildung von Narbengewebe [10].

Unter Berücksichtigung der erläuterten physiologischen Grundlagen ergeben sich für Fibrinkleberpräparationen prinzipiell folgende Indikationen:

Blutstillung
Gewebeklebung sowie
die Unterstützung der Wundheilung.

Vor allem für die beiden letztgenannten Anwendungsgebiete ist die Zusammensetzung des verwendeten Fibrinklebers von ausschlaggebender Bedeutung.

Eigenschaften verfestigter Fibrinkleber

Die Bedeutung einer physiologischen Zusammensetzung des Kleberpräparates lassen bereits Ergebnisse von Ferry und Morrison vermuten [11]. Sie beschrieben 1947 die Bildung zweier unterschiedlicher Arten von Fibrinclots in Abhängigkeit von der Ionenkonzentration und/oder des pH-Wertes. Bei physiologischen Bedingungen kommt es zur Ausbildung weißer, nicht transparenter „coarse clots", während unphysiologisch hohe Ionenkonzentrationen und/oder pH-Werte in einer Bildung undurchsichtiger „fine clots" resultieren. Aufgrund der Unterschiede des äußeren Erscheinungsbildes wurden voneinander abweichende Fibrinstrukturen in den gebildeten Fibrinclots postuliert.

Da die Fibroblasteneinsprossung und die Bildung von Kollagenfasern vom Fibrinnetz und der Ionenkonzentration abhängig sind [12–15], war es wünschenswert, neben Untersuchungen mechanischer Parameter auch den Einfluß von Kleberpräparationen unterschiedlicher Zusammensetzung auf die Fibroblasten zu erfassen. Bei den in den letzten Jahren publizierten Studien wurden ein Kleber, der eine physiologische Ionenkonzentration aufwies (A), mit einem Fibrinkleber mit hoher Salzkonzentration (B) verglichen [16]. Im folgenden sollen die gewonnenen Erkenntnisse hinsichtlich der mechanischen Eigenschaften, der Morphologie und der Interaktion mit Fibroblasten dargestellt werden.

Reißfestigkeit und Elastizität

Der zeitliche Ablauf der Fibrinbildung ist abhängig von der eingesetzten Thrombinkonzentration. In der Praxis ist die Vernetzung der Fibrin-Gammaketten nach ca. 3 Minuten abgeschlossen [15]. Die Ausbildung der kovalenten Bindung zwischen den Alphaketten erfolgt langsamer. Zwischen der Fibrin-Alphavernetzung und der Reißfestigkeit standardisierter Fibrinclots besteht eine Korrelation. Bei dem Kleberpräparat A wurde nach etwa 10 Minuten ein Vernetzungsgrad von 35% beobachtet, der aber bereits 70% der maximalen Festigkeit entspricht. Ähnliche Kinetiken fanden sich bei der Präparation B, wenn hohe Konzentrationen Faktor XIII zugesetzt wurden.

Hinsichtlich der Reißfestigkeit ergab sich eine 4- bis 5fach höhere Belastbarkeit von Fibrinclots des Präparates A verglichen mit Clots des Präparates B (Tabelle 1, Abb. 2). Redl und Schlag [16] geben weiter an, daß bei dem Kleber B bei ca. 50% der gebildeten Clots aufgrund von Brüchen keine Messungen durchgeführt

Tabelle 1. Reißfestigkeit (g/cm^2)

Inkubationszeit (min.)	Präparat A	Präparat B
10	616 ± 101 (n = 5)	nicht untersucht
30	899 ± 155 (n = 8)	192 ± 41 (n = 8)

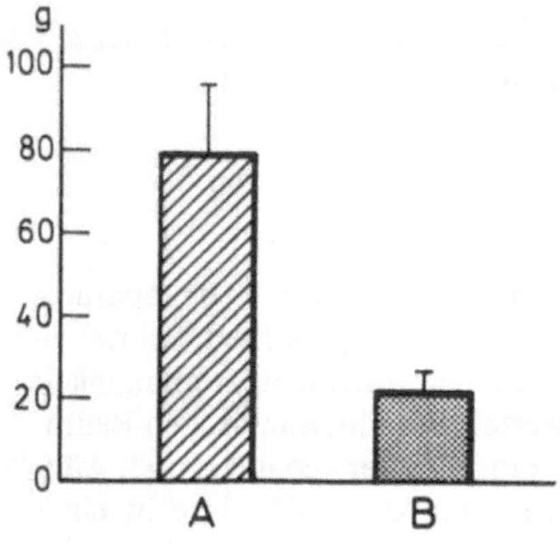

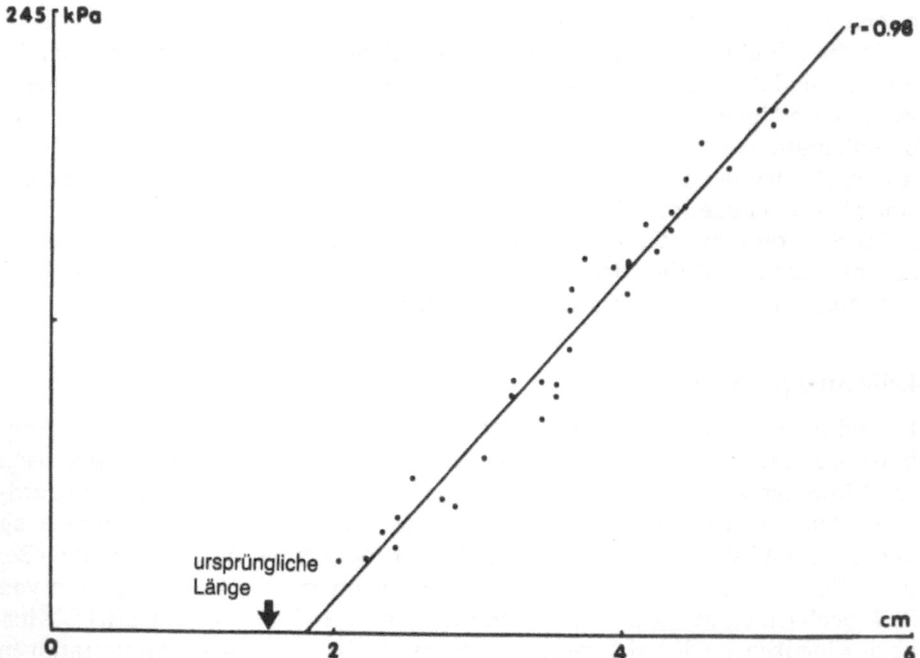

Abb. 2. Reißfestigkeit physiologisch strukturierter (A) und unstrukturierter (B) Fibrinkleberclots

Abb. 3. Elastizität von Fibrinclots des Präparates A

werden konnten. Die Bestimmung der Elastizität war aus diesem Grund nur für das Präparat A möglich. Wie aus Abb. 3 ersichtlich, ist bei Clots dieses Fibrinklebers eine reversible Verformung bis auf mehr als die doppelte Ausgangslänge möglich.

Morphologie

Die bereits geschilderten makroskopisch erkennbaren Unterschiede von Fibrinclots der Präparationen A und B werden noch deutlicher bei elektronenmikrosko-

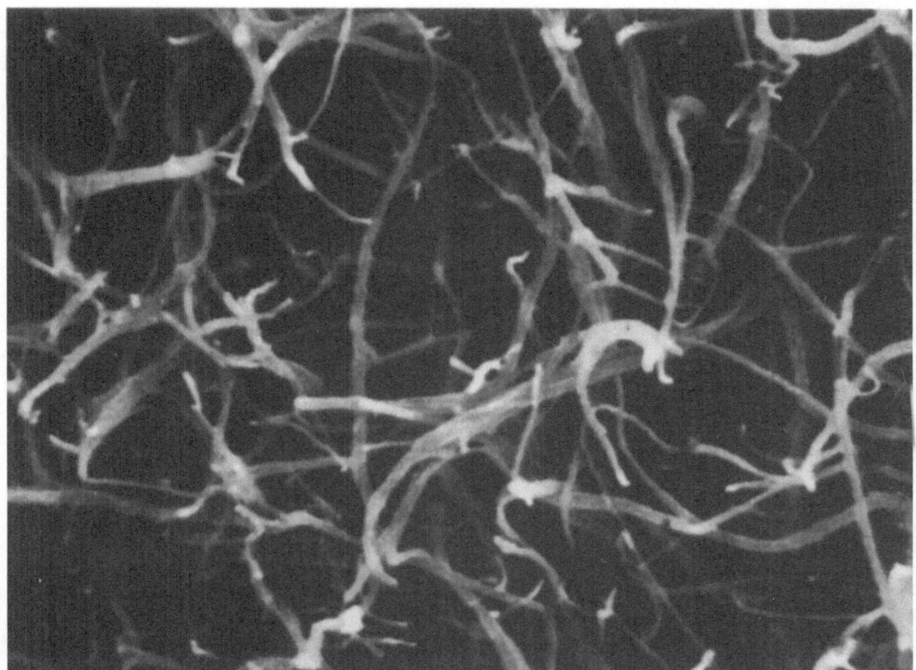

Abb. 4. Elektronenmikroskopische Aufnahme eines Fibrinclots des Präparates A

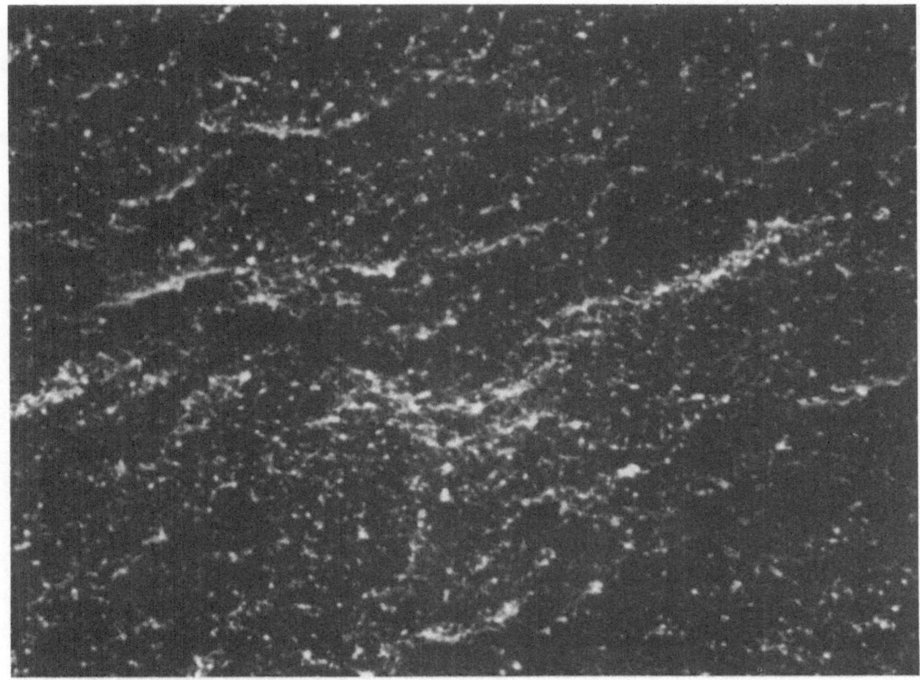

Abb. 5. Elektronenmikroskopische Aufnahme eines Fibrinclots des Präparates B

pischer Betrachtung. Clots des Präparates A bestehen aus verzweigten Fibrinfäden, die in ihrer Struktur von einem Plasmaclot kaum abweichen (Abb. 4). Ein anderes Bild zeigt sich dagegen bei Fibrinclots der Präparation B (Abb. 5). Im Rasterelektronenmikroskop stellt sich eine nahezu amorphe Masse dar, in der trotz gleicher Versuchsbedingungen Fibrinfäden kaum zu erkennen sind [16]. Der Kleber B bleibt nach seiner Verfestigung transparent, während die Klebung mit dem physiologischen Kleber A in einem weißlichen, deutlich sichtbaren Fibrinclot resultiert und somit eine Kontrolle der Schichtdicke und des geklebten Areals ermöglicht (Abb. 6).

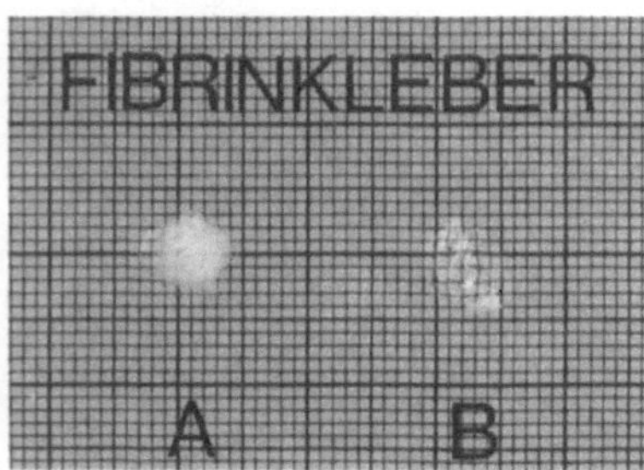

Abb. 6. Unterschiedliche Transparenz zweier verschiedener Fibrinkleberclots

Einfluß auf Fibroblasten

Bei der Wundheilung kommt, wie bereits erwähnt, den Fibroblasten eine entscheidende Bedeutung zu. Voraussetzung für die Fibroblastenproliferation ist dabei die optimale Struktur des im Wundgebiet gebildeten Fibrinnetzes. Neben der Frage, inwieweit die unterschiedliche Strukturierung von Fibrinkleberclots Einfluß auf die Fibroblastenproliferation hat, wurde in kürzlich veröffentlichten Studien auch überprüft, welche Auswirkung hohe Ionenkonzentrationen auf menschliche Fibroblasten in vitro zeigen [16].

Zur Untersuchung dieser Fragestellung erfaßten Redl und Schlag den Einfluß von Clots der Präparationen A und B auf Zellkulturen menschlicher embryonaler diploider Lungenfibroblasten. Nach Überschichten mit A-Fibrinclots beobachteten sie eine normale Fibroblastenproliferation (Abb. 7). Clots des Präparates mit unphysiologisch hohen Ionenkonzentrationen verursachten eine innerhalb weniger Minuten auftretende Deformation der Fibroblasten (Abb. 8). Zur Überprüfung der Frage, ob die fehlende Strukturierung oder die Ionenkonzentration einen negativen Einfluß auf die Fibroblasten hat, wurden die Clots beider Präparationen in isotonischer Natriumchloridlösung gewaschen. Bei dem Präparat A blieb die Fibroblastenproliferation unverändert, während bei den B-Clots zwar eine Verminderung, aber kein Ausbleiben der Zelldeformation erreicht wurde. Diese Ergebnisse weisen darauf hin, daß neben einer unphysiologisch hohen Ionenkonzentration auch die fehlende Strukturierung des Fibrinclots allein schon das Wachstum von Fibroblasten ungünstig beeinflußt.

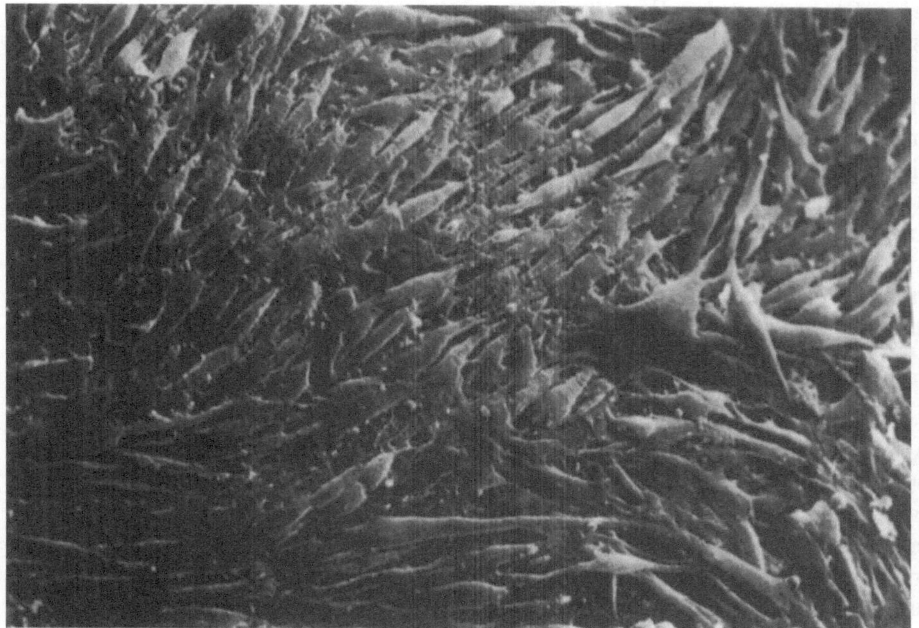

Abb. 7. Normale Fibroblastenproliferation auf Fibrinclots des Präparates A

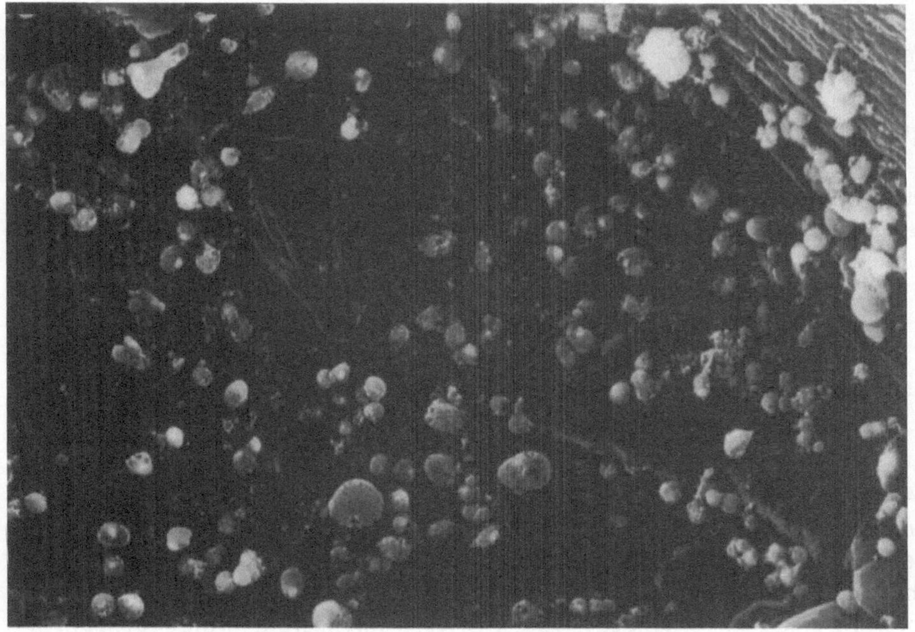

Abb. 8. Deformierte Fibroblasten auf Fibrinclots des Präparates B

Keine Störungen der Wundheilung, Osteoneogenese und Transplantateinheilung

Untersuchungen mit isolierten Zellen und Zellkulturen sind nicht ausreichend, um den Nachweis zu führen, daß der Fibrinkleber nicht zu einer Störung der Wundheilung, Osteoneogenese und Transplantateinheilung führt. Dies muß durch morphometrische Studien in geeigneten In vivo-Modellen erfolgen, wie sie z. B. von Dinges et al. mittels subcutaner Implantation von fixierter Kalbsknochenspongiosa in Ratten und histologischer Bewertung des eingewachsenen Granulationsgewebes nach 14 Tagen, mit und ohne Zusatz von Fibrinkleber im Spongiosablock, durchgeführt wurden [17]. Die Autoren beobachteten eine signifikante lokale Zunahme von Granulationsgewebszellen unter dem Einfluß einer bestimmten Fibrinkleberpräparation und eine leichte, nicht signifikante Verminderung der Masse des Granulationsgewebes gegenüber den Kontrollen. Inwieweit bei vorgeschädigtem Gewebe eine Beeinflussung der Wundheilung durch Fibrinkleber stattfindet, wurde von Haas et al. [18] nach standardisierter thermischer Schädigung der Haut narkotisierter Ratten, Aufbringung der Kleberkomponenten in verschiedener Zusammensetzung bzw. Konzentration und mikromorphologischer sowie planimetrischer Bewertung der Heilergebnisse nach 9 Tagen untersucht, wiederum im Vergleich mit Kontrollen. Die Heilung der Verbrennungswunden wurde durch den geprüften Fibrinkleber signifikant beschleunigt [18]. Am Knorpel- und Knochengewebe werden Revaskularisierung von entsprechenden Transplantaten und Knochenneubildung am standardisierten Kortikalis- und Spongiosadefekt durch dasselbe Präparat nicht negativ beeinflußt, wie die Experimente von Zilch [19] und von Zilch und Noffke [20] nachgewiesen haben.

Da durch die Fibrinklebung zumindest keine Störung der Wundheilung erfolgen soll, ist somit für eine optimale Fibrinkleber-Präparation eine physiologische Ionenstärke zu fordern.

Infektionssicherheit

Seit Einführung der Fibrinklebung in die Klinik stellte sich die Frage der Übertragbarkeit von Hepatitisviren der Typen B und NonANonB (NANB), da es sich bei der Hauptkomponente um ein menschliches Plasmaderivat handelt. Erst später wurde auch das potentielle Risiko der Übertragung des AIDS-Virus HIV durch bestimmte Blutprodukte relevant.

Virushepatitis

In den Phasen I bis III der klinischen Forschung ergaben sich weder klinische noch laboranalytische Anzeichen auf eine Übertragung der Hepatitis B oder NANB durch das Präparat. Zur Absicherung dieser empirisch gewonnenen Erkenntnisse veranlaßte der Hersteller (Immuno) des ersten auf dem Markt befindlichen Fibrinklebers ab Ende der 70er-Jahre systematische und kontrollierte klinische Untersuchungen, noch bevor eine Thermoinaktivierung des Präparates zur Abtötung eventuell vorhandener viraler Erreger durchgeführt wurde [21, 22] (Tabelle 2).

Tabelle 2. Ergebnisse klinischer Studien zur Infektionssicherheit

Fachbereich		Befund		Quelle
		mit Fibrinkleber	ohne	
Chirurgie	Hep. B	9*/139	9*/135	Scheele et al. [21]
	Hep. NANB	0/155	0/154	
HNO	Hep. B	0/147	0/132	Panis u. Scheele [22]
	Hep. NANB	0/10	0/10	
Herzchirurgie	Hep. B	0/19	–	Sugg [26]
	Hep. NANB	0/19	–	
Gynäkologie	Hep. B	0/30	0/38	Eder et al. [23]
	Hep. NANB	0/31	0/38	
Herzchirurgie	Hep. B	0/25	0/11	Ronsou et al. [25]
	Hep. NANB	1**/20	0/13	
	Anti-HIV	0/26	0/12	

* zusätzliche Gabe von Blutkonserven
** Der Patient erhielt mehr als 100 Einheiten Blut

Scheele et al. [21] beobachteten 155 Patienten mit und 154 Patienten ohne Anwendung von Tissucol nach allgemeinchirurgischen Operationen klinisch, serologisch und laboranalytisch auf Anzeichen einer Hepatitiserkrankung. Empfänger anderer Blutprodukte, z. B. von Blutkonserven, waren nicht ausgeschlossen, die Gruppen waren jedoch in dieser Hinsicht wie auch bezüglich anderer wesentlicher Parameter vergleichbar. Unterschiede im Hinblick auf das Auftreten von Hepatitis B-Markern oder Transaminasen-Erhöhungen ergaben sich nicht.

Um Infektionsquellen in Form anderer Blutprodukte auszuschließen, wurde eine weitere kontrollierte Studie am operativen Krankengut einer HNO-Klinik durchgeführt, bei dem Bluttransfusionen oder die Anwendung von Hämoderivaten nicht erforderlich waren [22]. 147 mit Tissucol behandelte und 132 unbehandelte Patienten wurden präoperativ sowie drei, sechs und acht Monate postoperativ umfassend untersucht. Eine Hepatitis B-Infektion wurde in keiner der beiden Gruppen festgestellt. Die Transaminasenwerte, einzige Indikatoren einer Hepatitis NANB-Infektion, lagen immer im Normbereich. Da bei Infektionen mit Erregern der Hepatitis NANB auch kurzfristig-passagere Transaminasenerhöhungen beschrieben sind, wurde bei 10 Patienten jeder Gruppe, die sich für das aufwendige Untersuchungsprogramm zur Verfügung stellten, eine Bestimmung von SGOT, SGPT, γ-GT und des Bilirubin in 14tägigen Abständen für die Dauer von 8 Monaten vorgenommen. Pathologische Veränderungen dieser Parameter wurden auch bei diesen engmaschigen Kontrollen nicht festgestellt.

In jüngster Zeit, aber noch vor Einführung der Thermoinaktivierung von Tissucol, wurde am gynäkologischen Krankengut nochmals der Frage der Übertragungsrisiken von Hepatitisviren nachgegangen [23]. Gründe für diese dritte kontrollierte Studie waren, daß eine solche Untersuchung erstmals als randomisierte Studie durchgeführt werden konnte, da gleichzeitig die Wirkung der Fibrinklebung bei zwei neuen Anwendungsgebieten (Cerclage und Konisation) zu prüfen waren, und um die Anzahl engmaschig nachuntersuchter Patienten auf eine größere Basis zu stellen. Bei allen 31 mit Fibrinkleber behandelten bzw. 38 unbehandelten Patientinnen, die von insgesamt 100 in die Studie Aufgenommenen die Nachuntersuchungskriterien erfüllten, wurden weder Hepatitis B- noch insbesondere NANB-Infektionen beobachtet.

Mit thermoinaktiviertem Fibrinkleber wurde in den Vereinigten Staaten im Rahmen einer Wirksamkeitsstudie am herzchirurgischen Krankengut auch eine Infektionssicherheitsstudie durchgeführt [25]. Bei der Bewertung des Hepatitis B-Übertragungsrisikos konnten 24 Patienten der Fibrinklebergruppe und 11 Patienten der Kontrollgruppe berücksichtigt werden, da sie den Kriterien des Studienprotokolls entsprachen. Keiner der insgesamt 35 Patienten entwickelte Anzeichen für eine Hepatitis B-Infektion.

Zur Beurteilung des Hepatitis NonA/NonB-Übertragungsrisikos eigneten sich 20 Patienten in der Fibrinklebergruppe und 13 in der Kontrollgruppe. Wenn man einen Patienten der Fibrinklebergruppe ausnimmt, der mehr als 100 Einheiten an Blutprodukten (alle übrigen Patienten unter 50 Einheiten) erhalten hatte, ergaben sich auch in diesen Kollektiven keine Hinweise auf Hepatitis NonA/NonB-Infektionen.

Erworbenes Immundefekt-Syndrom (AIDS)

Nachdem sich durch die Entdeckung und Identifizierung eines neuen, u.a. durch Blut übertragbaren Virus, zunächst als HTLV-III bzw. LAV bezeichnet, die Möglichkeit des Auftretens neuer bzw. unbekannter Viren in Spenderpopulationen und damit in bestimmten Blutzubereitungen abzeichnete, wurde Tissucol im Rahmen der Herstellung einer produktspezifischen Thermoinaktivierung unterzogen.

Vor der Festlegung der Verfahrensbedingungen wurde im Rahmen grundlegender Untersuchungen das Verhalten einer $HTLV\text{-}III_B$-Stammlösung bekannten Titers, die verschiedenen Plasmaderivaten zugesetzt wurde, unter definierten Bedingungen (Temperatur, Dampfdruck, Zeitdauer) untersucht. Die Virustitration erfolgte mit H-9-Zellen und durch Bestimmung der Reversen Transkriptase-Aktivität im Zellüberstand. Das Virus und die H-9-Zellviren wurden von R. Gallo, N. I. H., Bethesda, Maryland, USA, zur Verfügung gestellt. Die Untersuchungen erfolgten in den Viruslaboratorien der Immuno AG Wien unter der Leitung von F. Dorner.

Verfahrensbedingungen für die Virusinaktivierung eines Präparates können jedoch nicht nur aufgrund der erreichten Titerreduktion, z. B. des $HTLV\text{-}III_B$, festgelegt werden. Sie müssen auch folgende Anforderungen erfüllen:
- Die funktionellen Eigenschaften und damit die Wirksamkeit des Präparates dürfen nicht beeinträchtigt sein.
- Neoproteine mit möglicherweise antigenen Eigenschaften (Neoantigene) dürfen nicht entstehen.
- Durch den Inaktivierungsschritt verursachte Verluste an biologischer Aktivität müssen in ökonomisch tragbaren Grenzen gehalten werden.

Die für die Virusinaktivierung von Tissucol gewählten Verfahrensbedingungen entsprechen diesen Voraussetzungen und führen zu einer Abnahme des Virustiters von HTLV-III$_B$, das dem Präparat vor Durchführung des Inaktivierungsverfahrens zugesetzt wurde, von mindestens 6 Logstufen. Der Virustiter wurde hierbei als Logarithmus der infektiösen Einheiten pro ml ausgedrückt.

Die Effektivität des angewendeten Verfahrens entspricht den Anforderungen von Prince et al., die von einer Methode mit optimaler Inaktivierungskapazität, die auch zu einem in der Langzeitanwendung absolut sicheren Produkt führt, eine Titerreduktion des Testvirus von 5−6 Logstufen fordern [24].

In der oben erwähnten, in den USA mit thermoinaktiviertem Fibrinkleber durchgeführte Studie [25] wurde auch 4 bzw. 6 Monate postoperativ auf HIV-Serokonversion untersucht. Unter den 26 Patienten der Fibrinkleber- und den 12 Patienten der Kontroll-Gruppe war kein Fall einer HIV-Serokonversion festzustellen.

Die Thermoinaktivierung ist dennoch nur als eines von mehreren Sicherheitskriterien von Tissucol zu betrachten, da für die Herstellung ausschließlich Plasmen von Spendern verwendet werden, die u.a. Anti-HIV-negativ sind, und da klinische Studien bereits vor Einführung dieses Inaktivierungsschrittes die Hepatitis-Sicherheit des Präparates gezeigt haben.

Zusammenfassung

Die gerinnungsphysiologischen Grundlagen der Fibrinklebung werden vorgestellt. Untersuchungen des Einflusses der Präparatezusammensetzung einerseits für mechanische Eigenschaften wie Reißfestigkeit und Elastizität als auch physiologisch für die Wundheilung werden ausführlich dargestellt und diskutiert. Weiterhin wird die Infektionssicherheit von Tissucol anhand der Ergebnisse von In vitro-Untersuchungen sowie von klinischen Prüfungen und randomisierten Studien ausführlich dargestellt.

Literatur

1. Bergel S (1909) Über die Wirkung des Fibrins. Dtsch med Wschr 35:563−665
2. Grey EG (1915) Fibrin as a haemostatic in cerebral surgery. Surg Gyn Obst 21:452−454
3. Young JZ, Medawar PB (1940) Fibrin Suture of Peripheral Nerves. Lancet II:126−128
4. Tarlov IM, Denslow C, Swarz S, Pineles D (1943) Plasma Clot Suture of Nerves. Arch Surg 47:44−58
5. Cronkite EP, Lozner EL, Deaver JM (1944) Use of Thrombin and Fibrinogen in Skin Grafting. JAMA 124:976−978
6. Tidrick RT, Warner ED (1944) Fibrin Fixation of Skin Transplants. Surgery 15:90−95
7. Young F, Favata BV (1944) "Suture" of Wounds by Plasma-Thrombin Adhesion. War Med 6:80−85
8. Town AE (1949) The Use of Fibrin Coagulum Fixation in Ocular Surgery. Transact Amer Ophthal Otolaryng 54:131−133
9. Heppner F (1956) Zur Frage der Blutstillung bei Hirnoperationen. Langenbecks Arch Dtsch U Chir 283:458−465
10. Scheele J, Pesch HJ (1982) Morphologische Aspekte des Fibrinkleberabbaues im Tierexperiment. In: Fibrinkleber in Orthopädie und Traumatologie. 4. Heidelberger Orthopädie-Symposium, Georg Thieme Verlag, Stuttgart New York, S 35−43
11. Ferry JD, Morrison PR (1947) Preparation and properties of serum and plasma proteins. VIII. The conversion of human fibrinogen to fibrin under various conditions. J Amer Chem Soc 69:388−400

12. Beck E, Duckert F, Vogel A, Ernst M (1961) The influence of fibrin stabilizing factor on the growth of fibroblasts in vitro and wound healing. Thromb Diath Haemorrh 6:485–491
13. Kasai S, Kunimoto T, Nitta J (1983) Cross-linked of fibrin by activated factor XIII stimulated attachment, morphological changes and proliferation of fibroblasts. Biochem Res 4:155–160
14. Ross R (1968) The fibroblasts and wound repair. Biol Rev 43:51–96
15. Seelich T, Redl H (1981) Theoretische Grundlagen des Fibrinklebers. In: Fibrinogen, Fibrin und Fibrinkleber. Schattauer Verlag, Stuttgart New York, S 199–208
16. Redl H, Schlag G (1986) Properties of Different Tissue Sealants with Special Emphasis on Fibrinogen-Based Preparations. In: Schlag G, Redl H (eds) Fibrin Sealant in Operative Medicine, Vol. 1–7. Springer-Verlag, Heidelberg New York Tokyo, pp 27–38
17. Dinges HP, Redl H, Thurner M, Schiesser A, Schlag G (1986) Morphometric Studies on Wound Healing after Systemic Administration of Adriamycin and Local Application of Fibrin Sealant. Application of a new Wound Healing Model Using Spongiosa Implants. Path Res Pract 181:746–754
18. Haas S, Stemberger A, Erhardt W, Weichenmeier J, Duspiva W, Ippisch A, Weidringer JW, Fritsche H-M, Blümel G (1983) Einfluß lokal applizierter Gerinnungsfaktoren (Fibrinkleber) auf die Wundheilung. Experimentelle Untersuchungen über den Zusatz von Fibrinolyseinhibitoren am Modell der Nervenklebung und der thermischen Hautschädigung. Hämostaseologie 1:3–16
19. Zilch H (1981) Der Einfluß des Fibrinklebers auf die Revaskularisierung des Knochentransplantates. Unfallheilkunde 84:353–362
20. Zilch H, Noffke B (1981) Beeinflußt der Fibrinkleber die Knochenneubildung? Unfallheilkunde 84:363–372
21. Scheele J, Schricker Th, Goy RO, Lampe I, Panis R (1981) Hepatitisrisiko der Fibrinklebung in der Allgemeinchirurgie. Med Welt 32:783–788
22. Panis R, Scheele J (1981) Hepatitisrisiko bei der Fibrinklebung in der HNO-Chirurgie. Laryng Rhinol Otol 60:367–368
23. Eder G, Neumann M, Cerwenka R, Baumgarten K (1986) Preliminary Results of a Randomized Controlled Study on the Risk of Hepatitis Transmission of a Two-Component Fibrin Sealant (Tissucol/Tisseel). In: Schlag G, Redl H (eds) Fibrin Sealant in Operative Medicine, Vol 1–7. Springer-Verlag, Berlin Heidelberg New York Tokyo, pp 51–59
24. Prince AM, Horowitz B, Brotman B (1986) Sterilisation of Hepatitis and HTLV-III Viruses by Exposure to Tri(n-Butyl)Phosphate and Sodium Cholate. Lancet I:706–710
25. Rousou J, Levitsky S, Gonzalez-Lavin L, Cosgrove D, Magilligan D, Weldon C, Hiebert C, Hess P, Joyce L, Bergsland J (1989) Randomized clinical trial of fibrin sealant in patients undergoing resternotomy of reoperation after cardiac operations. J Thorac Cardiovasc Surg 97:194–203
26. Sugg U (1985) Risiko der Hepatitisübertragung durch humanen Fibrinkleber. Dtsch med Wschr 110:1161–1162

Applikationstechniken bei der Fibrinklebung

H. M. SCHWARZ

Grundlegende Aspekte

Bei der Fibrinklebung werden zwei Komponenten möglichst zu gleichen Teilen auf die Wundfläche aufgetragen. Die erste Komponente ist eine Kleberproteinlösung, die hochkonzentriertes zähflüssiges Fibrinogen enthält, die zweite eine wäßrige Thrombinlösung. Nach Vermischen der beiden Komponenten bildet sich bei Fibrinklebern mit physiologischer Ionenstärke weißliches Fibrin [21]. Die anschließende Resorption des Fibrinklebers gleicht der bei jeder Wundheilung beobachteten Resorption körpereigenen Fibrins [10, 18, 28].

Durch die Vielfalt der Einsatzmöglichkeiten der Fibrinklebung ergeben sich zahlreiche unterschiedliche Klebetechniken. Die Weiterentwicklung von Applikationssystemen hat gerade in jüngster Zeit neue Anwendungsgebiete ermöglicht. Für eine erfolgreiche Klebung mit anschließend ungestörter Wundheilung müssen jedoch allgemein folgende Punkte beachtet werden.

Dosierung

Das nötige Volumen an Fibrinkleber richtet sich nach der Größe der zu klebenden oder zu beschichtenden Oberfläche bzw. nach der Größe des auszufüllenden Defektes. Außerdem hängt es von der Applikationstechnik ab. Bei der Klebung von Flächen kann als Anhaltspunkt dienen, daß 0,5 ml Tissucol für eine Fläche von mindestens 5 cm^2 ausreichen. Verwendet man zur Auftragung das Duploject-System mit Sprühkopf, so läßt sich mit 0,5 ml Tissucol je nach Indikation eine Fläche von mindestens 12,5 cm^2 bis zu 50 cm^2 beschichten.

Schichtdicke/Resorptionszeit

Die Schichtdicke ist neben der Aprotininkonzentration im Clot [30] und der fibrinolytischen Aktivität im umgebenden Gewebe für die Dauer der Resorptionszeit und dem geweblichen Durchbau und damit der Wundheilung entscheidend [19, 33].

Die Fibrinschicht sollte daher für einen rascheren Heilungsablauf und eine zartere Narbenbildung möglichst dünn sein [18]. Dies gilt besonders dann, wenn die Diffusion wie z. B. bei Hautklebungen nicht behindert werden soll [3, 10, 34].

Durch die weißliche Verfärbung physiologischen Fibrins kann die Schichtdicke des aufgetragenen Fibrinklebers abgeschätzt werden. Überschüssiger Fibrinkleber kann gut beobachtet und z. B. zur Verhinderung von unerwünschten Verklebungen wieder entfernt werden.

Bei der Versiegelung oberflächlicher Wunden wie z. B. in der Rhinophymchirurgie kann Fibrinkleber auch dick aufgetragen werden. Hier stellt das physiologische Fibrin einen „Epithelverband" dar [36].

Bei einigen Indikationen, z. B. bei der Klebung von Nerven [15] und Blutgefäßen soll zum Schutz des umliegenden Gewebes vor Verklebungen eine Aluminium- oder Plastikfolie unter die Klebestelle geschoben werden.

Durchmischung/Reißfestigkeit

Die höchste Reißfestigkeit wird erzielt, wenn die beiden Komponenten zu gleichen Volumenanteilen und gut durchgemischt aufgetragen werden [31]. Um eine möglichst gute Haftfestigkeit zu erreichen, sollte vor der Applikation überschüssige Flüssigkeit von den Wund- und Gewebeflächen entfernt werden.

Ein weiterer wesentlicher Parameter für die Reißfestigkeit ist die Konzentration des Kleberproteins in der ersten Komponente [16, 30]. Eine Verdünnung führt zur Abnahme der Reißfestigkeit [30]. Das hochkonzentrierte Fibrinogen sollte daher während der Klebung nicht übermäßig verdünnt werden.

Für eine hohe innere Reißfestigkeit des Fibrinclots ist jedoch die Ausbildung einer physiologischen Fibrinstruktur, wie sie bei Tissucol gebildet wird, notwendig [21].

Verfestigungsgeschwindigkeit/Adaptationsdauer

Durch die Wahl der Thrombinkonzentration ist es möglich, die Verfestigungsgeschwindigkeit des Fibrinklebers zu bestimmen.

Zur schnellen Verfestigung wird hochkonzentriertes Thrombin (500 IE/ml) verwendet. Schon nach wenigen Sekunden werden erste Fibrinfäden sichtbar, nach ca. drei Minuten sind ca. 70% der Reißfestigkeit erreicht.

Die schnelle Verfestigung wird gewählt, wenn an der Klebestelle keine weiteren Manipulationen notwendig sind oder eine schnelle Blutstillung erreicht werden soll.

Bei der langsamen Klebung wird niedrig konzentriertes Thrombin (4 IE/ml) verwendet. Die Verfestigung setzt nach ca. 30–60 Sekunden ein, nach ca. fünf Minuten werden 70% der Reißfestigkeit erreicht. Trotz langsamerer Verfestigung werden besser vernetzte Clots als bei hohen Thrombinkonzentrationen erreicht [30].

Die langsame Klebung wird vorgezogen, wenn weitere Manipulationen wie z. B. die Adaptation eines Hauttransplantates oder Knorpel-Knochen-Fragmentes notwendig sind.

Die Klebestelle muß daher bei Verwendung hochkonzentrierten Thrombins mindestens drei Minuten, bei niedrig konzentriertem Thrombin mindestens fünf Minuten belastungs- und spannungsfrei gehalten werden.

Applikationstechniken und Geräte

Schichtweise Applikation

Bei der schichtweisen Applikation (Abb. 1) werden die beiden Komponenten nacheinander auf die Klebestelle aufgetragen. Bei Verwendung hoher Thrombinkonzentrationen können jedoch infolge der raschen Gerinnung Grenzschichten entstehen, die eine gute Durchmischung der Komponenten behindern. Der entstehende Fibrinclot ist dann inhomogen und von geringerer Festigkeit als bei vollkommener Durchmischung der beiden Komponenten [31]. Wenn möglich, sollten daher immer Applikationssysteme, die eine gute Durchmischung der Komponenten gewährleisten, Verwendung finden.

Klinische Anwendung findet die schichtweise bzw. sequenzielle Applikation der Klebekomponenten z. B. bei der Fibrinpleurodese beim malignen Pleuraerguß [14] oder bei Störungen der primären Wundheilung [45].

Doppelspritze mit Anschlußstück und Mischkanüle

Das Doppelspritzensystem Duploject, Fa. Immuno, Heidelberg, mit Ansatzstück und Kanüle (Abb. 2) ermöglicht das gleichzeitige Auftragen der Komponenten zu gleichen Anteilen. Die Durchmischung erfolgt automatisch in einer stumpfen Kanüle. Wird jedoch das Auftragen unterbrochen, gerinnen die Komponenten in der Kanüle und verfestigen sich. Die Kanüle muß entfernt und durch eine neue ersetzt werden. Um das mehrfache Wechseln der Kanüle zu vermeiden, wird bisweilen nur das Anschlußstück zum Auftragen verwendet.

Seelich und Redl [31] haben die Wirksamkeit unterschiedlicher Klebetechniken – schichtweise Applikation versus Applikation mit Duploject – untersucht. Durch Versetzen einer der Komponenten mit einem Farbstoff wird die optimale Vermischung beim Einsatz des Duplojects durch die gleichmäßige Farbstoffverteilung veranschaulicht. Messungen der Reißfestigkeit von Rattenhautklebungen haben gezeigt, daß in Folge der guten Durchmischung bei Verwendung des Duplo-

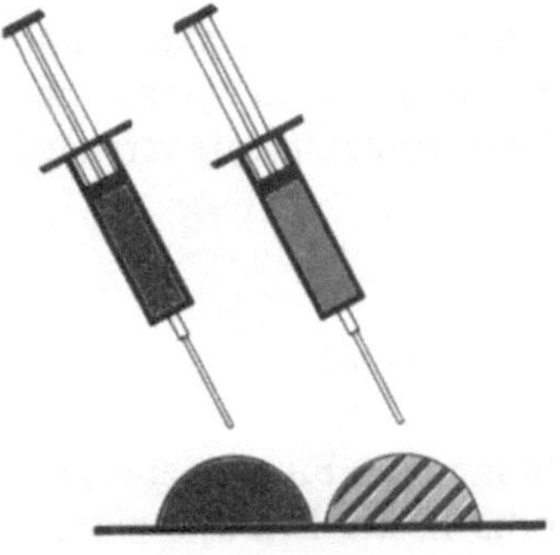

Abb. 1. Schichtweise Applikation

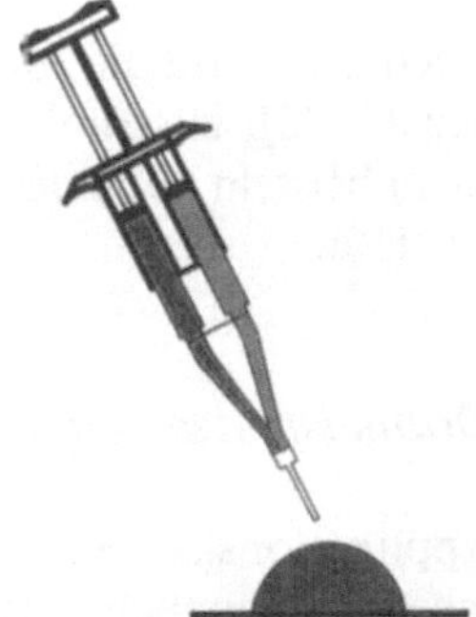

Abb. 2. Duploject mit Applikationsnadel

ject deutlich höhere Werte als beim getrennten Auftragen der beiden Komponenten erreicht werden.

Das Duploject mit Ansatzstück und Kanüle wird klinisch von allen Applikationsarten am häufigsten eingesetzt, so z. B. zur Versiegelung von Anastomosen [47], parenchymatösen Organen [1, 11], bei Liquorfisteln [13] und Lymphfisteln [42].

Doppelspritze mit Sprühkopf

Bei Verwendung des Duplojects mit aufgesetztem Sprühkopf (Abb. 3) wird dieser durch einen Schlauch mit eingebautem Sterilfilter mit dem Tissomat verbunden. Dieses Gerät, das an eine in Operationsräumen übliche Druckluftquelle angeschlossen ist, ermöglicht die Einstellung des gewünschten Drucks (2–3 bar) und hat einen Fußschalter zum Ein- und Ausschalten des Gasstroms (Abb. 4).

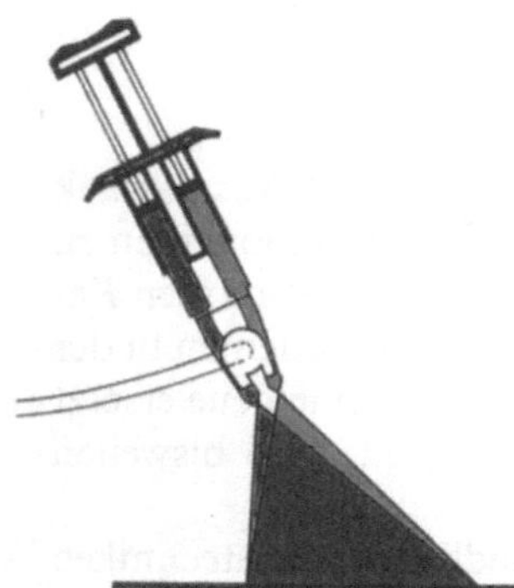

Abb. 3. Duploject mit Sprühkopf

Durch den austretenden Luftstrom kann zunächst unerwünschte Flüssigkeit, z. B. Blut, von der Wundfläche weggeblasen werden. Erst wenn der Kolben am Duploject gedrückt wird, werden die beiden Komponenten auf die Wundfläche aufgesprüht und bilden dort eine dünne gleichmäßige Fibrinschicht. Nicht zu klebende Areale sollten vorher abgedeckt werden. Mit dieser Methode können in kurzer Zeit große Flächen versorgt und dabei gleichzeitig Material eingespart werden.

Klinisch wird die Anwendung des Sprühverfahrens z. B. bei Hauttransplantationen [6, 23], zur Blutstillung an parenchymatösen Organen, zur Prophylaxe von Lymphfisteln [42] oder zur Wundversiegelung in der Rhinophymchirurgie verwendet [36].

Doppelspritze mit Applikationskatheter (15 cm und 180 cm)

Applikationskatheter wurden entwickelt, um die Anwendung des Fibrinklebers in schwer zugänglichen Bereichen des Operationsfeldes oder in der Endoskopie zu ermöglichen.

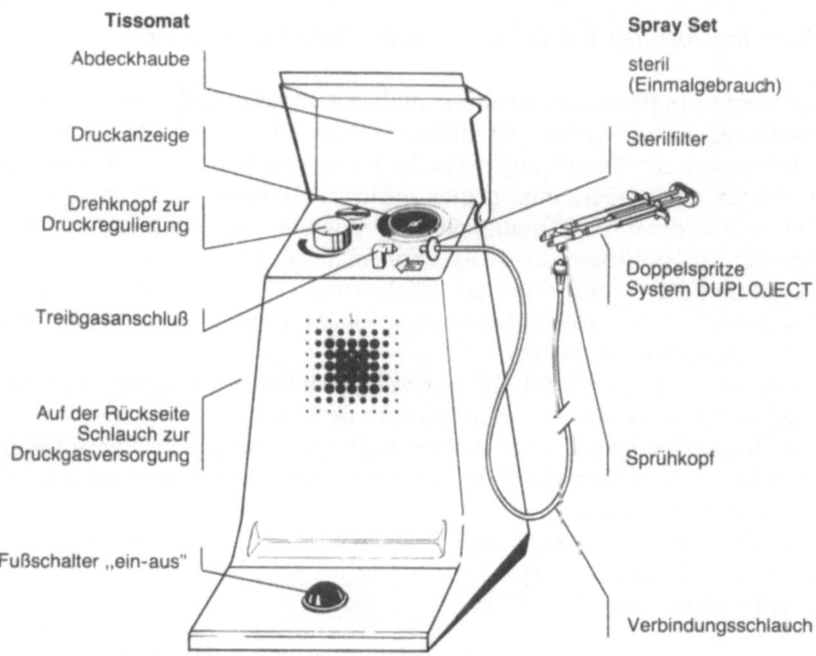

Abb. 4. Duploject mit Sprühkopf

Über ein Anschlußstück werden die Kleberproteinlösung Tissucol und die Thrombinlösung in zwei getrennte Kanäle eines mehrlumigen Katheters gefördert. Am Ende des Katheters treten die beiden Kleberkomponenten aus.

Katheter zur Anwendung mit Druckgas wurden vom Hersteller zurückgerufen, da trotz Warnhinweisen auf Risiken eines Gasemphysems, einer Gewebs- bzw. Organruptur oder einer Luftembolie und Informationen über Maßnahmen zum Ausschluß dieser Risiken Zwischenfälle bekannt geworden sind, darunter solche mit tödlichem Ausgang, deren Zusammenhang mit der Druckgasanwendung derzeit noch untersucht wird (vgl. auch Warnung der FDA in JAMA, Juli 11, 1990, Vol. 264, No. 2).

Klinisch wird die endoskopische Fibrinklebung mit Applikationskathetern zur Therapie bronchopulmonaler und gastrointestinaler Fisteln [4, 7, 8, 9, 12, 43] und zur Beschichtung von Ösophagusulzera [29] verwendet.

Neue Applikationskatheter zur endoskopischen Blutstillung werden derzeit unter Studienbedingungen getestet, um das Risiko thromboembolischer Komplikationen beim Injizieren des Fibrinklebers in Gewebe zu bewerten. Dabei enden die Lumina zur Fibrinkleberapplikation in spitzen Kanülen, mit deren Hilfe z. B. blutende Ulzera unterspritzt werden. Hierdurch wird die primäre Blutstillung wie mit anderen Methoden (Unterspritzen mit Kochsalzlösung, Adrenalin usw.) erzielt. Durch Fibrinkleberanwendung wird, wie erste Ergebnisse zeigen [25, 26], jedoch eine dauerhafte Blutstillung in vielen Fällen erreicht, so daß belastende Operationen vermieden werden können.

Kombination des Fibrinklebers mit Trägermaterialien

Bei einigen Indikationen ist die kombinierte Anwendung mit Trägermaterialien, wie Kollagenvlies, Fascie, lyophilisierter Dura oder Dacron-Materialien, sinnvoll.

Besonders zur Blutstillung bei Sickerblutungen empfiehlt sich das flächenhafte Auftragen der Kleberkomponenten mittels Kollagenvlies [11, 24, 27]. Es ermöglicht während der Verfestigung eine Tamponade und verhindert ein Wegschwemmen der Komponenten. Beide Komponenten werden auf das Kollagenvlies aufgetragen und dieses sofort auf die möglichst trockene Wundfläche appliziert. Um das Ankleben von Instrumenten oder Handschuhen zu vermeiden, sollten diese vorher angefeuchtet werden.

Das Trägermaterial sollte bis zur weitgehenden Verfestigung des Fibrinklebers mindestens 3–5 Minuten antamponiert werden.

Redl und Schlag [20] untersuchten Kollagenvliese und stellten folgende Anforderungen an Kollagenvliese, die mit Fibrinkleber angewandt werden:
1. Gute Saugfähigkeit
2. Formbeständigkeit im nassen Zustand
3. Leichte Handhabbarkeit
4. Gute Gewebeverträglichkeit.

Stemberger et al. [37] berichten, daß für die hohe Festigkeit der mit Fibrin geklebten Kollagenschwämme, die bis zu 300 Pond pro cm^2 betragen kann, primär Kollagen-Fibrin-Wechselwirkungen verantwortlich sein dürften.

Untersuchungen zeigen die hohe Wirksamkeit der Kombination Kollagenvlies und Fibrinkleber auch bei Hämostasestörungen [32, 38].

Während Studien mit resorbierbaren Kollagenschwämmen und Fibrinkleber eine gute Gewebehaftung zeigen, werden Wundauflagen auf der Basis oxidierter Zellulose sowie Gelatine auch in Kombination mit dem Fibrinkleber leicht vom Blut durchtränkt und abgehoben [40].

Kombination des Fibrinklebers mit anderen Substanzen

Der Fibrinkleber wird als physiologische Matrix in Verbindung mit Spongiosa [2, 39] mit Hydroxylapatit [41, 46, 49] (siehe auch die Beiträge von Hotz, Hauenstein und Glusa in diesem Band) und mit Antibiotika [2, 5, 44, 48] verwendet. Der besondere Vorteil beim Fibrinantibiotikumverbund liegt in der verzögerten Freisetzung des Antibiotikums.

Um die genaue Lage des applizierten Fibrinklebers und den Verlauf der Resorption beobachten zu können, kann er z.B. mit Barium [17] oder mit Metrizamide [22] vermengt werden. Spiegel [35] markierte das Fibrinogen mit ^{99}Tc. Verschiedene Autoren [20, 29] färben den Fibrinkleber mit Disulphinblau an.

Bei der Kombination des Fibrinklebers mit anderen Substanzen muß allerdings beachtet werden, daß sich Klebereigenschaften, wie z.B. Verfestigungsgeschwindigkeit, Alpha-Ketten-Vernetzung oder die Elastizität verändern können.

Zusammenfassung

Spezielle, adäquate Applikationstechniken wie z. B. das Sprühverfahren oder die Anwendung mit dem Applikationskatheter haben weitere Anwendungsgebiete erschlossen. Die Kombination mit anderen Materialien wie z. B. Kollagenvlies, Dacron Patches, lyophilisierter Dura und Antibiotika, ist möglich. Dabei müssen Veränderungen der Klebeeigenschaften beachtet werden.

Bei der Applikation des Zweikomponenten-Fibrinklebers Tissucol müssen Verfestigungsgeschwindigkeit, Durchmischung und Schichtdicke besonders beachtet werden. Ein möglichst trockener Wundgrund vor der Klebung und die belastungsfreie Adaptation über 3 – 5 Minuten nach der Applikation sind weitere Voraussetzungen für eine erfolgreiche Klebung und ungestörte Wundheilung.

Literatur

1. Brands W (1986) The Use of Fibrin Sealant in Organ Preserving and Transplantation Surgery of the Spleen in Children. In: Schlag G, Redl H (Hrsg) Fibrin Sealant in Operative Medicine: General Surgery and Abdominal Surgery, Vol 6. Springer, Berlin Heidelberg, pp 109
2. Braun A (1986) .Herstellung und Anwendung des Fibrin-Antibiotikum-Verbundes. In: Reifferscheid M (Hrsg) Neue Techniken in der operativen Medizin. Springer, Berlin Heidelberg, pp 98 – 106
3. Edinger D, Mühling J, Schröder F, Will CH, Heine WD (1982) Experimentelle Klebung von Vollhauttransplantaten. In: Fibrinkleber in Orthopädie und Traumatologie. 4. Heidelberger Orthopädie-Symposium. Thieme, Stuttgart New York, pp 210 – 217
4. Flicker M, Redl H, Zwick H (1986) Verschluß einer erworbenen ösophagobronchialen Fistel mit Fibrinkleber. Prax Klin Pneumol 40:419
5. Goudarzi YM (1983) Klinische Erfahrungen mit einer Fibrin-Nebacetin-Spongiosaplombe zur Behandlung der chronischen Knocheninfektionen und als lokale Infektionsprophylaxe bei nicht infiziertem Knochenherd. Akt Traumatol 13:205 – 209
6. Grabosch A (1986) Fibrin Sealant in the Treatment of Burn Wounds. In: Schlag G, Redl H (Hrsg) Fibrin Sealant in Operative Medicine: Plastic Surgery Maxillofacial and Dental Surgery, Vol 4. Springer, Berlin Heidelberg, pp 110
7. Groitl H, Scheele J (1987) Initial Experience with the Endoscopic Application of Fibrin Tissue Adhesive in the Upper Gastro-Intestinal Tract. Surg Endosc 1, Heft 2
8. Habison G, Kaspar R, Redl H (1985) Fibrinklebung mit Sprühkathetern. Die Ellipse 5:49
9. Heindl W, Pridun N (1986) Endoscopic Fibrin Pleurodesis in Complicated Pneumothorax. In: Schlag G, Redl H (Hrsg) Fibrin Sealant in Operative Medicine: Thoracic Surgery – Cardiovascular Surgery, Vol 5. Springer, Berlin Heidelberg, pp 89
10. Heine WD, Edinger D, Braun A (1982) Wundheilung nach Fibrin-Klebung – Histopathologische Untersuchungen. In: Fibrinkleber in Orthopädie und Traumatologie. 4. Heidelberger Orthopädie-Symposium. Thieme, Stuttgart New York, pp 27 – 34
11. Henning K (1985) Nierenparenchymchirurgie mit Fibrinklebung. In: Melchior H (Hrsg) Fibrinklebung in der Urologie. Springer, Berlin Heidelberg New York Tokyo, pp 22 – 38
12. Jung M, Schlicker H, Manegold BC (1987) Therapeutische Endoskopie mit Fibrinkleber. Med Welt 38:141
13. Knöringer P (1985) Perkutane Fibrinklebung bei subkutanen Liquorfisteln nach Operationen am Gehirn und Rückenmark. Zbl Neurochirurgie 45:256 – 262
14. Kreuser ED, Seifried E, Harsch U, Brass B, Schreml W, Heimpel H (1985) Fibrinpleurodese bei malignen Pleuraergüssen. Dtsch med Wschr 110:1365 – 1368
15. Kuderna H (1982) Fibrinklebung von Nervenanastomosen. Fibrinkleber in Orthopädie und Traumatologie. 4. Heidelberger Orthopädie-Symposium. Thieme, Stuttgart New York, pp 254 – 258
16. Lindner F, Elliott M, Holzer F (1980) Die Optimierung des Fibrinogen-Thrombin-Klebesystems. Wien klin Wschr 109 (suppl 92):1 – 9

17. McCarthy PM, Frazee RC, Hughes RW, Beart RW (1987) Barium-Impregnated Fibrin Glue: Application to a Bleeding Duodenal Sinus. Mayo Clin Proc 62:317–319
18. Pesch HJ, Scheele J (1984) Lokaler Fibrinkleberabbau im Tierexperiment – Histomorphologische Untersuchungen. In: Scheele J (Hrsg) Fibrinklebung. Springer, Berlin Heidelberg, pp 38
19. Pflüger H (1986) Lysis and Absorption of Fibrin Sealant (Tissucol/Tisseel). In: Schlag G, Redl H (Hrsg) Fibrin Sealant in Operative Medicine: Otorhinolaryngology, Vol 1. Springer, Berlin Heidelberg, pp 39
20. Redl H, Schlag G (1986) Fibrin Sealant and Its Modes of Application. In: Schlag G, Redl H (Hrsg) Fibrin Sealant in Operative Medicine: Otorhinolaryngology, Vol 1. Springer, Berlin Heidelberg, pp 13
21. Redl H, Schlag G (1986) Properties of Different Tissue Sealants with Special Emphasis on Fibrinogen-Based Preparations. In: Schlag G, Redl H (Hrsg) Fibrin Sealant in Operative Medicine: Otorhinolaryngology, Vol 1. Springer, Berlin Heidelberg, pp 27
22. Richling B (1982) Homologous controlled-viscosity fibrin for endovascular embolization. Part I: Experimental development of the medium. Acta Neurochir 62:159
23. Riedmiller H, Thüroff JW (1985) Harnröhrenfistelverschluß mit Peritonealpatch und Fibrinklebung. In: Melchior H (Hrsg) Fibrinklebung in der Urologie. Springer, Berlin Heidelberg New York Tokyo, pp 71–76
24. Roth H, Daum R, Bolkenius M (1982) Partielle Milzresektion mit Fibrinklebung – eine Alternative zur Splenektomie und Autotransplantation. Z Kinderchir 35:153–158
25. Salm R, Sontheimer J, Laaff H (1988) Gewebereaktion und Blutstillungseigenschaften von Fibrinkleber versus Polidocanol. In: Manegold BD, Jung M (Hrsg) Fibrinklebung in der Endoskopie. Springer, Berlin Heidelberg New York London Paris Toyko, pp 103–109
26. Salm R, Sontheimer J, Laaff H, Cegla M (1989) Tissue Reaction and Hemostatic Characteristics – Fibrin Sealant Versus Polidocanol: Experimental and Clinical Results. In: Waclawiczek HW (Hrsg) Progress in Fibrin Sealing. Springer, Berlin Heidelberg New York London Paris Tokyo, pp 122–129
27. Scheele J (1982b) Wundversorgung an parenchymatösen Oberbauchorganen mit Fibrinkleber und Kollagenvlies. In: Fibrinkleber in Orthopädie und Traumatologie. 4. Heidelberger Orthopädie-Symposium. Thieme, Stuttgart New York, pp 232–242
28. Scheele J, Pesch HJ (1982) Morphologische Aspekte des Fibrinkleberabbaues im Tierexperiment. In: Fibrinkleber in Orthopädie und Traumatologie. 4. Heidelberger Orthopädie-Symposium. Thieme, Stuttgart New York, pp 35–43
29. Schmitt W, Lux G (1986) Fibrinklebung von Ulcera nach endoskopischer Ösophagusvarizensklerosierung. Z Gastroenterol 24:595
30. Seelich T, Redl H (1980) Theoretische Grundlagen des Fibrinklebers. In: Schimpf K (Hrsg) Fibrinogen, Fibrin und Fibrinkleber. Schattauer, Stuttgart New York, pp 199–208
31. Seelich T, Redl H (1984) Applikationstechniken. In: Scheele J (Hrsg) Fibrinklebung. Springer, Berlin Heidelberg New York Tokyo, pp 11–16
32. Siegle M, Türk R, Senekowitsch R, Schmahl W, Brachmann F, Blümel G, Kriegel H (1981) Die Anwendung der Fibrinklebung in der Zahn-, Mund- und Kieferheilkunde. In: Mikrozirkulation und Prostaglandinstoffwechsel. Interaktion von Blutgerinnung und Fibrinolyse mit anderen proteolytischen Enzymsystemen. Neues über Fibrinogen, Fibrin und Fibrinkleber. Schattauer, Stuttgart New York, pp 323–328
33. Spängler HP (1976) Gewebeklebung und lokale Blutstillung mit Fibrinogen, Thrombin und Blutgerinnungsfaktor XIII. (Experimentelle Untersuchungen und klinische Erfahrungen). Wien klin Wschr 88 (suppl 49):1–18
34. Spehr CH (1985) Anwendung von Fibrinkleber bei plastisch rekonstruktiven Eingriffen am kindlichen Genitale. In: Melchior H (Hrsg) Fibrinklebung in der Urologie. Springer, Berlin Heidelberg, pp 65
35. Spiegel M, Benesch J, Siebenmann R (1986) Thoracoscopic Fibrin Pleurodesis in the Treatment of Spontaneous Pneumothorax. In: Schlag G, Redl H (Hrsg) Fibrin Sealant in Operative Medicine: Thoracic Surgery – Cardiovascular Surgery, Vol 5. Springer, Berlin Heidelberg, pp 95
36. Staindl O (1986) The Use of Fibrin Sealant in Patients with Rhinophyma. In: Schlag G, Redl H (Hrsg) Fibrin Sealant in Operative Medicine: Plastic Surgery Maxillofacial and Dental Surgery, Vol 4. Springer, Berlin Heidelberg, pp 63
37. Stemberger A, Fritsche HM, Primbs B, Blümel G (1987) Fibrinogenkonzentrate und Kollagenschwämme zur Gewebeklebung. Med Welt 29:720

38. Stemberger A, Wriedt-Lübbe I, Fritsche HM, Jakob H, Blümel G (1980) Biochemische und physiologische Aspekte der Fibrinklebung. In: Schimpf K (Hrsg) Fibrinogen, Fibrin und Fibrinkleber. Schattauer, Stuttgart New York, pp 199–208
39. Stübinger B, Fritsche HM, Meyer-Busche G, Rupp N, Proschka GW, Blümel G (1982) Klinische Erfahrungen mit der „Spongiosa-Fibrinkleber-Plombe". In: Fibrinkleber in Orthopädie und Traumatologie. 4. Heidelberger Orthopädie-Symposium. Thieme, Stuttgart New York, pp 86–87
40. Tauber R, Stemberger A, Haas S, Hartung R, Blasini R, Wriedt-Lübbe I, Blümel G (1978) Studien über die Brauchbarkeit biogener Gewebekleber. 4. Symposium f Experim Urologie, Kassel
41. Voy ED, Seremet Z (1986) Clinical trial with a mixture of tricalciumphosphate and fibrinous paste as a bone substitute in parodontal defects (Tissucol-Immuno). Materiaux d'origine biologique et biomateriaux, Biomat, pp 95–99
42. Waclawiczek HW, Pimpl W (1986) Lymph Fistulae Following Lymph Node Dissections: Avoidance and Treatment by Use of Fibrin Sealing. In: Schlag G, Redl H (Hrsg) Fibrin Sealant in Operative Medicine: General Surgery and Abdominal Surgery, Vol 6. Springer, Berlin Heidelberg, pp 180
43. Waclawiczek HW, Chemelizek F, Koller I (1978) Endoscopic Sealing of Infected Bronchus Stump Fistulae with Fibrin Following Lung Resections. Experimental and Clinical Experience. Surg Endosc 1, Heft 2
44. Wahlers TH, Haverich A (1986) Die Fibrinklebung und der Fibrinkleberantibiotikumverbund in der Herz- und Gefäßchirurgie. In: Reifferscheid M (Hrsg) Neue Techniken in der operativen Medizin. Springer, Berlin Heidelberg, pp 79
45. Wieding JU, Merten HA, Köstering H (1987) Applikation von Fibrinogen und Fibrin bei Störungen der primären Wundheilung. Schattauer, Med Welt 38:581–587
46. Wullstein HL, Wullstein SR, Köster K, Heide J (1981) Human Biologic Tissue Adhesive and Ceramics in Surgical Reconstruction. In: Plastic and Reconstructive Surgery of the Head and Neck. The International Symposium, Vol 2. Rehabilitative Surgery 2. Grune and Stratton, New York, pp 354–356
47. Zehle A, Welz A (1986) Fibrin Adhesive in Colorectal Surgery. In: Schlag G, Redl H (Hrsg) Fibrin Sealant in Operative Medicine: General Surgery and Abdominal Surgery, Vol 6. Springer, Berlin Heidelberg, pp 159
48. Zilch H, Lambiris E (1986) The Sustained Release of Cefotaxim from a Fibrin-Cefotaxim Compound in Treatment of Osteitis. Arch Orthop Trauma Surg 106:36–41
49. Zöllner C, Beck C, Heimke G (1983) Resorbierbare, poröse Trikalziumphosphat-Keramik in der Mittelohrchirurgie. Erste klinische Ergebnisse. Laryng Rhinol Otol 62:270–275

Die Entwicklung der Fibrinklebung
in der Operativen Medizin

H. MATRAS

Einleitung

Der heute in klinischer Anwendung stehende Fibrinkleber Human Immuno (Tissucol) wird aus Humanplasma hergestellt und dient zur Gewebeklebung, Blutstillung und Förderung der Wundheilung. Er wird als Zweikomponentenkleber angewendet: Die 1. Komponente, der eigentliche Kleber, enthält hochkonzentriertes Fibrinogen, Faktor XIII, Plasmafibronectin (kälteunlösliches Globulin, CIG), Spuren Plasminogen und einige weitere Plasmaproteine wie z. B. Albumin. Die 2. Komponente des Klebesystems enthält Thrombin und Kalziumchlorid. Im allgemeinen wird einer der beiden Komponenten noch ein Fibrinolyseinhibitor (Aprotinin) zugesetzt. Nach dem Vermischen der beiden Komponenten kommt es zur Gerinnung und im weiteren Verlauf durch aktivierten Faktor XIII (F XIIIa) zur Vernetzung des gebildeten Fibrins und auch des Plasmafibronectins. Es bildet sich ein Clot von zunehmender Festigkeit, der gut am Gewebe haftet. Im Verlauf des Wundheilungsprozesses sproßt dann Granulationsgewebe in das Clotmaterial ein, das lysiert, phagozytiert und vollständig resorbiert wird.

Erste experimentelle und klinische Anwendungen

Dieses kurz beschriebene, nunmehr bereits seit vielen Jahren in optimaler Zusammensetzung als Tissucolkit in klinischer Anwendung stehende Fibrinklebesystem (FKS) hat eine ca. 12jährige Entwicklungsarbeit erfordert. Den geistigen Anstoß dazu gab ein experimentelles Programm anläßlich der Erarbeitung meiner Habilitationsschrift (H Matras 1970). Dabei fiel mir am Fibrin die besondere Klebewirkung auf, und ich faßte den Entschluß, diesem Phänomen zu einem geeigneteren Zeitpunkt weiter nachzugehen, zumal aus der Klinik bekannt war, daß bei rekonstruktiven Maßnahmen das Nahtmaterial zu Gewebsschädigungen führen kann. So formte sich der Wunsch, den Klebeeffekt des Fibrins gleichsam als „physiologische Naht" zu nützen. Die Realisierung wurde zunächst in der eine subtile chirurgische Technik erfordernden Mikrochirurgie versucht. Nervenanastomosen am N. ischiadicus des Kaninchens wurden mit zur Gerinnung gebrachten Plasmakryopräzipitatlösungen geklebt und die Methode sowie ihre Resultate erstmals 1972 veröffentlicht (Matras u. Mitarb. 1972). Im Zuge des Quellenstudiums zu dieser Arbeit ergab sich, daß eine Blutstillung mit Fibrinpräparaten im Tierexperiment bereits z. Z. des 1. Weltkrieges versucht wurde (Grey 1915). Während des 2. Weltkrieges erschienen Berichte über Gewebeklebungen mit Blutplasma. Young und Medawar (1940) führten experimentell, Tarlov (1944) experimentell und klinisch Klebungen von Nervenanastomosen durch; allerdings stand damals nur gering angereichertes Plasma zur Verfügung. Die Methode geriet wieder in Vergessenheit.

Die Neuaufnahme und Fortsetzung der Versuche erschien aus zwei Gründen sinnvoll und erfolgversprechend:
1. Die operative Technik im allgemeinen und die mikrochirurgische im besonderen hatten sich durch die Einführung des Operationsmikroskops wesentlich verbessert.
2. Dank der Fortschritte in der Grundlagenforschung war es gelungen, Plasma konzentriert anzureichern und auch einzelne Blutgerinnungsfaktoren aus dem Plasma in gereinigter Form zu isolieren.

Die erste Nervenklebung am Menschen erfolgte dank der Unterstützung und des medizinischen Weitblicks von Prof. Dr. J. Böhler 1974 im Lorenz-Böhler-Unfallkrankenhaus in Zusammenarbeit mit Oberarzt Dr. H. Kuderna. Bei der Rekonstruktion eines Fingernervs wurden die Anastomosen mit aus dem Patientenblut gewonnen Plasmakryopräzipitat unter Zugabe der gleichen Menge Thrombinlösung geklebt. Weitere Rekonstruktionen an Nerven der oberen Extremität unter Zuhilfenahme des Fibrinklebesystems (FKS) folgten.

Bei den autologen Präparationen waren die clotierbaren Substanzen nur mäßig angereichert. Um eine höhere Konzentration und damit eine höhere Konzentration und damit eine höhere Reißfestigkeit der Klebestellen zu erreichen, wurde auf homologes Plasmakonzentrat (gewonnen aus Einzelspenderpools) übergegangen. Die erste Nervenklebung am Patienten mit homologem Fibrinkonzentrat fand 1974 im selben Krankenhaus statt. Die ersten klinischen Ergebnisse der Nervenklebung wurden in der Gesellschaft der Ärzte in Wien vorgestellt (Matras u. Kuderna 1975; Kuderna u. Matras 1975).

Parallel zu der Entwicklung der Nervenklebung adaptierten wir in tierexperimentellen Studien das Fibrinklebesystem für die Mikrogefäßchirurgie (Matras u. Mitarb. 1975) und Duraklebung (Matras u. Mitarb. 1978).

Die Anwendung der kombinierten Naht-Klebe-Technik in der Mikrogefäßchirurgie am Menschen erfolgte erstmals in der Neurochirurgie bei der Anlegung extra-intrakranieller Anastomosen (Kletter u. Mitarb. 1978). Die Duraklebung erwies sich bei der Versorgung unfallbedingter (Matras u. Kuderna 1977) oder durch tumorchirurgische Eingriffe gesetzter Duradefekte als sehr nützlich bis unverzichtbar.

Anwendung der Fibrinklebung in vielen Fachbereichen –
Grundlegende Arbeiten

In der Zwischenzeit hatten sich im In- und Ausland weitere Arbeitsgruppen gebildet, die an der Auswertung des biologischen Systems der „Fibrinklebung" für andere Fachbereiche arbeiteten. Hier zu erwähnen sind in erster Linie die Arbeiten von Spängler u. Mitarb. (eine weitere Wiener Arbeitsgruppe), die zahlreichen Fragestellungen experimentell nachgegangen sind (u.a. Spängler u. Mitarb. 1973, 1975; Spängler 1976) wie: Verhalten von Klebestellen gegenüber mechanischer Beanspruchung, der Einfluß des Blutgerinnungsfaktors XIII auf die Stabilisierung des Gerinnsels, das Verhalten des Clots gegenüber Fibrinolyse, die Beeinflussung der Granulationsgewebsbildung und Wundheilung durch den Kleber und vor allem der Gewebeklebung verschiedener Organe wie Haut, Leber, Niere, Harnblase, Serosa und die Verwendung des Klebers zur Blutstillung wurden experimentell bearbeitet. Als Ergebnis der Tierversuche zeigte sich allgemein gute Haftfähigkeit, Gewebsverträglichkeit und vollständige Resorbierbarkeit wie auch eine hervorragende Wirkung für lokale Blutstillung und zur Versiegelung insuffizienzgefährdeter Nahtreihen. Auch immunologische Untersuchungen wurden von der Arbeitsgruppe durchgeführt (Braun u. Mitarb. 1975). An Kaninchen wurden autologe Vollhauttransplantate mit heterologem (bovinem) Fibrinogen-Kryopräzipitat geklebt, wobei ein Teil der Tiere vor der Transplantation gegen das artfremde Fibrinogen immunisiert wurde. Weitere grundlegende Arbeiten befassen sich mit der Knorpel- und Knochenklebung: Passl u. Mitarb. (1976) konnten am Kniegelenk des Schafes homologe Gelenkknorpelscheibchen durch Klebung komplikationsfrei zur Einheilung bringen. Bösch u. Mitarb. (1977) sowie Böhler u. Mitarb. (1977) führten Studien über Knochenheilung an der Tibia des Kaninchens aus. Die Ergebnisse beider Autorengruppen sprechen für eine Beschleunigung der Heilung und raschere Knochenneubildung. Unter Fibrinklebung wurde eine stärkere Hämatombildung vermieden und die Vaskularisierung angeregt. Sehr aufschlußreich sind die Arbeiten von Scheele, der u.a. die Gewebeklebung experimentell (Scheele u. Mitarb. 1978) zur Abdichtung von Kollagenvlies anwandte. Die Fibrinkleberabdichtung bewährte sich als wertvolle ergänzende Schutzmaßnahme bei Gefahr von Anastomoseninsuffizienzen. Einen wertvollen Beitrag zur adjuvanten Applikation des Fibrinklebesystems in der Abdominalchirurgie leistete Heidecke (1981) durch seine Dissertation, die sich mit Enterotomien des Rattenileums und deren Versorgung durch Naht und Versiegelung mit Kleber beschäftigte. Die Berstungsdruckbelastbarkeit war unter Hemmung der ortsständigen Fibrinolyse bei Naht-Klebe-Technik deutlich erhöht. Klebeversuche an der Milz (u.a. Brands u. Mitarb. 1981; Höller u. Mitarb. 1981) ausgeführt an Ratten, Schweinen und Schafen, mit und ohne Trägersubstanzen (Faszienlappen, Kollagenvlies), haben optimale Ergebnisse erbracht und waren die Basis für die erfolgreiche klinische Anwendung.

Die Fibrinklebung hätte sich ohne die zahlreichen Arbeiten auf dem Gebiet der biochemischen Grundlagenforschung niemals zu dem heute in der Klinik bewebsspezifisch optimal zusammensetzbaren System entwickeln können. Hier seien nur einige Autoren und deren Beiträge hervorgehoben (Lindner u. Mitarb. 1980; Bruhn u. Mitarb. 1980; Redl u. Mitarb. 1979; Seelich und Redl 1979).

Indikationen für die Klebung

Nach den bisherigen klinischen Erfahrungen ergeben sich einige absolute Indikationen für die Klebung und viele relative Indikationen. Von organerhaltender und vitaler Bedeutung ist z. B. die Klebung Leber- und Milzverletzungen. Bei Patienten mit Gerinnungsstörungen kann die Klebung in Kombination mit einer Trägersubstanz bei kleinen chirurgischen Eingriffen wie z. B. Zahnextraktionen das

Nachblutungsrisiko nehmen (Wepner 1979). Vielfach ist es damit möglich, die Substitutionstherapie mit Gerinnungsfaktoren zu reduzieren (Vinazzer 1979). Die Nützung des mechanischen Klebeffektes und der wundheilungsfördernden Wirkung des Fibrinclots ist eine äußerst wertvolle und hilfreiche Maßnahme in zahlreichen Sparten der Chirurgie (Neurochirurgie, Duraklebung).

Zusammenfassung

Abschließend und zusammenfassend darf ich meiner Genugtuung Ausdruck verleihen, daß es mir vom Schicksal gegönnt war, Spürsinn, viel persönliche Energie und Motivationsfähigkeiten für junge Mitarbeiter aufzubringen, wodurch die Entwicklung des heute allgemein in klinischer Anwendung stehenden Produktes möglich wurde. Ich bin als Angehörige der Kiefer- u. Gesichtschirurgie und durch meine Ausbildung auch in Zahnheilkunde stolz darauf, eine Produktentwicklung wissenschaftlich-experimentell in Gang gebracht zu haben, die in so zahlreichen chirurgischen Fachrichtungen für die Patientenbehandlung wahre Fortschritte gebracht hat.

Literatur

Böhler N, Bösch P, Sandbach G, Schlag G, Eschberger J, Schmid L (1977) Der Einfluß von homologem Fibrinogen auf die Osteotomieheilung beim Kaninchen. Unfallheilkunde 80:501
Bösch P, Braun F, Eschberger J, Kovac W, Spängler HP (1977) Die Beeinflussung der Knochenheilung durch hochkonzentriertes Fibrin. Experimentelle Untersuchung am Kaninchen. Arch orthop Unfall-Chir 89:259
Brands W, Beck M, Raute-Kreinsen U (1981) Gewebeklebung der rupturierten Milz mit hochkonzentriertem Human-Fibrinogen. Z Kinderchir 32:341
Braun F, Holle J, Kovac W, Lindner A, Spängler HP (1975) Untersuchungen über die Replantation autologer Vollhaut mit Hilfe von hochkonzentriertem Fibrinogen und Blutgerinnungsfaktor XIII. Wien med Wschr 125:213
Bruhn HD, Christophers E, Pohl J, Schoel G (1980) Regulation der Fibroblastenproliferation durch Fibrinogen/Fibrin, Fibronectin und Faktor XIII. In: Schimpf K, Fibrinogen, Fibrin und Fibrinkleber. 23. Tagung Dtsch Arbeitsgem Blutgerinnungsforschung. Schattauer, Stuttgart, S 217
Grey EC (1915) Fibrin as a haemostatic in cerebral surgery. Surg Gynec Obstet 21:452
Heidecke CD (1981) Experimentelle Untersuchungen von Enterotomien des Rattenileums nach Naht und Applikation von physiologischen Plasmafraktionen. Diss, München
Höllerl G, Höfler H, Stenzl W, Tscheliessnigg KH, Hermann W, Dacar D (1981) Ergebnisse nach experimenteller Versorgung von Milzverletzungen mit dem Fibrinkleber. In: „Anwendung des Fibrinklebers in operativen Fächern". Symposium Graz März, Scientific Workshop 81, S 25
Kuderna H, Matras H (1975) Die klinische Anwendung der Klebung von Nervenanastomosen bei der Rekonstruktion verletzter peripherer Nerven. Wien klin Wschr 87:495
Lindner A, Elliott M, Holzer F (1980) Die Optimierung des Fibrinogen-Thrombin-Klebesystems. Wien klin Wschr [Suppl] 109:92
Matras H (1970) Die Wirkungen verschiedener Fibrinpräparate auf Kontinuitätstrennungen der Rattenhaut. Öst Z Stomat 67:338
Matras H, Kuderna H (1975) Das Prinzip der Klebung von Nervenanastomosen mit humanem Fibrinogen. Wien klin Wschr 87:495
Matras H, Chiari F, Kletter G, Dinges HP (1977) Zur Klebung von Mikrogefäßanastomosen. Bericht d 13 Jtgg d Dtsch Ges f plast und Wiederherstellungschirurgie Stuttgart 1975. Thieme, Stuttgart, S 357

Matras H, Dinges HP, Lassmann H, Mamoli B (1972) Zur nahtlosen interfaszikulären Nerventransplantation im Tierexperiment. Wien med Wschr 122:517

Matras H, Jesch W, Kletter G, Dinges HP (1978) Spinale Duraklebung mit „Fibrinkleber". Eine experimentelle Studie. Wien klin Wschr 90:419

Passl R, Plenk H, Sauer G, Spängler HP, Radaszkiewicz T, Holle J (1976) Die homologe reine Gelenkknorpeltransplantation im Tierexperiment. Vorläufige experimentelle Studien am Schaf. Arch orthop Unfall-Chir 86:243

Redl H, Schlag G, Kuderna H, Guttmann J, Seelich T (1979) Biochemische Grundlagen der Fibrinklebung. 3. Deutsch-Österreichisch-Schweizerische Unfalltagung Wien Okt (Hefte zur Unfallheilkunde). Springer, Berlin Heidelberg New York, 148:787

Scheele J, Herzog J, Mühe E (1978) Anastomosensicherung am Verdauungstrakt mit Fibrinkleber. Nahttechnische Grundlagen, experimentelle Befunde, klinische Erfahrungen. Zbl Chir 103:1325

Seelich T, Redl H (1979) Das Fibrinklebesystem, Biochemische Grundlagen der Klebemethode. Dtsch Z Mund-, Kiefer- u Gesichts-Chir [Suppl] 3:22

Spängler HP (1976) Gewebeklebung und lokale Blutstillung mit Fibrinogen, Thrombin und Blutgerinnungsfaktor XIII (Experimentelle Untersuchungen und klinische Erfahrungen). Wien klin Wschr 88:49

Spängler HP, Holle J, Braun F (1973) Gewebeklebung mit Fibrin. Eine experimentelle Studie an der Rattenhaut. Wien klin Wschr 85:827

Spängler HP, Holle J, Braun F, Kovac W, Spängler H (1975) Die Verklebung experimenteller Leberverletzungen mittels hochkonzentriertem Fibrin. Acta Chir Austr 7:89

Tarlow IM (1944) Plasma clot suture of nerves − illustrated technique. Surgery 15:257

Vinazzer H (1979) Zur Wirkungsweise der Substitutionspräparate und des Fibrinklebers bei hämorrhagischen Diathesen. Dtsch Z Mund-, Kiefer- u Gesichts-Chir [Suppl] 3:27

Wepner F (1979) Lokale Blutstillung im Kiefer-Gesichtsbereich mit Hilfe des Fibrinklebesystems. Öst Z Stomat 76:70

Young JZ, Medawar PB (1940) Fibrin suture of peripheral nerves. Lancet 239:126

Diskussion – Grundlagen

H. MAIER, Heidelberg:
Herr Kaeser, wenn ich einen Fibrinkleber zwischen zwei zu verklebende Flächen
einbringe, z.B. bei der Nasenseptumplastik, wie lange dauert es, bis der Kleber
durch körpereigene Enzyme degradiert wird?

A. KAESER, Heidelberg:
Mir sind dazu auch keine kontrollierten Untersuchungen am Menschen bekannt.
Es genügt ja nicht, sich diesen Sachverhalt bei einem Versuchstier anzuschauen.
Die Verhältnisse bei Versuchstieren sind ohnehin nicht übertragbar, weil die fibri-
nolytische Aktivität bei sämtlichen Versuchstieren nicht mit der beim Menschen
vergleichbar ist.

Frage aus dem Auditorium:
Frau Matras, können Sie etwas dazu sagen?

H. MATRAS, Salzburg:
Inwieweit sind die Affenversuche, die angeblich eine sichere Aussage über das Risiko der Hepatitis-Übertragung erlauben, wirklich aussagekräftig?

A. KAESER, Heidelberg:
Das einzige Versuchstier, das einigermaßen vergleichbare Aussagen erlaubt, ist der
Schimpanse, und es sind bisher keine Schimpansenversuche durchgeführt worden.
Schimpansen sind extrem seltene und teuere Versuchstiere. Immuno, Wien verfügt
zwar über einen eigenen Primatenstall, diese äußerst seltenen Tiere werden aber
zur Prüfung von Hochrisikopräparaten benötigt. Zu den Hochrisikopräparaten
muß man ja theoretisch nach wie vor die parenteral verabreichten Faktorenkon-
zentrate rechnen, und die wenigen verfügbaren Schimpansen reichen nicht einmal
für die umfassende Untersuchung solcher Präparate aus. Hinzu kommt, daß derzeit weltweit HIV-Impfstoffe entwickelt werden. Unsere Gesellschaft zählt ebenfalls zu dieser Handvoll von Firmen, die sich mit der HIV-Impfstoffentwicklung
befassen. Auch hier ist der Schimpanse heute noch das einzige geeignete Tierver-
suchsmodell für die Sicherheitsprüfung solcher Impfstoffe, obwohl sich jetzt weitere Tierversuchsmodelle abzeichnen. Es läßt sich also die Frage nach der Sicherheit von Fibrinklebern nur durch klinische Prüfung beantworten, wobei man allerdings sagen muß, daß der Mensch immer noch das sicherste „Modell" bezüg-

lich der Übertragungsrisiken darstellt. Es hat sich nämlich gezeigt, daß bestimmte Faktoren, die nach dem Schimpansenversuch sicher waren, in Einzelfällen dennoch beim Menschen zu einer Virusübertragung und da insbesondere zur Hepatitis B geführt haben.

G. HOTZ, Heidelberg:
Es wird in jüngster Zeit immer wieder auch zur Infektionssicherheit zunehmend das Risiko der Übertragbarkeit unkonventioneller Viruserkrankungen diskutiert, so z. B. die Creutzfeldt-Jakob-Krankheit (CJD) oder auch die bovine-spongiforme Enzephalopathie (BSE). Inwieweit können Sie hier Aussagen zur Infektionssicherheit von Plasmaproteinzubereitungen machen?

A. KAESER, Heidelberg:
Die Frage ist sicherlich berechtigt, insbesondere weil alle Fibrinklebersysteme auch bovine Proteine enthalten; sowohl das Thrombin als auch das Aprotinin wird aus bovinen Geweben hergestellt. Zwei Dinge kann ich dazu sagen: erstens, es sind bisher durch kein Blutprodukt Übertragungen von Slow virus-Infektionen bekanntgeworden, also weder die Creutzfeldt-Jakob-Erkrankunge noch gar die bovine-spongiforme Enzephalitis, die derzeit in der öffentlichen Diskussion im Vordergund steht. Im Zusammenhang mit Blutprodukten sind bisher keinerlei Erkrankungen bekannt geworden. Zweitens, wir haben als Sicherheitsmaßnahme schon seit Jahren eingeführt, daß diese beiden Proteine aus bovinem Material nicht aus Beständen von Rindern hergestellt werden, die aus Großbritannien oder den Commonwealth-Ländern eingeführt worden sind. Dies sind ja augenblicklich die einzigen Bestände, bei denen die tierischen Slow virus-Infekte des Rindes bekannt sind. Man muß hier betonen „des Rindes“, denn Infekte an Schafen sind auch in anderen Ländern wie Neuseeland bekannt.

R. B. DROMMER, Heidelberg:
Inwieweit gibt es die Entwicklung – wenn keine absolute Sicherheit besteht –, daß autologe Fibrinkleber hergestellt werden können, so wie wir das heute von den Eigenbluttransfusionen her kennen. Gibt es so etwa wie autologe Fibrinkleber?

A. KAESER, Heidelberg:
Es gibt theoretisch zwei Wege, absolut infektionssichere Präparate herzustellen. Der eine ist das autologe Präparat, der andere das gentechnisch hergestellte. Beide Wege sind z. Zt. nicht realisierbar. Die autologe Herstellung ist absolut unmöglich, weil die Präparation eines Fibrinklebers, der wirklich allen Ansprüchen gerecht wird, derartig kompliziert, zeitaufwendig ist und im Sinne einer reproduzierbaren Wirkung nicht an einem Einzelspenderpool, sondern nur an einem Großpool realisierbar ist. Um ein befriedigendes Produkt herstellen zu können, ist die autologe Herstellung also leider nicht möglich.

Die gentechnische Herstellung ist derzeit ausgeschlossen; ich sagte Ihnen bereits, daß Fibrinkleber mindestens 5 wirksame Komponenten enthalten, insbesondere das Makromolekül Fibrinogen ist bisher nicht gentechnisch herstellbar.

Diskussion zum Beitrag Schwarz

H. MAIER, Heidelberg:
Sie haben Fistelverschlüsse durch Fibrinkleber gezeigt. Das hat mich etwas verblüfft. Sie haben sich auch recht vorsichtig ausgedrückt, daß diese Fisteln, die insbesondere bei einer Schleimhautoberfläche meist infiziert sind, manchmal verschlossen bleiben. Sie schaffen dadurch einen abgeschotteten, keimhaltigen Raum, den man dicht verschließt; abgesehen von der Tatsache, daß diese bakteriellen Enzyme relativ rasch Ihren Fibrinclot lysieren werden, schaffen Sie doch in gewisser Weise die Gefahr einer Mikroabszeßbildung, oder habe ich Sie da falsch verstanden?

H. M. SCHWARZ, Heidelberg:
Nein, das ist genau richtig. Nur die Endoskopiker, die das versucht haben, wußten sich in diesen Fällen keinen anderen Rat und haben es einfach probiert. Mit großen Zahlen kann ich Ihnen jetzt auch nicht dienen, um Erfolgsraten anzugeben, aber, Herr Maier, ich kann Ihnen dazu gerne die Publikationen zur Verfügung stellen, die z. B. 1988 in dem Band „Fibrinklebung in der Endoskopie" herausgegeben von B. C. Manegold und M. Jung veröffentlicht worden sind.

G. HOTZ, Heidelberg:
Können Sie zu der optimalen Applikationstemperatur der Präparate noch etwas sagen?

H. M. SCHWARZ, Heidelberg:
Die Fibrinogenlösung ist in der vorliegenden Konzentration in den Präparaten recht zähflüssig. Sie können es bei 15 °C anwenden, ideal ist allerdings Körpertemperatur, dann haben Sie eine dünnflüssige Lösung, die Sie fast wie jede andere wäßrige Lösung applizieren können. Dieses Ziel, 35 – 37 °C, sollte man immer versuchen zu erreichen.

M. FARMAND, Erlangen:
Mich beschäftigt immer noch die Fistel. Kann man zwei Endothel- oder Epithelschichten aufeinanderkleben? Bei der Fistel ist ja immer Epithel vorhanden. Muß man sie immer entfernen?

H. M. SCHWARZ, Heidelberg:
Sie müssen in jedem Fall die zu klebenden Flächen anfrischen; wenn Sie Epithel auf Epithel kleben. In der Regel werden Fisteln mit Zytobürsten oder mit Zangen oder anderem vorbehandelt und möglicherweise noch enzymatisch angefrischt.

Diskussion zum Beitrag Matras

Frage aus dem Auditorium:
Ich bin praktizierender Zahnarzt. Kann man die häufig vorkommende stark nachblutende Alveole, die wir normalerweise austamponieren und vernähen, auch mit

Hilfe von Fibrinkleber behandeln, indem ich beispielsweise in die Alveole den Fibrinkleber instiliere?

H. MATRAS, Salzburg:
Wenn Sie den Fibrinkleber verwenden, würde ich bei Blutgerinnungsstörungen eine strenge Indikation sehen. Wenn Sie einen in der Gerinnung gestörten Patienten haben, einen marcumarisierten Patienten, sollten Sie die Alveolenränder adaptieren, Situationsnähte darübersetzen und vorher evtl. Kollagenvlies und Kleber hineingeben. Das ist eine der wirklichen, in meinen Augen absoluten Indikationen für den Fibrinkleber.

R. B. DROMMER, Heidelberg:
Frau Matras, es war für mich ein besonderer Genuß, von Ihnen zu hören, in welcher Weise das homologe Fibrin von Ihnen eingeführt worden ist und daß die Wiege für diese Ideen in Wien gestanden hat.

H. MATRAS, Salzburg:
Danke für Ihre netten Worte. Die Fibrinklebung ist sicher nicht dazu da, chirurgische Techniken, auch die Nahttechnik, vernachlässigen zu können. Nur wer gut und exakt näht, wird auch gute Erfolge bei der Klebung haben. Die Indikationen müssen heute streng gestellt werden. Ohne Tierversuche wäre diese Entwicklung nie zustandegekommen. Ich glaube, der Tierversuch ist hier absolut gerechtfertigt gewesen.

Blutstillung

Grundlagen angeborener und erworbener Gerinnungsstörungen

R. Zimmermann

Einleitung

Das plasmatische und thrombozytäre Gerinnungssystem sind gemeinsam mit der Gefäßwand für die Aufrechterhaltung der Gefäßintegrität verantwortlich. Störungen in diesem Zusammenspiel können zu einer unzureichenden Hämostase mit spontanen oder posttraumatischen Blutungen einerseits oder überschießender Gerinnung mit intravasaler Thrombenbildung andererseits führen.

Das plasmatische Gerinnungssystem stellt ein Gefüge von enzymatischen Reaktionen dar, das in der Überführung von Fibrinogen zu stabilem Fibrin gipfelt. Die Abb. 1 erweckt den Anschein, als liefe die Gerinnung in Form einer kaskadenartigen enzymatischen Kette ab. Die Aktivierung der einzelnen Gerinnungsfaktoren erfolgt aber nicht nur nacheinander, sondern auch nebeneinander. Dabei besteht eine enge Verknüpfung mit den Thrombozyten, die das für die Aktivierung des endogenen Systems notwendige Phospholipid abgeben und durch Retraktion zur Verfestigung des Fibringerinnsels führen.

Neben den gerinnungsfördernden Plasmafaktoren gibt es eine Anzahl von Hemmstoffen (sogenannte Antithrombine), die aber bei physiologischer Konzentration die Gerinnung nicht beeinträchtigen, sondern einer übermäßigen Aktivierung der plasmatischen Gerinnung entgegenwirken. Die bedeutendsten Inhibitoren sind Antithrombin III, Protein C und S.

Die Thrombozyten besitzen die Fähigkeit, nach Gefäß- und Endothelverletzungen an den subendothelial freiliegenden Kollagenfibrillen und basalen Membranfragmenten zu haften. Bei Verletzungen erfolgt nach dieser sogenannten Adhäsion die Aggregation der Thrombozyten miteinander. Es folgt die sogenannte Freisetzungsreaktion, in der ADP, Serotonin und Plättchenfaktor 4 abgegeben werden. Auch die Freisetzung von Plättchenfaktor 3 ist eng mit der Freisetzungsreaktion verknüpft. ADP und weitere biogene Amine fördern das weitere Wachstum und die Festigkeit des Thrombozytenaggregates. Es bildet sich ein Fibrinnetz aus, gefolgt von der weiteren Anlagerung von Blutbestandteilen wie Erythrozyten und Leukozyten. An der sich dann anschließenden Gerinnselretraktion ist das actomyosinähnliche thrombozytäre Thrombosthenin beteiligt.

Spiegelbildlich zum plasmatischen Gerinnungssystem besteht ein fibrinolytisches System. Die physiologische Bedeutung liegt in der Lösung von übermäßigen Fibrinniederschlägen in Gefäßsystem, Geweben, Drüsengängen und Körperflüssigkeiten. Dabei ist ein dynamisches Gleichgewicht zwischen Fibrinbildung einerseits und Fibrinolyse andererseits anzunehmen.

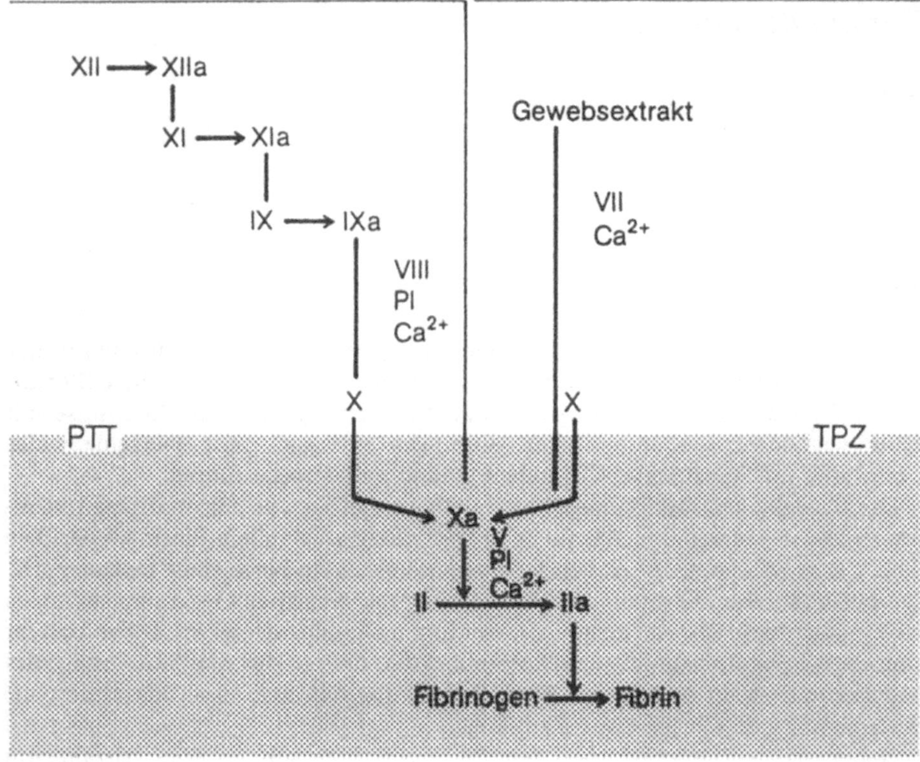

Abb. 1. Vereinfachte Darstellung des Ablaufs des plasmatischen Gerinnungssystems. a bezeichnet die aktivierte Form eines Faktors, Pl = Thrombozyten-Phospholipid, PTT = partielle Thromboplastinzeit, TPZ = Quickwert

Diagnostisches Vorgehen bei hämorrhagischen Diathesen

Bei Patienten mit manifester hämorrhagischer Diathese kann bereits die Anamnese, der Zeitpunkt des ersten Auftretens der Blutungserscheinungen und der Blutungstyp zur Diagnosestellung beitragen. Die Blutungen sind bei den Koagulopathien (Störung der plasmatischen Gerinnung) häufig flächenhaft, bei den thrombozytären und vaskulären Störungen petechial. Charakteristische Manifestationen stellen bei der Hämophilie die Gelenksblutungen dar. Eine Epistaxis wird dagegen häufiger bei thrombozytären Störungen und bei vaskulären hämorrhagischen Diathesen beobachtet. Die Blutungsbereitschaft bei Patienten mit hämorrhagischen Diathesen kann sich dabei „spontan" zeigen, ohne daß ein adäquates Trauma zu eruieren wäre oder über das übliche Maß hinausgehend nach Operationen, Zahnextraktionen oder Verletzungen auftreten.

In schweren Fällen von hämorrhagischen Diathesen können bereits Anamnese und Familienanamnese darüber Aufschluß geben, ob eher eine kongenitale oder

Tabelle 1. Diagnostische Bedeutung der wesentlichen gerinnungsanalytischen Laborparameter

Quickwert		
Quickwert pathologisch vermindert	PTT verlängert	Blutungszeit pathologisch
− Störung der Leberfunktion − orale Antikoagulation mit Cumarinen − Vitamin-K-Mangel (Mangelernährung, Resorptionsstörung, parenterale Ernährung) − kongenitaler Mangel der Faktoren II, V, VII, X oder Fibrinogen (selten) − erworbener Gerinnungsfaktoren-Inhibitor (selten) − Heparin- und Fibrinolysetherapie − Verbrauchskoagulopathie	− Hämophilie A und B, Von Willebrand-Jürgens-Syndrom − isolierter Mangel der Faktoren I, II, V, X, XI, XII, Präkallikrein, HMWK oder erworbener Inhibitor einer dieser Faktoren − Störung der Leberfunktion − orale Antikoagulation − Heparin-, Fibrinolysetherapie − Verbrauchskoagulopathie	− Thrombozytopenie − bei normaler Thrombozytenzahl a) medikamentös induzierte Thrombozytopathie b) angeborene Thrombozytopathie wie bei Storage pool disease, Thrombasthenie oder Von Willebrand-Jürgens-Syndrom

eine erworbene Form vorliegt. Bei den leichteren Blutungsübeln wird eine hämorrhagische Diathese oftmals erst anläßlich operativer Eingriffe und Verletzungen offensichtlich oder seltener bei routinemäßigen Laborkontrollen auffällig. Bei einer Erniedrigung der Faktorenkonzentration auf etwa nur 20% oder auf Aktivitätswerte, die darüber liegen, können auch routinemäßig durchgeführte Globalteste einen unauffälligen Befund zeigen. Als diagnostisches Basis-Programm hat sich die Messung von Quickwert, partieller Thromboplastinzeit, die Bestimmung von Thrombozytenzahl und die Durchführung der Blutungszeit bewährt. Die Interpretation dieser diagnostischen Leitbefunde geht aus der Tabelle 1 hervor. Aber auch bei unauffälligem Ergebnis dieser Laborparameter muß bei anamnestischem oder klinischem Verdacht auf eine Blutrinnungsstörung eine systematische gerinnungsanalytische Untersuchung erfolgen. In diesen Fällen ist die alleinige Durchführung eines Screenings mittels Globaltests unzureichend. Der Ausschluß einer hämorrhagischen Diathese von seiten des plasmatischen und thrombozytären Gerinnungssystems kann nur durch eine eingehende gerinnungsanalytische Bestimmung von Thrombozytenzahl und -funktion sowie der Konzentration der Gerinnungsfaktoren I−XIII und Alpha 2-Antiplasmin erfolgen. Nur bei den Patienten, bei denen eine eindeutige hämorrhagische Diathese nicht zu eruieren und anzunehmen ist, genügt z. B. als präoperative Diagnostik die Bestimmung von Thrombozytenzahl, Blutungszeit, Quickwert und αPTT [5].

Bevor die Indikation zur gezielten Substitution mit Blut- oder Plasmaderivaten, Gerinnungsfaktoren- oder Thrombozytenkonzentraten gestellt wird, sollten die Möglichkeiten weniger eingreifender blutstillender Maßnahmen bedacht werden. So kann z. B. bei einer Epistaxis oftmals eine lokale Tamponade die Blutung beheben. In anderen Fällen ist ein Kompressionsverband ausreichend.

Hämorrhagien in der Mundschleimhaut kommen auf vielfältige Weise zustande. Zahlreiche Krankheiten, gerade der Mundschleimhaut, gehen mit einer mehr oder minder ausgeprägten hämorrhagischen Erscheinung einher. So führt z. B. ein maculöses Schleimhaut-Exanthem durch Arzneimittel viel eher zu Blutungserscheinungen als das gleichzeitig vorhandene makulöse kutane Exanthem [1]. Blutungen in der Mundschleimhaut ohne weitere Krankheitszeichen sind ein Symptom, das wegen der zahlreichen und darunter auch ernsten Ursachen zu weiteren Nachforschungen Anlaß geben muß. In der Häufigkeit weitaus an der Spitze stehen die posttraumatischen Hämatome sowie Hämatome im Zusammenhang mit Zahnextraktionen bei gleichzeitig bestehender hämorrhagischer Diathese.

Die Berücksichtung von hämorrhagischen Erscheinungen im Mundbereich ist von ganz besonderer Bedeutung. Mundbodenblutungen gehören zu den gefährlichsten Blutungen bei Patienten mit hämorrhagischen Diathesen und erfordern eine rasche und intensive Therapie. Sie können sich in einer Vorwölbung und bläulichen Verfärbung des Mundbodens äußern. Die Blutung setzt sich bei Nichtbehandlung rasch in das weiche Bindegewebe des Halses fort und kann zur Atemwegsobstruktion führen [3].

Tabelle 2 weist auf die grundsätzlichen therapeutischen Möglichkeiten bei Zahnextraktionen bei Patienten mit hämorrhagischen Diathesen hin. Die Substitution von Plasmaderivaten sollte erst an zweiter Stelle erwogen werden. Als zusätzliche supportive Maßnahme kommt die Verabreichung von die Fibrinolyse hemmenden Substanzen in Betracht [4].

Tabelle 2. Möglichkeiten der blutgerinnungsunterstützenden Maßnahmen

1. Lokale Maßnahmen
2. Substitution von Plasmaderivaten (z. B. Faktor VIII, IX)
3. Verabreichung von Fibrinolysehemmern

Zu den lokalen Maßnahmen bei Zahnextraktionen gehört neben der möglichst schonenden Extraktion die Füllung der Alveolen mit einem resorbierbaren Material. Hier wird in neuerer Zeit der Fibrinkleber eingesetzt [2]. Die Anwendung eines Fibrinklebers erübrigt in den meisten Fällen eine zusätzliche Vernähung der Wunde zum mechanischen Schutz oder das Anlegen einer Plastikprothese (Tabelle 3).

Bei Patienten mit schwerer und mittelschwerer Hämophilie hat in jedem Fall eine Substitution mit dem fehlenden Gerinnungsfaktor zu erfolgen. Tabelle 4 gibt

Tabelle 3. Anwendung lokaler Maßnahmen bei Zahnextraktionen

– Möglichst schonende Extraktion
– Füllung der Alveole mit resorbierbarem Material
– Anwendung von Fibrinkleber (Laser)
– (Vernähung der Wunde zum Schutz)
– Plastikprothese zum Schutz der Wunde

Tabelle 4. Hämostatische Mindestaktivität und Halbwertszeit einzelner Komponenten des Gerinnungssystems (modifiziert nach Lechner [3])

Faktor	Hämostatische Mindestaktivität in %	Halbwertszeit in Stunden
I	50 (mg/dl)	4 – 6 Tage
II	40	3 Tage
V	10 – 15	12 Std.
VII	10 – 15	2 – 6 Std.
VIII	25 – 40	8 – 12 Std.
IX	20 – 40	18 – 24 Std.
X	20	2 Tage
XI	15 – 20 (?)	2 – 3 Tage
XIII	1 – 10	6 – 10 Tage
Thrombozyten	30000	9 – 11 Tage (= Überlebenszeit)

über die hämostatische Mindestaktivität der einzelnen Gerinnungsfaktoren Aufschluß. Bei operativen Eingriffen und Zahnextraktionen sollte diese Mindestaktivität deutlich überschritten und jeweils vor der folgenden Substitution nicht unterschritten werden. Bei Patienten mit einer schweren Hämophilie A oder B muß der Gerinnungsfaktor vor dem Eingriff auf einen Wert von etwa 50% angehoben werden. Wir geben bei unseren Patienten eine Dosis von 30 E/kg Körpergewicht Faktor VIII oder IX, ggf. muß eine zweite Dosis nach weiteren 12 – 24 Stunden verabreicht werden. Bei einigen Patienten kann eine erneute, dritte Substitution notwendig sein. Eine zusätzliche Substitution ist zu berücksichtigen, wenn sich nach 4 oder 5 Tagen der Wundschorf löst oder eine Nahtentfernung erfolgt. Bei Patienten mit anderen hämorrhagischen Diathesen ist entsprechend gezielt zu verfahren. So sollte bei Patienten mit einem Faktor VII-Mangel ein Wert von 15 – 20% [6] und bei Patienten mit einem Faktor XIII-Mangel eine Aktivität von 25% [7] nicht unterschritten werden.

Bei Patienten mit einer Thrombozytopenie heben wir die Thrombozytenzahl auf Werte von mindestens 50000/µl an. Bei Patienten mit einem Leberparenchymschaden und bei Leberzirrhose sollten die betroffenen Gerinnungsfaktoren (insbesondere die Vitamin K-abhängigen Gerinnungsfaktoren II, VII, IX und X) auf einen Wert von mehr als 50% der Norm angehoben werden. Gleichzeitig ist eine Mindestaktivität von Antithrombin III von 70% zu gewährleisten.

Patienten mit Zustand nach thromboembolischen Erscheinungen, tiefen venösen Thrombosen, Lungenembolie und Herzklappenersatz etc. stehen unter einer gerinnungshemmenden Behandlung mit Heparin oder oralen Antikoagulantien. Früher wurde ein Anheben des Quickwertes auf Werte um 50% empfohlen. Nach neueren Untersuchungen kann bei Fortführung der oralen Antikoagulation und Einsatz lokaler Maßnahmen die Zahnextraktion erfolgen, ohne den Patienten einem erhöhten thromboembolischen Risiko auszusetzen. Unter einer Heparintherapie sollte eine Pause von 4 – 6 Stunden eingelegt werden. Stehen Patienten unter subkutanem Heparin, so empfehlen wir den Verzicht auf die morgendliche oder die jeweilige Injektion vor der Zahnextraktion. Die nach der Zahnextraktion zeitlich zu erfolgende Heparin-Injektion kann dann wieder ohne eine weitere Gefährdung durch Nachblutungen durchgeführt werden.

Als supportive Maßnahme haben sich bei Patienten mit schwerer und mittelschwerer Bluterkrankheit sowie anderen hämorrhagischen Diathesen die Einnahme von Fibrinolysehemmern bewährt. Im Handel steht die Tranexamsäure als Anvitoff-Tabl. zu 250 mg zur Verfügung. Bereits beginnend vor der Zahnextraktion sollte eine Dosis von 20 mg/kg Körpergewicht, 3× täglich verabreicht, rezeptiert werden. Diese Dosis entspricht bei einem Patienten mit einem Körpergewicht von 60 kg 3×4 Tabl. täglich oder bei Jugendlichen mit einem Körpergewicht von 10 kg der Einnahme von 3×1 Tabl. täglich. Nach Möglichkeit sollte diese Therapie über 6 Tage durchgeführt werden.

Darüber hinaus haben für den Patienten Richtlinien zu gelten, die in der Tabelle 5 dargestellt sind. Am Tage der Zahnextraktion sollten keine Mundspülungen vorgenommen werden. Ferner sollten auch heiße Flüssigkeiten und Alkohol gemieden werden. Eine besondere Vorsicht gilt der Einnahme von Analgetika. Der Ausschluß von Aspirin-haltigen Analgetika ist dringend zu berücksichtigen. Paracetamol z. B. führt dagegen nicht zu einer Beeinträchtigung der Thrombozytenfunktion und somit nicht zu einer Verstärkung der hämorrhagischen Erscheinungen. Ferner muß die Wunde konsequent beobachtet werden und bei größeren Blutverlusten der behandelnde Arzt oder das Hämophiliezentrum informiert werden. Am zweiten Tag sind wieder vorsichtige Mundspülungen erlaubt.

Tabelle 5. Richtlinien für den Patienten bei Zahnextraktionen

---

Tag der Extraktion
1. Keine Mundspülungen
2. Keine heiße Flüssigkeit oder Alkohol
3. Nicht kauen >3 Stunden
4. Fibrinolysehemmer 6 Tage
5. Keine Aspirin-haltigen Analgetika
6. Beobachtung der Wunde, bei größerem Blutverlust: Benachrichtigung des Hämophiliezentrums
Zweiter Tag
Vorsichtige Mundspülungen (evtl. mit Fibrinolysehemmern)

Unter Berücksichtigung dieser Maßnahmen haben wir in den letzten Jahren keine wesentlichen Nachblutungen bei Zahnextraktionen oder kieferchirurgischen Eingriffen gesehen. Dies betrifft sowohl Patienten mit schwerer und mittelschwerer Hämophilie A als auch Patienten mit Vorliegen anderer hämorrhagischer Diathesen. Wichtig ist die vorangehende detaillierte Erhebung der Anamnese und die diagnostische Abklärung des vorliegenden Blutungsübels. Lokalen Maßnahmen kommt dabei immer eine besondere Rolle zu. Die systemische Gabe von Plasmaderivaten hat gezielt zu erfolgen.

Literatur

1. Bork K, Hoede N, Korting GW (1984) Symptome und Krankheiten der Mundschleimhaut und der Perioralregion. Schattauer, Stuttgart
2. Kaeser A, Dum N (1987) Grundlagen der Fibrinklebung – Wirkprinzip und Infektionssicherheit von Tissucol. Z Herz-, Thorax- u Gefäßchir, (Suppl 1), 1
3. Lechner K (1985) Angeborene Koagulopathien. In: Heene DL Hrsg Handbuch der Inneren Medizin II. Teil 9. Blut und Blutkrankheiten. Springer, p 12
4. Walsh PN, Rizza CR, Evans BE (1975) The therapeutic role of epsilon-aminocaproic acid (EACA) for dental extractions in hemophiliacs. Ann New York Acad of Science 240:267
5. Zimmermann R, Schimpf K (1985) Hämorrhagische Diathesen. In: Schettler G, Weber E Hrsg Internistische Therapie in Klinik und Praxis. Thieme, Stuttgart, p 484
6. Zimmermann R, Ehlers G, Ehlers W, von Voss H, Göbel U, Wahn U (1979) Congenital Factor VII Deficiency. A Report of Four New Cases. Blut 38:119
7. Zimmermann R, Ehlers W, Manz F, Meinrenken W, Egbring R, Gemmeke H (1977) Ein neuer Fall von schwerem Faktor XIII-Mangel. Untersuchungen zum Verhalten der Untereinheiten und des Turnover des Fibrinstabilisierenden Faktors. Blut 35:457

Blutstillung mit Fibrinkleber bei Patienten unter Antikoagulantienbehandlung

J. Zöller und A. Herrmann

Einleitung

Die sogenannte Nachblutung ist die häufigste Komplikation in der zahnärztlichen Praxis. Sie tritt meist unmittelbar mit dem Nachlassen der vasokonstriktorischen Wirkung des Lokalanästhetikumzusatzes auf. Durch lokale Druckausübung läßt sich diese in der Regel leicht stillen. Selten sind weitere Maßnahmen, wie dichter Wundverschluß, notwendig. Anders verhält es sich bei Patienten, die gerinnungshemmende Medikamente einnehmen. Hier kann eine unkomplizierte Zahnentfernung zu einer lebensbedrohlichen Blutung führen. Die Indikationen für eine Antikoagulantientherapie sind Zustand nach prothetischem Klappenersatz und Gefäßprothesen, die Gefahr von Thrombenbildung im Herzvorhof bei Vorhofflimmern, embolischer zerebraler Insult, transitorische ischämische Attacken (TIA's) sowie Thrombophlebitis und Phlebothrombose der tiefen Bein- und Beckenvenen. Die Prävention beruht auf einer verminderten Gerinnungsfähigkeit des Blutes durch Dauergabe von Medikamenten der Cumarin- oder Heparingruppe. Bei der arteriellen Verschlußkrankheit (AVK) und der koronaren Herzerkrankung (KHK) wird zunehmend die Indikation zu einer Gabe von Acetylsalizylsäure gestellt.

Heparin hat nach i.v.-Applikation durch Aktivierung von Antithrombin III einen raschen Wirkungseintritt, wird aber auch schnell wieder metabolisiert. Die Indikation besteht deshalb fast ausschließlich in der akuten Soforttherapie eines thromboembolischen Ereignisses sowie in der perioperativen Thombose- und Embolieprophylaxe. Für den Zahnarzt von Relevanz kann die Behandlung dialysepflichtiger Patienten sein. Bei der extrakorporalen Hämodialyse wird in 2- oder 3tägigen Abständen für mehrere Stunden heparinisiertes Blut durch ein Filtersystem geführt und damit von harnpflichtigen Substanzen befreit. Die Heparinisierung verbietet einen operativen Eingriff in einem Zeitraum von 6 Stunden nach Beendigung der Dialyse. Der günstigste Termin ist der auf eine Dialyse folgende Tag.

Eine für die zahnärztliche Praxis bedeutsamere Gerinnungsstörung ist diejenige, die durch die Behandlung mit Cumarinderivaten hervorgerufen wird. Marcumar ist strukturell analog dem Vitamin K und hemmt die Vitamin-K-abhängige Biosynthese des Prothrombinkomplexes (Faktoren II, VII, IX, X) in der Leber. Die Wirkung des Marcumars wird mittels der Thromboplastinzeit nach Quick oder mittels des Thrombotests nach Owren bestimmt. Der therapeutisch optimale Wert nach der Quick-Methode liegt zwischen 15−22% und beim Thrombotest zwischen 7−12% der normalen Gerinnungsfähigkeit des Blutes.

Im folgenden soll über unsere Erfahrungen bei zahnärztlich-chirurgischen und kieferchirurgischen Eingriffen marcumarisierter Patienten berichtet werden.

Tabelle 1. Indikation zur Marcumarisierung ($n = 332$)

– Zustand nach Mitralklappenersatz	(39)
– Zustand nach Aortenklappenersatz	(66)
– Zustand nach Klappensprengung	(47)
– Zustand nach tiefer Beinvenenthrombose	(19)
– Zustand nach Beckenvenenthrombose	(34)
– Zustand nach Vorhofflimmern mit embolischem Ereignis (Hirn, Lunge, Niere)	(38)
– Kardiomyopathie mit erheblich eingeschränkter linker Ventrikelfunktion	(14)
– Zustand nach Myokardinfarkt mit erheblicher regionaler Kontraktilitätsstörung (Vorderwandakinese, Herzwandaneurysma)	(75)

Methode

In den letzten vier Jahren wurden 332 Patienten unter Antikoagulantientherapie in unserer Klinik behandelt. Die Indikation zur Marcumarisierung gibt die Tabelle 1 wieder. Bei 261 Patienten wurde der zahnärztlich-chirurgische Eingriff ambulant, bei 71 Patienten stationär durchgeführt. Die Indikation zur stationären Aufnahme wurde in der Regel gestellt:
– bei geplanter Entfernung von mehr als 2 Zähnen,
– bei Osteotomien und kieferchirurgischen Operationen,
– bei notwendiger längerfristiger postoperativer Überwachung,
– bei einem weit entfernten Wohnort des Patienten.

Die Antikoagulantientherapie wurde bei den ambulanten Patienten nicht unterbrochen. Für den Eingriff wurde ein oberer therapeutischer Bereich des Quickwertes angestrebt. Hingegen wurde bei den hospitalisierten Patienten die Cumarinmedikation temporär abgesetzt. Sobald der Quickwert den therapeutischen Bereich überschritt, wurde die Antikoagulation mit Heparin fortgeführt. Unser Behandlungsschema sieht in der „low risk"-Gruppe (Tabelle 2) die $2-3 \times$ tägliche Applikation von $5000-7500$ I. E. Heparin vor (Herrmann et al. 1991). In der „high risk"-Gruppe, zu der die Patienten mit prothetischem Klappenersatz gehören, wird Heparin in therapeutischer Dosis eingesetzt. Diese beträgt in Abhängig-

Tabelle 2. „low risk" und „high risk"-Gruppen

„low-risk"-Gruppe:
– Alle angeborenen oder erworbenen Herzklappenfehler
– Mitralklappenprolaps mit Insuffizienzkomponente
– Hypertrophisch obstruktive Kardiomyopathie
– Angeborene Herzfehler
– Zustand nach Lungenembolie (6 Monate danach)
– Zustand nach tiefer Beinvenenthrombose

„high-risk"-Gruppe:
– Zustand nach prothetischem Klappenersatz
– Zustand nach bakterieller Endokarditis

keit vom Körpergewicht zwischen 3×7500 I.E. und 3×10000 I.E. Heparin subkutan. Als Kontrollparameter dient die partielle Thromboplastinzeit, die auf das 1,5fache der Norm ansteigen sollte.

Das chirurgische Vorgehen umfaßte bei allen Patienten einen dichten Wundverschluß mit tiefgreifenden Nähten. In der Regel wurde zusätzlich eine Verbandplatte in Form einer Erweiterung einer vorhandenen Prothese oder einer Tiefziehschiene als Kompressionshilfe eingegliedert. Bei einem Teil der Patienten wurde vor dem Wundverschluß und nach Trockensaugen der Alveole zusätzlich ein Fibrinkleber appliziert.

Ergebnisse

Bei den ambulant behandelten Patienten erstreckten sich die Eingriffe ausschließlich auf Zahnextraktionen. Im Mittel wurden bei diesen Patienten etwa 1,5 Zähne entfernt (Tabelle 3a). In der Gruppe ohne Fibrinklebung traten in 9,2% Nachblutungen auf. Bei zusätzlicher Applikation eines Fibrinklebers sank die Rate auf 7,4% ab.

Bei den stationären Patienten lag zum Operationszeitpunkt der Quickwert im Mittel bei über 50% (Tabelle 3b). Hier wurden durchschnittlich 7–8 Zähne pro Patient entfernt. In Einzelfällen wurden bis zu 13 Zähne extrahiert. Die operativen Eingriffe umfaßten daneben Osteotomien, Wurzelresektionen, plastische Kieferhöhlendeckungen, Frakturversorgungen und Tumoroperationen. Ohne Anwendung eines Fibrinklebers traten bei 7,7% Nachblutungen auf, mit zusätzlicher Fibrinklebung bei 5,3%. Der durchschnittliche stationäre Aufenthalt lag bei etwa 11 Tagen.

Tabelle 3a. Nachblutungsrate der ambulant behandelten Patienten unter Antikoagulantientherapie ($n = 261$). (W = dichter Wundverschluß, F = Fibrinklebung)

Quickwert (%) (Mittelw. ± SD)	Anzahl d. Pat.	Zahnextr.	Zahnextr. oder Wunden pro Pat.	Therapie	Anz. d. Nachblutungen (%)
22 ± 4,2	194	272	1,4	W	18 (9,2)
21 ± 3,8	67	101	1,5	W + F	4 (7,4)

Tabelle 3b. Nachblutungsrate der stationär behandelten Patienten unter Antikoagulantientherapie ($n = 71$). (W = dichter Wundverschluß, F = Fibrinklebung)

Quickwert (%) (Mittelw. ± SD)	Anzahl d. Pat.	Zahnextr.	Zahnextr. oder Wunden pro Pat.	Therapie	Anz. d. Nachblutungen (%)	Stat. Aufenth. (Tage)
51 ± 11	52	346	7,2	W	4 (7,7)	11,3 + 3,3
57 ± 10	19	150	7,9	W + F	1 (5,3)	11,1 + 2,7

Diskussion

Die Ergebnisse zeigen, daß ein dichter Wundverschluß evtl. in Kombination mit einer Verbandplatte eine ausreichende Blutungsprophylaxe bei antikoagulierten Patienten darstellt. Durch die zusätzliche Applikation eines Fibrinklebers kann die Nachblutungsrate weiter gesenkt werden. Jedoch ist die Reduktion der Nachblutungen weder bei den ambulanten noch bei den stationären Patienten statistisch signifikant. Um die Ergebnisse mit anderen Studien vergleichen zu können, sollten nach unserer Meinung folgende Parameter Berücksichtigung finden: der Quickwert, Art und Umfang des Eingriffes, die Methode der Wundversorgung und die Nachblutungsrate. Leider lassen einige Studienberichte genauere Angaben vermissen. Zumindest fragwürdig erscheinen uns auch all jene Mitteilungen, die über keinen Fall einer Nachblutung berichten. Die meisten Autoren verwenden bei der Fibrinklebung als Trägersubstanz ein Kollagenvlies (Tabelle 4). Dieses wird in Alveolengröße zugeschnitten und fibrinklebergetränkt in das Zahnfach nach Trockensaugung eingebracht. Zur Vermeidung eines zusätzlich blutenden Stichkanales wird auf eine Naht meist verzichtet. Über das wohl größte derart behandelte Patientengut verfügt Wepner aus Linz. Während dieser zunächst Fibrinschaumwürfel zusammen mit dem Fibrinkleber in die Alveole einbrachte (Wepner 1979), verwendete er später ebenfalls als Träger ein Kollagenvlies jedoch mit einer zusätzlichen Kompressionsnaht. Bei durchschnittlich 2,6 Extraktionen pro Patient, wobei der Quickwert im therapeutischen Bereich lag, berichtete er im Jahre 1986 über eine Nachblutungsrate von 7,2%. In dieser Größenordnung liegen auch un-

Tabelle 4. Literaturübersicht

Autor	Quickwert (%)	Anzahl d. Pat.	Zahnextr.	Zahnextr. oder Wunden pro Pat.	Methode	Anz. d. Nachblutungen (%)
Siegle et al. 1978	25	25	25	1	K – F	0
Keresztesi u.						
Wutka 1979	?	59	95	1,6	K + F	0
Blöß u.						
Linden 1982	26	17	71	4,1	K + F	2 (11,8)
Niekisch 1986	10 – 35	18	56	3,1	K + F	3 (16,7)
Grimm u.	Therap.					
Nieckisch 1986	Bereich	25	?	?	F + ?	3 (12)
Gitt u.	Therap.					
Bethmann 1986	Bereich	18	18	1	K + F + N	2 (11,1)
Wepner 1979	20 – 57	24	62	2,6	Fibrinwürfel + F	4 (16,7)
Wepner 1984	Therap. Bereich	182	552	3,0	K + F + N	18 (9,9)
Wepner 1986	Therap. Bereich	293	828	2,6	K + F + N	21 (7,2)
Leuthold u.	Therap.					
Bormann 1989	Bereich	39	69	1,8	F	5 (12,8)
Zöller u.	22	194	272	1,4	W	18 (9,2)
Herrmann 1990	21	67	101	1,5	F + W	4 (7,4)

(K = Kollagenvlies, N = Kompressionsnaht, W = dichter Wundverschluß, F = Fibrinklebung)

sere Ergebnisse bei den ambulant durchgeführten Zahnentfernungen, ohne daß wir jedoch zusätzlich ein Kollagenvlies verwendeten.

Um die Gefahr einer bakteriellen Infektion des Koagulums zu verringern, haben wir im Zusammenhang mit der Fibrinklebung stets einen dichten Wundverschluß vorgezogen. Retrospektiv bot sich hierdurch die Möglichkeit, zwei Behandlungsmethoden zu vergleichen; zu einem den dichten Wundverschluß und zum anderen die zusätzliche Fibrinkleberapplikation. Wird die Fibrinklebung ohne dichten Wundverschluß durchgeführt oder kein Kollagenvlies zusätzlich eingebracht, so scheint die Nachblutungsrate etwas höher zu liegen, wie kürzlich eine Untersuchung von Leuthold und Bormann (1989) zeigte, die bei ihren Patienten in 12,8% eine Nachblutung verzeichneten.

Die erwähnte Reduktion der Nachblutungsrate bei Patienten unter Antikoagulantientherapie mittels der Fibrinklebung wird aber mit einem erheblichen Kostenaufwand erkauft. 0,5 ml des rezeptierbaren Gewebeklebers kosten etwa 170,– DM. Ungleich teurer kommt jedoch für die Sozialversicherungsträger ein stationärer Aufenthalt der Patienten. Diesen sehen wir bei dringlichen, umfangreichen Zahnsanierungen und kieferchirurgischen Eingriffen weiterhin als indiziert an. Neben der Möglichkeit der perioperativen anästhesiologischen Langzeitüberwachung bei dem oftmals reduzierten Allgemeinzustand der Patienten können postoperativ auftretende Blutungen unmittelbar therapiert werden. Da bislang die Heparinisierung 3×täglich subkutan verabreicht werden muß, ist meist aus organisatorischen Gründen ein längerer Krankenhausaufenthalt notwendig als dies der chirurgische Eingriff selbst erfordern würde. Falls in naher Zukunft die niedermolekularen Heparine, die lediglich 1 × pro Tag verabreicht werden müssen, für diese Indikation zugelassen werden, wird sich die stationäre Verweildauer möglicherweise verkürzen.

Der Fibrinkleber ist ein nützliches, aber teures Hilfsmittel der chirurgischen Tätigkeit. Seine Verwendung muß demzufolge von Fall zu Fall überlegt werden (Krupp 1989). Sie ist dann indiziert, falls sich hierdurch für den Patienten eine niedrigere Komplikationsrate ergibt. Obgleich in unserer retrospektiven Untersuchung der Behandlungsunterschied statistisch nicht signifikant war, – um diesen zu sichern wäre eine randomisierte prospektive Studie mit einer größeren Patientenzahl notwendig –, so sehen wir die Indikation zur Fibrinklebung bei Patienten mit angeborenen und erworbenen hämorrhagischen Diathesen zur möglichen Verringerung eines Nachblutungsrisikos für gegeben an. Bei gewissenhafter Indikationsstellung und Anwendung kann einem beträchtlichen Anteil der Patienten ein stationärer Aufenthalt erspart bleiben. Auf keinen Fall ersetzt er aber eine gewebeschonende Vorgehensweise und eine exakte Blutstillung bei operativen Eingriffen.

Zusammenfassung

Über die Ergebnisse der zahnärztlich-chirurgischen Behandlung von 332 Patienten unter Antikoagulantientherapie wird berichtet. In der Gruppe der Patienten, bei welchen ein dichter Wundverschluß durchgeführt wurde, lag die Rate der Nachblutungen bei 9,2%. Wurde zusätzlich ein Fibrinkleber appliziert, konnte die Quote auf 7,4% gesenkt werden. Ein Vergleich mit der Literatur läßt die zusätzliche Fibrinapplikation bei dieser Patientengruppe sinnvoll erscheinen. Bei umfangreichen zahnärztlich-chirurgischen Eingriffen und bei reduziertem Allgemeinzustand ist jedoch eine Hospitalisierung des Patienten weiterhin zu empfehlen.

Literatur

Blöß U, Linden C (1982) Erfahrungen mit dem Fibrinkleber in der chirurgischen Zahnheilkunde. Zahnärztl Prax 1:18–22

Gitt H-A, Bethmann W (1986) The Use of Fibrin Sealant in Various Maxillosurgical Indications. In: Schlag G, Redl H (Hrsg) Plastic Surgery Maxillofacial and Dental Surgery. Springer, Berlin Heidelberg, S 152

Grimm G, Niekisch R (1986) Complications in Hemophilic Patients Under Conditions of Fibrin Sealing. In: Schlag G, Redl H (Hrsg) Plastic Surgery Maxillofacial and Dental Surgery. Springer, Berlin Heidelberg, S 178

Herrmann A, Zöller J, Neumann F, Saggau W (im Druck) Kieferchirurgische Eingriffe bei Herzklappenpatienten. Zahnärztl Welt

Keresztesi K, Wutka P (1979) Neue Methode der Blutstillung nach Zahnextraktionen bei Blutgerinnungsstörungen. Zahnärztl Prax 2:52–58

Krupp S (1989) Kritische Gedanken zur Fibrinklebung. In: Gosepath J (Hrsg) Aktuelle Methoden der Gewebeklebung im Kopf-Halsbereich. Urban und Schwarzenberg, S 77

Leuthold B, Bormann R (1989) Autologer Fibrinkleber – lokales Hämostyptikum nach stomatologisch-chirurgischen Eingriffen bei Patienten, die unter Antikoagulantientherapie stehen. Zahn Mund Kieferheilkd 77:268–272

Niekisch R (1980) Die Fibrinklebung – eine neue Methode zur Versorgung von Zahnextraktionswunden bei Patienten mit erhöhter Blutungsneigung. Stomatol DDR 30:902–907

Siegle M, Blümel G, Stemberger A, Fritsche H-M, Haas S (1978) Kein Blutungsrisiko durch Wundversiegelung. Problemlose Zahnextraktion bei Marcumarpatienten durch Fibrinklebung. ZM 18:993–995

Wepner F (1979) Lokale Blutstillung im Kiefer-Gesichtsbereich mit Hilfe des Fibrinklebesystems. Öst Z Stomatol 76:70–73

Wepner F (1984) Die Wundversiegelung mit dem Fibrinklebesystem Tissucol bei Patienten mit hämorrhagischen Diathesen. Stomatol DDR 34:390–395

Wepner F (1986) Wound Management in Oral Surgery Using the Fibrin Adhesion System (Tissucol/Tisseel). In: Schlag G, Redl H (Hrsg) Plastic Surgery Maxillofacial and Dental Surgery. Springer, Berlin Heidelberg, S 171

Zöller J, Kristen K (1990) Die chirurgische Behandlung von Patienten mit Gerinnungsstörungen. Zahnärztl Prax 2:46–51

Zum Risiko der Blutung post extractionem bei Hämophilen nach Einführung der Fibrinklebung

S. SCHULZ und A. ERNST

1. Einleitung

Die Anwendung der Fibrinklebung zur Wundversorgung bei chirurgischen Eingriffen an Hämophilen brachte auch an unserer Klinik eine Reihe von Vorteilen für den betroffenen Patientenkreis, worüber wir an mehreren Stellen umfassend berichtet haben [1 – 6]. So konnten das Spektrum operativer Möglichkeiten erweitert und die Anzahl notwendiger Substitutionsbehandlungen mit all ihren Gefährdungen für den Patienten vermindert werden.

Dennoch verbleibt ein nicht geringer Anteil von Nachblutungen nach Zahnextraktionen trotz ordnungsgemäßer Versorgung der Extraktionswunden mit Naht und Fibrinklebung. Das Nachblutungsrisiko scheint unvorhersehbar; verbindliche Angaben über Einflußfaktoren fehlen in der uns zugänglichen Literatur.

2. Aufgabenstellung

Wir haben uns daher die Aufgabe gestellt, in einer prospektiven statistischen Analyse systematisch nach Einflußfaktoren auf das Nachblutungsrisiko nach Zahnextraktionen bei Hämophilen zu fahnden.

3. Material und Methode

Zu diesem Zweck wurden in den Jahren von Januar 1988 bis Juni 1990 die Daten aller 58 Patienten, bei denen in 60 Sitzungen 70 Zähne extrahiert wurden, erfaßt und einer teils mehrdimensionalen Kontingenztafelanalyse zugeführt[1]. Dabei handelt es sich um 33 Patienten mit Hämophilie A, 5 mit einer Hämophilie B und 20 Patienten mit einem von Willebrand-Jürgens-Syndrom.

Ohne exakte Randomisierung wurden gemäß individueller Erfahrungen aus der Dispensairebetreuung bei 38 Patienten die Zahnextraktionen ohne zusätzliche Substitution, bei 17 Patienten mit primärer Substitution gerinnungsaktiver Plasmafraktionen und bei 3 mit zusätzlicher Adiuretinmedikation ausgeführt. In allen Fällen erfolgte die Wundversorgung mittels Matratzennaht und Fibrinklebung mit Tissucol®. Über die amublante oder stationäre Nachsorge entschied letztlich die Entfernung des Wohnortes der Patienten von unserer Klinik.

---

[1] Für die Durchführung der mathematisch-statistischen Analyse danken wir Herrn O Ass. Dr. sc. nat. J. Haerting, Institut für Biostatistik und Medizinische Informatik der Martin-Luther-Universität Halle-Wittenberg (Direktor: Prof. Dr. sc. nat. H. Enke)

Ergebnisse

Das Nachblutungsrisiko nach Zahnextraktionen bei Hämophilen trotz Wundversorgung mittels Fibrinklebung und teilweise primärer Substitution von gerinnungsaktiven Plasmafraktionen betrug 53,4% pro Patient, 51,7% pro Eingriff und 44,3% pro extrahierten Zahn. Demnach kam es nach jedem 2. Eingriff zu einer unterschiedlich starken Nachblutung. Dieses Ergebnis muß differenziert betrachtet werden, denn immerhin traten bei 35 von den 58 Patienten nie und dagegen bei 17 Patienten stets Nachblutungen auf.

Ein Einfluß primärer Substitution auf das Blutungsrisiko konnte an unserem Krankengut statistisch nicht nachgewiesen werden, da die Indikation zur Transfusion bei den meisten Patienten auf Grund individueller Erfahrungen aus früheren Eingriffen gestellt wurde (Tabelle 1).

Tabelle 1. Nachblutungsrisiko nach Zahnextraktion und Wundversorgung mit Fibrinkleber in Abhängigkeit von der hämatologischen Diagnose unter Berücksichtigung einer Substitutionsbehandlung bei 58 Patienten

Diagnose (D)		Nachblutung (N)		gesamt
Substitution (S)		ja	nein	
Hämophilie A, <1%				
primäre Subst.	ja	6	4	10
	nein	1	0	1
	gesamt	7	4	11
Hamophilie A, >1%				
primäre Subst.	ja	2	5	7
	nein	14	1	15
	gesamt	16	6	22
Hämophilie B				
primäre Subst.	ja	1	1	2
	nein	2	1	3
	gesamt	3	2	5
v. Willebrand-Jürgens-Syndrom				
primäre Subst.	ja	1	0	1
	nein	4	15	19
	gesamt	5	15	20
primäre Subst.	ja (gesamt)	10	10	20
primäre Subst.	nein (gesamt)	21	17	38
gesamt		31	27	58

Test:

H_0	$2\,I\,(H_0)$	FG	Ergebnis
N×D×S	50,6	10	signif.
N×S	0,1	1	nicht signif.
N×D	10,7	3	signif.
N×D/S	14,7	6	signif.
N×S/D	14,1	4	signif.

Allerdings neigten Patienten mit schweren Formen von Hämophilie A häufiger zu Nachblutungen als solche mit von Willebrand-Jürgens-Syndrom (Tabelle 1).

Mit zunehmender Anzahl extrahierter Zähne pro Sitzung stieg signifikant das Nachblutungsrisiko (Tabelle 2). Während Eingriffe am Ober- oder Unterkiefer statistisch mit gleichem Blutungsrisiko belastet waren, bestand ein Unterschied zwischen den einzelnen Zahngattungen. Extraktionswunden unterer Weisheitszähne und oberer Frontzähne waren häufiger blutungsgefährdet (Tabelle 3 und Abb. 1).

Tabelle 2. Nachblutungsrisiko in Abhängigkeit von der Anzahl extrahierter Zähne pro Sitzung

Anzahl extrahierter Zähne pro Sitzung (A)	Nachblutung (N)		gesamt (Sitzungen)
	ja	nein	
1	26	27	53
2	5	0	5
3	1	0	1
4	0	1	1
gesamt	32	28	60

Test:

H_0	$2\,I\,(H_0)$	FG	Ergebnis
N×A	9,46	3	signif.

Tabelle 3. Nachblutungsrisiko in Abhängigkeit von der Zahngattung unter Berücksichtigung von Ober- oder Unterkieferlokalisation

Kieferlokalisation (K) Zahngattung (Z)	Nachblutung (N)		gesamt
	ja	nein	
Oberkiefer			
Frontzähne	2	1	3
Prämolaren	5	3	8
Molaren	8	9	17
gesamt	15	13	28
Unterkiefer			
Frontzähne	0	10	10
Prämolaren	2	4	6
Molaren	14	12	26
gesamt	16	26	42
gesamt	31	39	70

Test:

H_0	$2\,I\,(H_0)$	FG	Ergebnis
N×Z	14,7	5	signif.
N×Z/K	13,1	4	signif.
N×K	1,63	1	nicht signif.
N×K/Z	8,7	3	nicht signif.

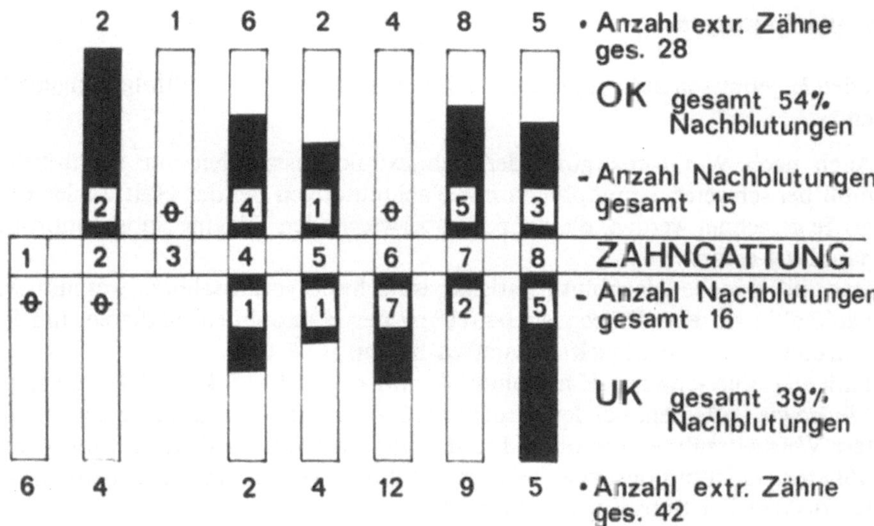

Abb. 1. Nachblutungsrisiko in Abhängigkeit von der Zahngattung des extrahierten Zahnes

Immerhin konnte bei 5 von 21 Nachblutungen nach erneuter Fibrinklebung auf jegliche Substitutionstherapie verzichtet werden, wenngleich 26 aller 31 Blutungen dennoch Transfusionen gerinnungsaktiver Plasmafraktionen erforderlich machten.

Insgesamt führte jedoch die Wundversorgung mit Fibrinkleber zu einer deutlichen quantitativen Reduktion notwendiger Transfusionen pro Patient, womit letztlich das Behandlungsrisiko einer Zahnextraktion für den Patienten und weiterhin die Behandlungskosten gesenkt werden konnten (Abb. 2).

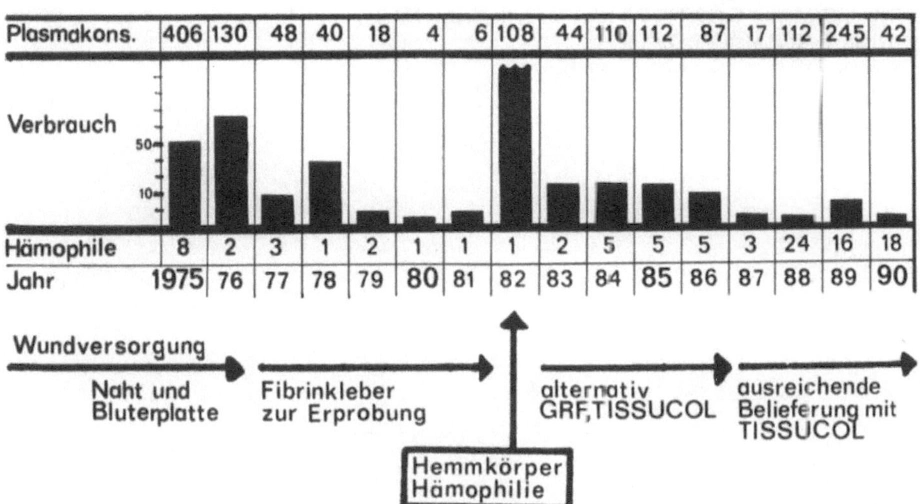

Abb. 2. Verbrauch an gerinnungsaktiven Plasmakonserven bezogen auf die Anzahl chirurgisch behandelter Patienten in den einzelnen Jahren von 1975 bis 1990 an der Universitäts-Kieferklinik Halle

Schlußfolgerungen

Aus den Ergebnissen der vorgelegten Analyse lassen sich 3 Schlußfolgerungen ableiten.

1. Auch nach Wundversorgung der Zahnextraktionswunden mit Fibrinkleber muß bei schweren Hämophilien mit Nachblutungen bei der Hälfte aller Eingriffe gerechnet werden, die dann im überwiegenden Teil eine Substitutionsbehandlung erfordern.
2. Das individuelle Nachblutungsrisiko ist schwer voraussehbar, weshalb wir nachhaltig für eine Dispensairebetreuung der Hämophilen plädieren, um Erfahrungen für den Einzelfall parat zu halten.
3. Patienten mit schwerer Hämophilie A, mit einem Restfaktor VIII von unter 1%, sowie Patienten, bei denen mehr als 1 Zahn pro Sitzung, insbesondere untere Weisheitszähne oder obere Frontzähne extrahiert werden, sind mit einem höheren Nachblutungsrisiko belastet und deshalb stationär, gegebenenfalls unter zusätzlicher Substitution, nachzubetreuen.

Literatur

1. Grimm G, Niekisch R (1986) Zur Problematik eines Hämophilie-Dispensaires unter den Bedingungen der Fibrinklebung. Z Stomatol 83:239−244
2. Niekisch R (1985) Klinik und Therapie der Blutungen in der Mundhöhle. Stomatol DDR 35:222−229
3. Schulz S (1984) Zum Problem der Hemmkörperhämophilie in der Kieferchirurgie. Zahn-Mund-Kieferhlkd 72:824−828
4. Schulz S (1985) Lebensbedrohliche Komplikation durch Faktor VIII − Inhibitoren nach Zahnextraktion bei Hämophilie-A-Patienten. Z Klin Med 40:533−535
5. Schulz S (1988) Stomatologische Interventionen bei hämorrhagischen Diathesen und Langzeittherapie mit Antikoagulantien. Stomatol DDR 38:551−553
6. Schulz S, Merkel G (1988) 20 Jahre stomatologisches Hämophilie-Dispensaire: Analysen zur Effektivität. Z Klin Med 43:679−681

Fibrinklebung und/oder Substitutionstherapie aus kieferchirurgischer Sicht

U. ECKELT

Einleitung

In unserem zahnärztlichen Hämophilie-Dispensaire werden 68 erwachsene Patienten betreut. Ziel unserer Bemühungen ist es, durch intensive Behandlung die Zahl der notwendigen Zahnextraktionen zu senken. Deshalb nimmt neben der konservierenden und prothetischen Therapie die Periodontalprophylaxe einen breiten Raum ein. Trotzdem sind Zahnextraktionen (Böhm u. Mitarb. 1980; Pöschmann u. Mitarb. 1989) nicht zu umgehen. Die Einführung der Fibrinklebetechnik brachte einen wesentlichen Fortschritt bei der Behandlung von Extraktionswunden bei Hämophilen (Matras 1978; Niekisch 1980). Neben der blutstillenden Wirkung hat der Wundkleber den Vorteil, daß er resorbierbar und elastisch ist. Ziel unserer Untersuchungen war es, festzustellen, ob es gerechtfertigt ist, nach Zahnextraktionen bei Hämophilen von vornherein auf eine Substitutionstherapie zu verzichten, wenn Extraktionswunden mit Tissucol versiegelt werden.

Material und Methode

Von 1985–1989 kamen insgesamt 21 Patienten mit einer Hämophilie zur stationären Aufnahme. Etwa $\frac{3}{4}$ hatten davon eine Hämophilie A und nur $\frac{1}{4}$ eine Hämophilie B. Die Verteilung, auch gemäß dem klinischen Schweregrad, ist in Tabelle 1 dargestellt.

Bei 18 Patienten wurden Zähne extrahiert und bei 9 Patienten, z. T. gleichzeitig, retinierte Zähne operativ entfernt. Bei 2 Patienten erfolgte eine Wurzelspitzenam-

Tabelle 1. Zusammensetzung des Krankengutes

Diagnose	Anzahl
Hämophilie A	16
schwere Form	4
mittlere Form	7
leichte Form	5
Hämophilie B	5
schwere Form	1
mittlere Form	0
leichte Form	4

Tabelle 2. Behandlungsindikation zur Fibrinklebung

Behandlungsindikation für Fibrinklebung	Anzahl
Zahnextraktionen	18
Operative Zahnentfernung	9
Wurzelspitzenresektion	2

putation, davon einmal an einem unteren Molaren (Tabelle 2). Vor dem operativen Eingriff erhielten alle Patienten eine einmalige Gabe von Kryopräzipitat bzw. PPSB-Fraktionen in unterschiedlicher Dosierung je nach Schweregrad, um Hämatomen durch die Lokalanästhesie vorzubeugen.

Die Extraktionswunde wurde mit Kollagenvlies versorgt und die Oberfläche mit Tissucol versiegelt. Dabei überschichteten wir die Extraktionswunde in der Regel zuerst mit dem Fibrinkleber und danach mit Thrombinlösung. Eine zusätzliche Abdeckung mit einer Wundschutzplatte erfolgte nicht. Alle Eingriffe führten wir klinisch-stationär in Lokalanästhesie aus. Bei einer Nachblutung erfolgte kein Versuch einer 2. Klebung mit Fibringewebekleber sondern sofort eine Substitutionstherapie.

Ergebnisse

In Tabelle 3 sind die Ergebnisse nach Fibrinklebung dargestellt. Bei der Hämophilie B kam es nur in 1 Fall zu einer Nachblutung. Wesentlich häufiger wurden Nachblutungen nach Eingriffen bei einer Hämophilie A beobachtet. Hier kam es bei fast der Hälfte der Patienten zu Nachblutungen, die eine Substitutionstherapie erforderlich machten. Die Blutungen traten zwischen dem 2. und 5. postoperativen Tag auf.

Tabelle 3. Ergebnisse der Fibrinklebung oraler Wunden

Ergebnisse der Fibrinklebung oraler Wunden mit Tissucol	Anzahl der Patienten	Nachblutung und Substitution
Hämophilie A	16	7
Hämophilie B	5	1

Interessant ist die Aufschlüsselung der Nachblutungen nach klinischem Schweregrad (Tabelle 4). Dabei traten Nachblutungen bei schwerem und mittlerem Schweregrad etwa gleich oft bei 50% der Patienten auf und nur beim leichten Schweregrad sind Nachblutungen bei beiden Hämophilieformen deutlich seltener.

Ganz augenscheinlich ist, daß Nachblutungen besonders häufig nach Zahnextraktionen mit der dabei vorherrschenden sekundären Wundheilung auftreten.

Tabelle 4. Nachblutungen in Abhängigkeit vom Schweregrad der Hämophilie

Diagnose	Patientenzahl	Blutung u. Substitution
Hämophilie A		
schwer	4	2
mittel	7	4
leicht	5	1
Hämophilie B		
schwer	1	1
mittel	0	0
leicht	4	0

Bei den 9 operativen Zahnentfernungen und den 2 Wurzelspitzenamputationen beobachteten wir nur einmal eine Nachblutung.

Diskussion

Das Problem der Nachblutung bei mit Tissucol versiegelten Extraktionswunden bei Hämophilen ist nicht neu (Grimm u. Niekisch 1986). In unserem eigenen Krankengut fanden wir, insbesondere bei der Hämophilie A mit fast 50% Nachblutungen, eine hohe Zahl.

Ganz anders ist das Verhältnis bei der Hämophilie B. Hier treten Nachblutungen wesentlich seltener auf, wobei auf Grund der viel geringeren Patientenzahl die Aussage nur eingeschränkt möglich ist. Auf Grund dieser Ergebnisse vertreten wir die Auffassung, daß zumindest bei der Hämophilie A mit schwerem und mittlerem Schweregrad nach Extraktion trotz Verklebung der Wunde mit Tissucol nicht von vornherein auf eine Substitutionstherapie verzichtet werden sollte. Denn unsere klinische Erfahrung besagt, ohne das exakt zahlenmäßig belegen zu können, daß die Substitution bei erst einmal eingetretener Nachblutung in höherer Dosierung erfolgen muß. Die Verklebung der Extraktionswunde führt jedoch auf alle Fälle zu einem wesentlich geringeren Verbrauch an Plasmafraktionen und wird deshalb von uns empfohlen. Bei der Hämophilie B kann auf Grund der besseren Ergebnisse evtl. auf eine Substitutionstherapie von vornherein verzichtet werden und nur bei einer Blutung substituiert werden.

Nachdenkenswert sind die durchweg besseren Ergebnisse nach operativen Zahnentfernungen und Wurzelspitzenamputationen. Der primäre Verschluß der Wunden führt offenbar zusammen mit der Fibrinklebung zu einer viel besseren Blutstillung. Es sollte deshalb darüber nachgedacht werden, ob nicht jede Extraktionswunde bei Hämophilen primär verschlossen *und* verklebt werden sollte.

Literatur

1. Böhm B, Eckelt U, Fabig B (1980) Stomatologisches Hämophiliedispensaire. Stomatol DDR 30:719−722

2. Grimm G, Niekisch R (1986) Zur Problematik eines Hämophilie-Dispensaires unter den Bedingungen der Fibrinklebung. Z Stomatol 83:239–244
3. Matras H, Jesch W, Watzek G, Dinges HP Zur Anwendung der „Fibrinklebung" in der Mund-, Kiefer- und Gesichtschirurgie. Öst Z Stomat 12:433–437
4. Niekisch R (1980) Anwendungsmöglichkeiten der „Fibrinklebung" in der Zahn-, Mund- und Kieferheilkunde. Zahn-Mund-Kieferheilkd 68:555–561
5. Pöschmann M, Böhm B, Voigt J, Eckelt U, Reinhardt U (1989) 10 Jahre stomatologische Betreuung Hämophiler. Zahn-Mund-Kieferheilkd 77:40–43

Fibrinklebung nach Zahnextraktionen

B. STEINBICKER

Mit Einführung des Fibrinklebesystems Tissucol der Firma Immuno in die ehemalige DDR ist uns endlich ein biologisch wirksamer vollständig resorbierbarer Kleber in die Hand gegeben worden, der die letzte Phase der Blutgerinnung imitiert und dadurch zusätzlich einen ausgezeichneten hämostyptischen Effekt besitzt. Seit 1983 steht er uns in der Medizinischen Akademie Magdeburg, wenn auch in begrenztem Umfang, zur Verfügung und hat das Gelatine-Resorzin-Formaldehyd-Gemisch zur Behandlung von Extraktionswunden bei Patienten mit hämorrhagischen Diathesen unmittelbar und vollständig abgelöst.

Ein weiteres Bindeglied entstand trotz der Mauer, die seinerzeit noch undurchlässig schien. Aber der Fiskus legte uns Beschränkungen auf, so daß wir die Indikationen zunächst einengen mußten.

Prinzipiell kam Tissucol-Kit zur Wundbehandlung nach Zahnextraktionen bei Patienten mit hereditär bedingten Blutungsübeln zur Anwendung. Erst seit 1989 wurde er zunehmend auch bei Patienten mit schweren Thrombopenien eingesetzt.

Alle Extraktionen führten wir, wenn auch zum Teil sehr kurzfristig, aber notwendigerweise als geplante Eingriffe durch. Die recht zeitaufwendige Auflösung im zunächst nur temperaturkontrollierten Wasserbad, dann im umgebauten Babykostwärmer mit störanfälligen Thermostaten schloß den Einsatz im Bereitschaftsdienst praktisch aus − übrigens aus unserer Sicht und in Ermangelung eines Fibrinotherm der einzige kritikwürdige Punkt am Tissucol-Kit, der mit Herstellung des tiefgefrorenen Tissucol-Duo S wohl keinen Bestand mehr haben dürfte. Mit Hilfe des Duploject-Systems ist die Applikation denkbar einfach und erfolgt über ein eingelegtes Stück Kollagenvlies in die blutleergetupfte Alveole.

Auf eine präoperative Substitution gerinnungsaktiver Plasmafraktionen verzichten wir bei schweren Formen von Blutungsübeln nicht, da unseres Erachtens der Klebeeffekt nur dann ausreichend ist, wenn der Kleber in der möglichst blutleeren Alveole abbinden und an einer möglichst großen Fläche haften kann, bevor er sich mit dem in seiner Gerinnbarkeit herabgesetzten Blut vermischt oder gar aus der Alveole geschwemmt wird. Denn ein gut haftendes stabiles Gerinnsel ist der beste Garant für eine unkomplizierte Heilung. Die Faktorensubstitution führen wir also immer präoperativ bei schweren Formen von Hämophilie oder von Willebrand-Jürgens-Syndrom und teilweise bei mittelschweren Formen in Abhängigkeit vom Lokalbefund durch. Auf Anraten der Internisten wird sie teilweise postoperativ über 12 bis 24 Stunden in reduzierter Dosierung fortgesetzt. Bei leichten Formen der hämorrhagischen Diathesen verzichten wir in der Regel präoperativ und folglich auch postoperativ auf die Gabe gerinnungsaktiver Plasma-

58   B. Steinbicker

Tabelle 1

	$n = 71$	Substitution prä-/postoperativ	
Hämophilie A			
– leicht	24	2	–
– mittel	16	9	3
– schwer	7	7	7
Hämophilie B			
– leicht	3	–	–
– mittel	1	1	1
– schwer	5	5	5
v. WJS Typ II, III	11	6	1
Thrombopenie	4	–	–

fraktionen. Das gilt auch für Patienten mit Thrombopenie, so daß die Probleme zur Bereitstellung von Thrombozytenkonzentraten entfallen (Tabelle 1).

Sind Extraktionen in mehreren Quadranten notwendig, bemühen wir uns, diese in einer Sitzung durchzuführen, ganz besonders dann, wenn eine präoperative Substitution notwendig ist.

Bei allen Patienten erfolgt die Verordnung von Antifibrinolytika, bei einigen die perioperative antimikrobielle Chemoprophylaxe. Stationäre Aufnahmen sind nicht obligat. Sie werden nur bei notwendiger postoperativer Substitution oder bei großen Entfernungen zwischen Klinik und Heimatort vereinbart.

In fast 8 Jahren mußten

47× bei Patienten mit Hämophilie A
9× bei Patienten mit Hämophilie B
11× bei Patienten mit von Willebrand-Jürgens-Syndrom

und im zurückliegenden Jahr

4× bei Patienten mit Thrombopenie

insgesamt 207 Zähne extrahiert werden (Tabelle 2). Die Wunden wurden mit Tissucol-Kit versiegelt. Nach den insgesamt 71 durchgeführten Behandlungen kam es unabhängig von der Zahl der extrahierten Zähne nur 18×, überwiegend bei Pa-

Tabelle 2

	extrahierte Zähne	
	$n = 71$	$n = 207$
Hämophilie A	47	134
Hämophilie B	9	37
v. WJS	11	29
Thrombopenie	4	7

tienten mit leichten Formen der hämorrhagischen Diathesen, zu geringen Sickerblutungen, die spontan oder nach Auflage eines mit Pamba-Thrombin-Lösung ge-
tränkten Tupfers sistierten. Nur bei einem Patienten mit von Willebrand-Jürgens-Syndrom Typ III mußte Tissucol erneut appliziert und die postoperative
Faktorensubstitution auf 4 Tage ausgedehnt werden. Bei den 4 Patienten mit erheblichen Thrombopenien wurden Nachblutungen nicht beobachtet. Wundhei-
lungsstörung sahen wir in keinem Fall.

Informationen über transfusionsbedingte Virusinfektionen oder Hemmkörper-
bildung liegen uns für den beschriebenen Zeitraum nicht vor.

Zusammenfassung

Tissucol hat sich zur Behandlung von Extraktionswunden bei Patienten mit primären und sekundären Hämostasestörungen sehr bewährt. Die gefürchteten
Komplikationen nach stomatochirurgischen Eingriffen haben seit seiner Anwendung an Schrecken verloren. Es konnten in großem Maße gerinnungsaktive Plasmafraktionen eingespart, die mit den Transfusionen verbundenen Risiken und
nicht zuletzt die aufzuwendenden Kosten gesenkt werden. Wir hoffen, bei besse-
rer Verfügbarkeit des Klebers die Indikationen für seine Anwendung großzügiger
stellen und die Faktorensubstitution weiter reduzieren zu können. Auch die
Durchführung ungeplanter Zahnextraktionen bei Patienten mit hämorrhagischen
Diathesen wird mit der Einführung des tiefgefrorenen Tissucol-Duo S erleichtert
werden.

Diskussion – Blutstillung

Diskussion zum Beitrag Zimmermann

F. WEPNER, Linz:
Bis auf Ausnahmefälle, bei denen ein akuter Zahnschmerz vorliegt, nehmen wir die Fibrinklebung nur nach Mehrfachextraktionen vor. Ist es heute wirklich noch notwendig, daß man das Antikoagulantium Marcumar bei Einzelzahnextraktionen absetzt? Selbst bei Mehrfachextraktionen betreiben wir eine Blutungsprophylaxe mit Fibrinkleber.

R. ZIMMERMANN, Heidelberg:
Man kann sicherlich eine Antikoagulantientherapie absetzen, ohne daß dadurch die Indikation für die Antikoagulation in Frage gestellt wird. Wir gehen ja über auf eine subkutane Heparinisierung von 20000–25000 I.E. täglich. Im Rahmen dieser Heparinisierung kann man problemlos eine Zahnextraktion vornehmen. Die Marcumarisierung muß dann anschließend wieder eingeleitet werden. Natürlich ist das ein großer Aufwand, und es wäre eleganter, die Antikoagulation weiterzuführen und unter dieser Antikoagulation im therapeutischen Bereich die Zahnextraktion vorzunehmen. Hierüber hatte Herr Zöller auch berichtet. Er kann vielleicht dazu noch etwas sagen. Zum einen gibt es natürlich Indikationen, bei denen wir die Antikoagulation nicht absetzen können, andererseits gibt es aber auch Situationen, bei denen sie beendet werden könnte. Ich denke hier besonders an ältere Patienten, die wegen einer Herzrhythmusstörung Marcumar einnehmen, oder Patienten, die ein halbes Jahr zuvor eine Lungenembolie hatten. Dieses sind Erscheinungsbilder, die eine weitere Antikoagulation in Frage zu stellen haben. Bei Patienten mit Zustand nach Herzklappenersatz ist es natürlich ganz wichtig, die Antikoagulation im therapeutischen Bereich zu halten.

Frage aus dem Auditorium?
Ich muß davor warnen, eine laufende Antikoagulantienbehandlung zu verändern. Blutungen nach kleineren chirurgischen Eingriffen sollten durch lokale Maßnahmen beherrschbar bleiben. Ich sehe eine gewisse vitale Bedrohung des Patienten, wenn wir eine eingestellte Antikoagulantienbehandlung absetzen oder auch durch Liquemin ersetzen. Ich erinnere an eine Arbeit aus der Schweizer Medizinischen Wochenschrift (116:429–431, 1986), die über 4 Todesfälle nach Absetzen der Antikoagulation berichtet.

R. ZIMMERMANN, Heidelberg:
Ich glaube auch, Sie haben mich mißverstanden. Wenn die operative Indikation zwingend ist und Marcumar abgesetzt wird, ist es ganz klar, daß man überlappend mit Heparin beginnt. Wir haben das mehr als 10 Jahre lang an der Universitätsklinik in Heidelberg so gemacht und haben nicht in einem einzigen Fall Probleme gesehen. Aber es ist gewiß richtig, daß es in ungeübten Händen zu schweren Komplikationen kommen kann.

H. MATRAS, Salzburg:
Sie geben postoperativ, wenn ich Sie richtig verstanden habe, 10 Tage Cyclocapron systemisch, wie gehen Sie da vor?

R. ZIMMERMANN, Heidelberg:
Das ist eine Maßnahme, die ich jetzt aus der Literatur so übernommen habe, auch aus der amerikanischen Literatur. Ich muß dazu einschränkend sagen, daß kein Patient es schaffen wird, dieses Medikament über 10 Tage einzunehmen. Die meisten setzen es nach 4 oder 5 Tagen wegen Magenbeschwerden bzw. anderer Unverträglichkeit ab.

Frage aus dem Auditorium:
Meine Diskussionsbemerkung bezieht sich auf die Forderung, die auf einem Ihrer Dias zu lesen war, daß der Quickwert mindestens 50% erreicht haben sollte, bevor chirurgisch behandelt werden kann. Wenn ein Patient mit einem Quickwert von 20% mit einem stark schmerzenden Zahn in die Praxis kommt, dann ist es oft schwer, diesen Patienten über die Tage bis zum Quickwert von 50% zu bringen. Daher bin ich seit 25 Jahren dazu übergegangen, diesen Wert auf 30% zu setzen. Es ist bei mir während der zurückliegenden Berufsjahre nur ein einziges Mal zu einer ernsthaften Nachblutung gekommen, und da erwies es sich, daß der Quickwert falsch bestimmt war; er war nämlich in Wirklichkeit niedriger.

R. ZIMMERMANN, Heidelberg:
Ich möchte diese 50% so verstanden wissen, daß bei einem solchen Wert oder oberhalb eines solchen Wertes keine Blutungskomplikationen mehr auftreten sollten.

R.B. DROMMER, Heidelberg:
Es ist schon angedeutet worden, daß die Antikoagulantien auch wichtige „Psychopharmaka" sein können. Wie hoch schätzen Sie den prozentualen Anteil der Patienten, die Marcumar einnehmen, in bezug auf die Gesamtbevölkerung ein. Gibt es darüber eine Statistik? Für unsere zahnärztlichen Kollegen scheint mir wichtig zu sein, wieviele marcumarisierte Patienten die Praxis frequentieren.

R. ZIMMERMANN, Heidelberg:
Dazu kann ich Ihnen leider keine aktuellen Zahlen nennen, es gibt ja auch Moden in der Medizin, und die Antikoagulation hat insbesondere nach dem Herzinfarkt in den letzten 10 Jahren nachgelassen. Ich kann hier also keinen Prozentsatz nennen, zumal die Antikoagulation jetzt auch bei den Patienten mit tiefen venösen

Thrombosen und Lungenembolien nur noch über 6 Monate durchgeführt und dann in der Regel abgesetzt wird, es sei denn, es besteht eine sog. thrombophile Diathese, d. h. ein Antithrombin III-Mangel, Protein C-, Protein S-Mangel. Nur diese Patienten werden heute noch lebenslang antikoaguliert und dann natürlich die Patienten mit künstlichen Herzklappen oder mit einer Kardiomyopathie.

Diskussion zum Beitrag Zöller

F. WEPNER, Linz:
Der homologe Fibrinclot zeigt nach unseren Erfahrungen eine wesentlich geringere Infektionsanfälligkeit als das natürliche Blutgerinnsel. Wir wenden ihn daher gern bei Einzelzahnextraktionen an, wenn der Zahn irgendeine Form von Entzündung zeigt. Wir haben bei den insgesamt 1200 Wunden, die wir geklebt haben, nie einen dolor post extractionem gehabt. Haben Sie das auch beobachtet?

J. ZÖLLER, Heidelberg:
In der Literatur gibt es Berichte, daß der homologe Fibrinclot wesentlich infektresistenter als das natürliche Blutgerinnsel ist. In unserer Klinik liegt die Quote der Alveolitis sicca post extractionem jedoch unter 1%, so daß wir die Indikationen für eine „Fibrinklebung" bei der genannten Patientengruppe nicht sehen. Die Anwendung eines Fibrinklebers sollte aus den im Vortrag erwähnten Gründen den sogenannten „Risikopatienten" vorbehalten bleiben.

S. SCHULZ, Halle:
Was verstehen Sie unter Wundverschluß? Nur einen primären Nahtverschluß oder weiterführende lokale Maßnahmen?

J. ZÖLLER, Heidelberg:
Wir haben in der Studie bei einem Teil der Patienten einen speicheldichten Wundverschluß mit tiefgreifenden Nähten durchgeführt. Dies macht u. U. eine diskrete Mobilisierung der vestibulären Schleimhaut notwendig. Als nicht ausreichend erachten wir sowohl eine einfache Adaption der Wundränder als auch eine sogenannte Kompressionsnaht. In der Regel haben wir als weitere lokale Maßnahme eine Verbandsplatte eingegliedert.

Diskussion zum Beitrag Schulz

F. WEPNER, Linz:
Kann das Cyclocapron (Epsilon-Aminocapronsäure) vom Patienten eigenverantwortlich eingenommen werden? Nehmen Sie auch zum Wundverschluß resorbierbares Nahtmaterial?

S. SCHULZ, Halle:
Antifibrinolytika werden grundsätzlich bei den stationär betreuten Patienten, die eine Substitutionstherapie erfahren, unter ärztlicher Kontrolle eingesetzt. Mono-

files nichtresorbierbares Nahtmaterial verwenden wir, obwohl bekannt ist, daß im Moment der Nahtentfernung eine Blutungsgefahr besteht.

Frage aus dem Auditorium:
Jeder Praktiker draußen hat sicher Patienten, die Dialysepatienten oder Hämophiliepatienten sind oder aus irgendeinem Grund Marcumar einnehmen. Wie entscheidet man, ob man den Patienten nun in die Klinik schickt oder den Eingriff selbst in der Praxis durchführen kann? Wo sollte man die Grenze ziehen?

S. SCHULZ, Halle:
Ich möchte mich zu den Hämophilien äußern, da dies das Anliegen meines Vortrages war. Ich glaube, gesagt zu haben, daß die Fibrinklebung bei den Hämophilen in jedem Falle gerechtfertigt ist. Dies unter stationären Bedingungen, unter Überwachung in der Klinik und nicht bei Ihnen in der Praxis. Als Alternative zur Fibrinklebung kommt lediglich die Substitutionstherapie in Betracht.

J. ZÖLLER, Heidelberg:
Hämophiliepatienten sollten grundsätzlich unter stationären Bedingungen in einer Klinik behandelt werden. Während bei antikoagulierten Patienten, deren Quickwert im oberen therapeutischen Bereich liegt ($>25\%$), Einzelzahnextraktionen ambulant in der Praxis durchgeführt werden können.

Diskussion zum Beitrag Steinbicker

Frage aus dem Auditorium:
Eine Frage zu den Patienten mit Thrombozytopenie. Ab welcher Thrombozytenzahl, vorausgesetzt eine normale Thrombozytenfunktion, extrahieren Sie Zähne ohne Substitution von Thrombozyten?

B. STEINBICKER, Magdeburg:
Also, speziell bei diesen Patienten hat es sich um eine Thrombozytopenie verbunden mit einer leicht ausgeprägten Thrombozytopathie gehandelt, und die Thrombozytenzahl betrug 30 nach S. I. oder 30000 nach alter Nomenklatur. Der Quickwert betrug 32%.

F. WEPNER, Linz:
An der Abteilung für Kiefer- und Gesichtschirurgie in Linz haben wir eigentlich mit den Thrombozytopathien, ob Venin oder Thrombastin, sehr gute Erfahrungen mit Fibrinklebern gemacht. Es ist kaum zu Nachblutungen gekommen, wir haben nie substituiert, auch wenn es sich um Thrombozytopenien unter 20000 handelte. Es ist immer, wenn es sich nicht um eine Verbrauchskoagulopathie oder eine ganz schwere Form einer Bluterkrankung handelte, problemlos gelaufen. Auch beim M. von-Willebrand mußten wir nie substituieren. Man hat es bei dieser Erkrankung wesentlich leichter bei der Erzielung einer lokalen Hämostase als bei der Hämophilie. Ich glaube, daß man in diesem Fall völlig, genauso bei den Antikoagulantienpatienten, auf das Absetzen der Medikation verzichten kann. Aus-

nahme sind hier die Hämophilen, die wir sicher mit der Fibrinklebung allein nicht in den Griff bekommen, wo man aber die sehr teuere Substitutionstherapie stark reduzieren kann.

B. STEINBICKER, Magdeburg:
Wir haben da andere Erfahrungen gesammelt. Wir haben bei leichten Formen des Von Willebrand-Jürgens-Syndroms auf die Substitution verzichten können, aber bei schweren Formen haben wir schlechte Erfahrungen gemacht. Einen Patienten haben wir dabei, der uns immer wieder Probleme bereitet, so daß ich bei ihm prinzipiell nicht auf die perioperative Substitution verzichten würde. Das möchte ich vielleicht noch nachtragen, daß wir die postoperative Substitution bei schweren Formen des Von Willebrand-Jürgens-Syndroms und bei der Hämophilie auf Anraten der Internisten durchführen, doch in reduzierter Dosierung, weil sie der Meinung sind, daß, wenn man präoperativ nur einmal substituiert und die Faktoren danach zu schnell absinken, dies einen ungünstigen Effekt hat. Das gilt aber nur für die schweren Formen.

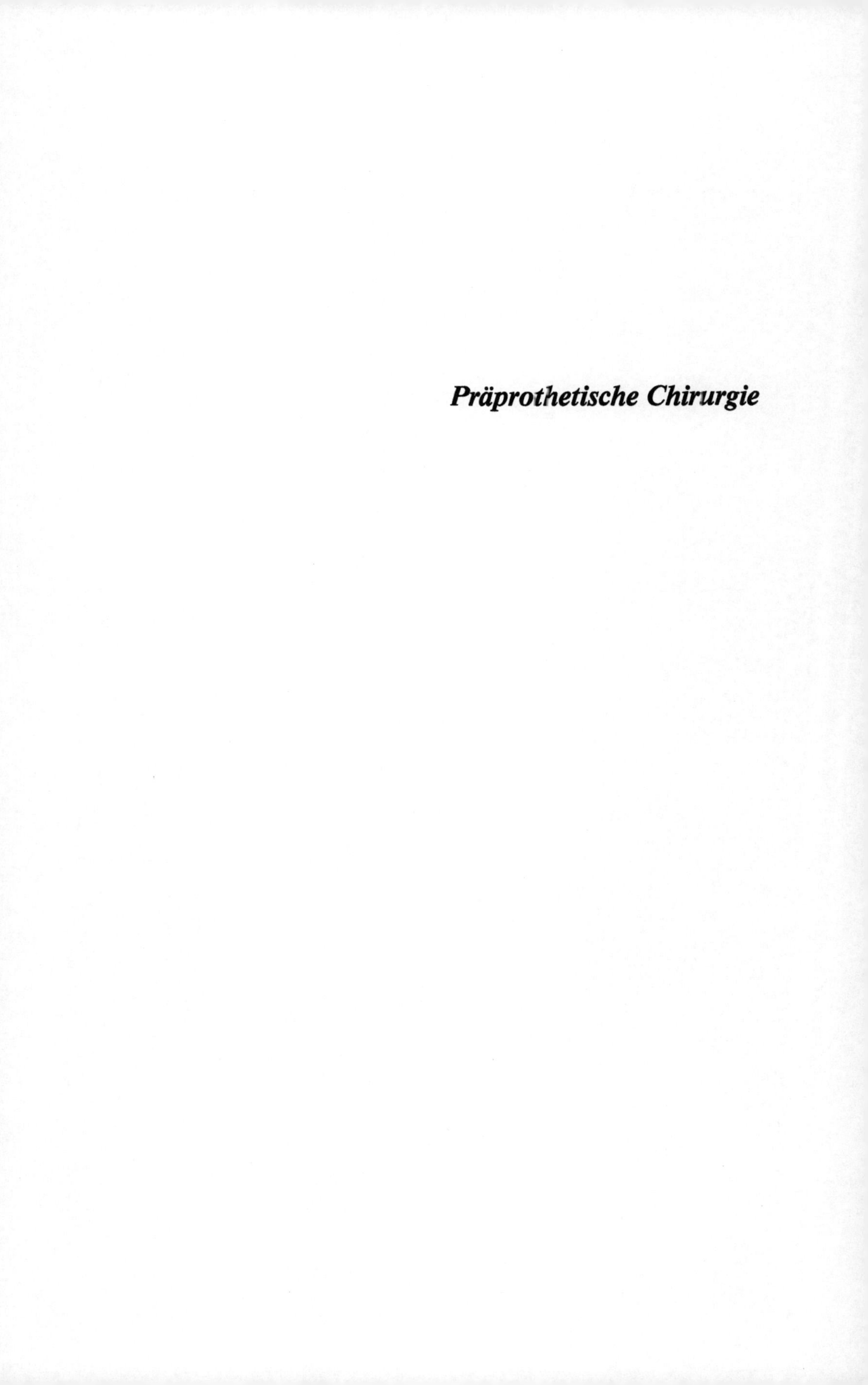

Präprothetische Chirurgie

Fibrinklebung in der präprothetischen Chirurgie

G. HOTZ

Einleitung

Eine steigende Lebenserwartung und der Wunsch nach optimaler oraler Rehabilitation führen zu einer zunehmenden Nachfrage nach funktionsverbessernden Eingriffen am zahnlosen Kiefer. Mit den Möglichkeiten der präprothetischen Chirurgie kann bei richtiger und rechtzeitiger Indikation eine funktionelle und ästhetische Rehabilitation der zumeist älteren Patienten erzielt werden. Im ersten Teil des Beitrages werden die von uns bevorzugten Methoden der relativen Alveolarkammplastik beschrieben.

Bei fortgeschrittener Atrophie des zahnlosen Kieferkammes sind weichteilverlagernde Operationen *allein* als präprothetisch-chirurgische Maßnahmen häufig nicht ausreichend. Hier kommen Operationsverfahren der absoluten Alveolarkammerhöhung zur Anwendung.

Hydroxylapatitkeramik findet seit einigen Jahren als alloplastisches Knochenersatzmaterial in der präprothetischen Chirurgie zunehmend Verwendung. Das Granulat formkonstant zu plazieren und bis zur bindegewebigen Einheilung zu fixieren stellt ein wesentliches technisches Problem der Methode dar. Wir berichten im weiteren über ein Verfahren der Fibrinklebung, mit dessen Hilfe aus HA-Granulat individuell formbare und lagestabile Implantate für den Alveolarkammaufbau hergestellt werden können.

Grundlagen der präprothetischen Chirurgie

Unter den für die Alveolarkammatrophie verantwortlichen Faktoren spielen neben dem Geschlecht, der Quantität und Qualität des ursprünglichen Knochens vor allem ein frühzeitiger Zahnverlust und eine lange Prothesentragedauer eine wesentliche Rolle (Abb. 1). Betroffen von einem fortgeschrittenen Alveolarkammschwund sind somit meist ältere, vornehmlich weibliche Patienten. In Deutschland sind heute 21% der Bevölkerung 60 Jahre und älter. Nach den Hochrechnungen des Statistischen Bundesamtes steigt ihr Anteil bis ins Jahr 2000 auf 26% und bis ins Jahr 2030 weiter auf 38% bis 44% an. Die wachsende Anzahl älterer Menschen und der Wunsch nach optimaler oraler Rehabilitation führen zu einem zunehmenden Bedarf nach präprothetisch-chirurgischen Maßnahmen. Das Ziel der präprothetischen Chirurgie besteht in der Schaffung belastbarer muskelfreier Kieferabschnitte für die Aufnahme einer Prothese. Es stehen hierfür eine Reihe von Standardoperationsmethoden zur Verfügung, die in vier Kategorien eingeteilt werden können:

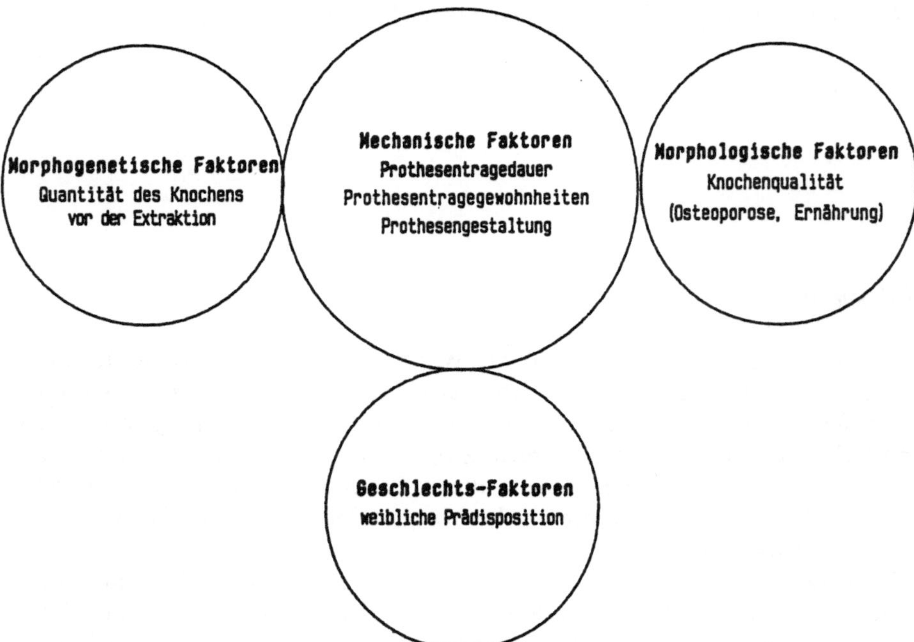

Abb. 1. Wechselbeziehung der für die Alveolarkammatrophie verantwortlichen Faktoren (n. Mercier 1988)

– Entfernung störender Weichteile,
– modellierende Osteotomie,
– relative Kieferkammerhöhung,
– absolute Kieferkammerhöhung.

Je nach Art und Umfang der Veränderungen des Prothesenlagers werden sie einzeln angewandt, miteinander kombiniert oder modifiziert.

Zu den kleineren den Prothesenhalt verbessernde *Weichteilkorrekturen* zählen Z- oder VY-Plastiken zur Beseitigung von störenden Lippen- und Wangenbändern; Exzision von Überschußbildungen wie Tuberfibrome oder papilläre Hyperplasien, Schlotterkammbildungen und Prothesenrandfibrome.

Zu den *modellierenden Eingriffen* am Knochen bei mäßiger Alveolarkammatrophie gehören das Glätten scharfer Knochenkanten, die Osteotomie von Hyperostosen wie Torus mandibulae oder Torus palatinus sowie das Tieferlegen des Nervus mentalis.

Die Differentialindikation zwischen relativer und absoluter Kieferkammerhöhung muß in Abhängigkeit vom Ausmaß der Alveolarkammatrophie gestellt werden. Bei mäßiger Alveolarkammatrophie mit Verlust der fixierten Schleimhaut im Bereich des Prothesenlagers können Methoden der *relativen Alveolarkammerhöhung* in Form einer Vestibulumplastik und/oder Mundbodensenkung zum Ziel führen. Offene Vestibulumplastiken mit Exzision der vestibulären Schleimhaut kommen nur im Ausnahmefall zur Anwendung, da bei der Abheilung über die

reie Granulation und sekundäre Epithelisation die gewonnene Vestibulumtiefe
:rößtenteils wieder verloren geht. Neben der Spalthaut hat sich das freie Schleim-
lauttransplantat aus der Wange bewährt.

Bei der im anterioren Unterkiefer gebräuchlichen *Vestibulum-Plastik* nach Ed-
an (1973) wird ein auf dem Kieferkamm gestielter Schleimhautlappen aus der In-
lenlippe mobilisiert. Das vestibuläre Periost wird abgelöst und mit der Innenlippe
'ernäht, bevor die Schleimhaut in der Tiefe des neugebildeten Vestibulums fixiert
vird. Bei einem noch ausreichend hohen und nach vorne steil abfallenden Unter-
:iefer lassen sich mit dieser Methode gute Resultate erzielen (Abb. 2 a – c).

Für den Oberkiefer hat sich die *submuköse Vestibulumplastik* nach Obwegeser
1959) bewährt. Von einem Schleimhautschnitt im Lippenbändchen wird bis zur
Crista zygomatico-alveolaris ein Tunnel zwischen Mukosa und Muskulatur sowie
:in zweiter Tunnel zwischen Muskulatur und Periost gebildet. Nach Durchtren-
lung der am Kieferkamm noch anhaftenden Muskulatur und Resektion der Spi-
la nasalis wird die mobilisierte Schleimhaut unter Ausnutzung ihrer Elastizität
nit Hilfe einer Verbandplatte direkt auf das jetzt unter der Mukosa liegende Pe-
'iost aufgedrückt (Abb. 3 a – c).

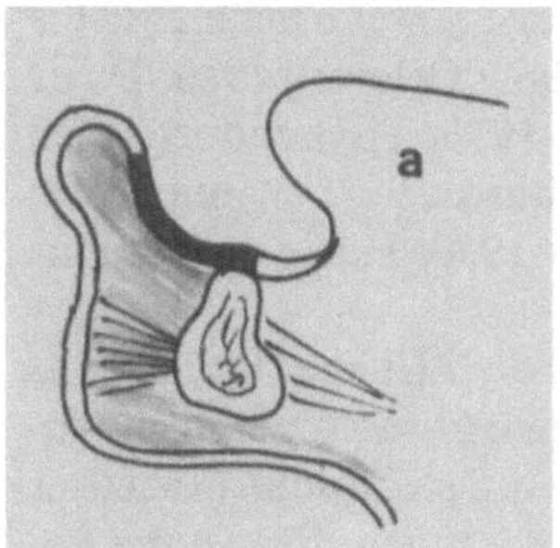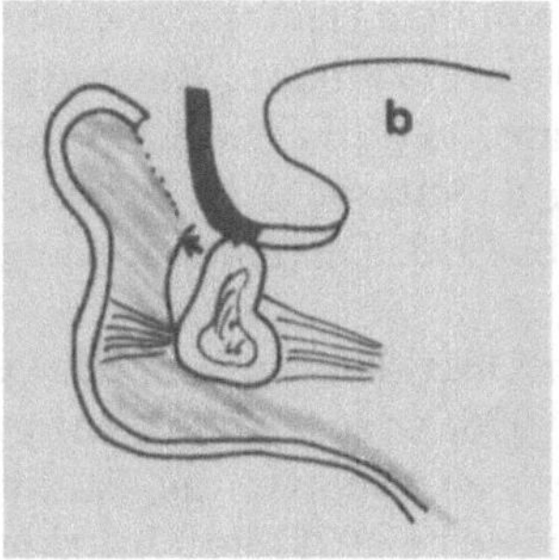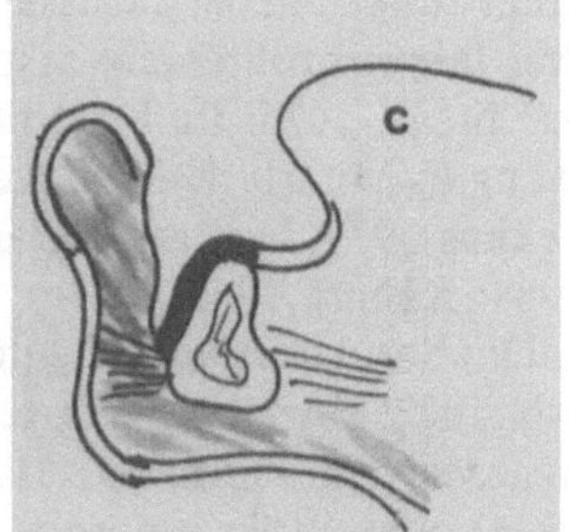

Abb. 2. Schematische Darstellung der Vestibulumplastik nach Edlan im Unterkiefer: (a) Ausgangsbe-
und mit abgeflachtem Mundvorhof bei ausreichender Kieferhöhe im Kinnbereich. (b) Bildung eines
auf dem Kieferkamm gestielten Mukosalappens aus der Innenlippe, Ablösen des vestibulären Peri-
ostes, (c) Vernähen des Periostlappens mit der Innenlippe und Fixation der Schleimhaut tief im Vesti-
)ulum

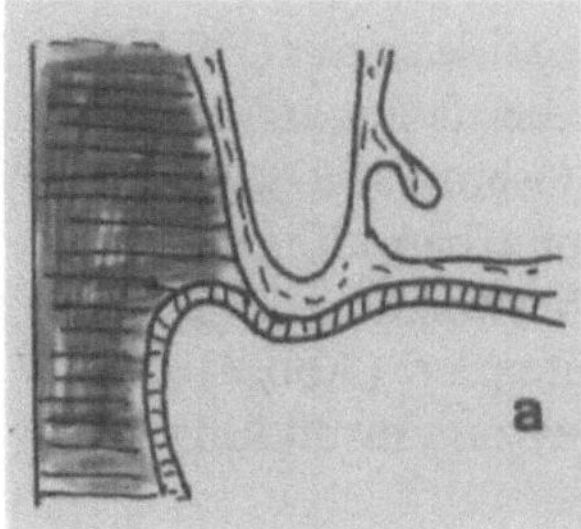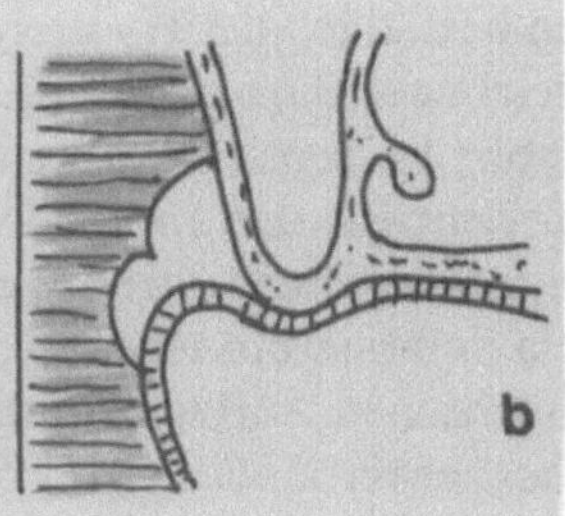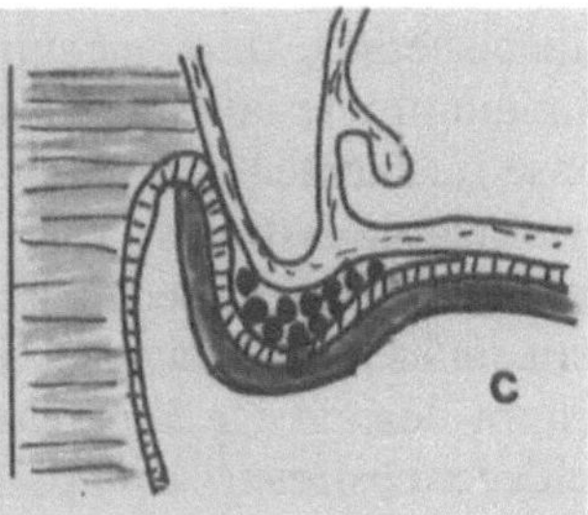

Abb. 3. Schematische Darstellung der submukösen Mundvorhofplastik in Kombination mit einem ab-
:oluten Alveolarkammaufbau mit HA im Oberkiefer: (a) präoperative Verhältnisse, (b) im Mundvor-
lof ist das submuköse Gewebe von der Schleimhaut und dem Periost abgelöst, (c) postoperative Ver-
lältnisse mit Verbandplatte nach submuköser Vestibulumplastik und gleichzeitigem Alveolarkamm-
lufbau mit Hydroxylapatitgranulat

Bei der *Mundbodensenkung* nach Trauner (1952) und Obwegeser (1963) werden der Musculus mylohyoideus sowie die kranialen Anteile des Musculus genioglossus vom Unterkieferrand abgelöst und nach kaudal verlagert. Die Mundbodensenkung wird gewöhnlich mit einer Vestibulumplastik kombiniert. Hierbei wird nach epiperiostaler Ablösung der Weichteile vom Kieferkamm bis zur Linea obliqua externa Spalthaut vom Gesäß oder freie Schleimhaut aus der Wange über eine Verbandplatte fixiert dem Kieferkamm aufgelagert.

Bei fortgeschrittener Atrophie des zahnlosen Kiefers mit fehlendem Knochenangebot in vertikaler und horizontaler Dimension sind weichteilverlagernde Operationen allein als präprothetisch-chirurgische Maßnahmen häufig nicht mehr ausreichend. Bei Unterkieferresthöhen von weniger als 12 mm im Kinnbereich bilden Spina mentalis posterior und die Austrittspunkte der Nervi mentales meist den höchsten Punkt des Restkiefers. Bei dieser Situation ergeben sich ebenso wie beim extrem atrophierten Oberkiefer mit hervorstehender Spina nasalis die Notwendigkeit einer *absoluten Alveolarkammerhöhung* (Härle 1989). Zur absoluten Alveolarkammerhöhung wurden früher autologe oder homologe Auf- und Unterlagerungsplastiken mit Knochen oder Knorpel durchgeführt. Die freien Transplantate waren in ihrem Resorptionsverhalten nicht sicher kalkulierbar und wurden unter funktioneller Belastung in dem ersatzschwachen Lagergewebe nach zwei bis drei Jahren größtenteils resorbiert (Pfeifer u. Kapovitz 1962; Celesnik 1965; Davis u. Mitarb. 1975; Bull u. Mitarb. 1976; Farrell u. Mitarb. 1976; Tischendorf 1976; Wang u. Mitarb. 1976; Baker u. Mitarb. 1977; Bell u. Mitarb. 1977; Grimm 1977; Lekkas 1977; Fazili u. Mitarb. 1978; Dumbach u. Geiger 1980; Härle u. Hopkins 1984; Koberg 1985).

Die Kaudalverlagerung der Oberkieferbasis in der Le Fort I Ebene (Bell u. Mitarb. 1977; Farrell u. Mitarb. 1976) oder die hufeisenförmige Osteotomie nach Obwegeser und Farmand (1984) ebenso wie die Sandwich-Osteotomie (Schettler 1976) oder Visierosteotomie (Härle 1975) im Unterkiefer können diese hohe Resorptionsrate verhindern. Mit Ausnahme der Sandwich-Plastik fanden die Verfahren wegen des großen operativen Aufwandes keine allgemeine Verbreitung.

Alveolarkammaufbau mit formbaren Implantaten

Alle bisherigen Untersuchungen bestätigen der Hydroxylapatitkeramik (HAK) als Implantatmaterial eine ausgezeichnete Biokompatibilität bei fehlender Toxizität sowie für dichte Keramik eine hohe Resorptionsresistenz (Osborn 1987). Das Material wurde erstmals 1982 von Kent für den Kieferkammaufbau klinisch eingesetzt und findet in der Zwischenzeit auf der ganzen Welt Verwendung. Nach subperiostaler Applikation wird die Keramik bindegewebig integriert (Abb. 4), lediglich im Bereich der direkten knöchernen Auflage kommt es zur Ausbildung eines bindegewebsfreien Keramik-Knochenverbundes (Abb. 5).

Das Granulat formkonstant zu plazieren und bis zur bindegewebigen Einheilung zu fixieren stellt ein wesentliches technisches Problem der Methode dar. Als Folge von Periosteinrissen, ausgedehnten Deperiostierungen und hohem Stopfdruck kann Granulat *primär* während der Applikation in den Mundboden und in die vestibulären Weichteile dislozieren und zu sogenannten Granulathernien

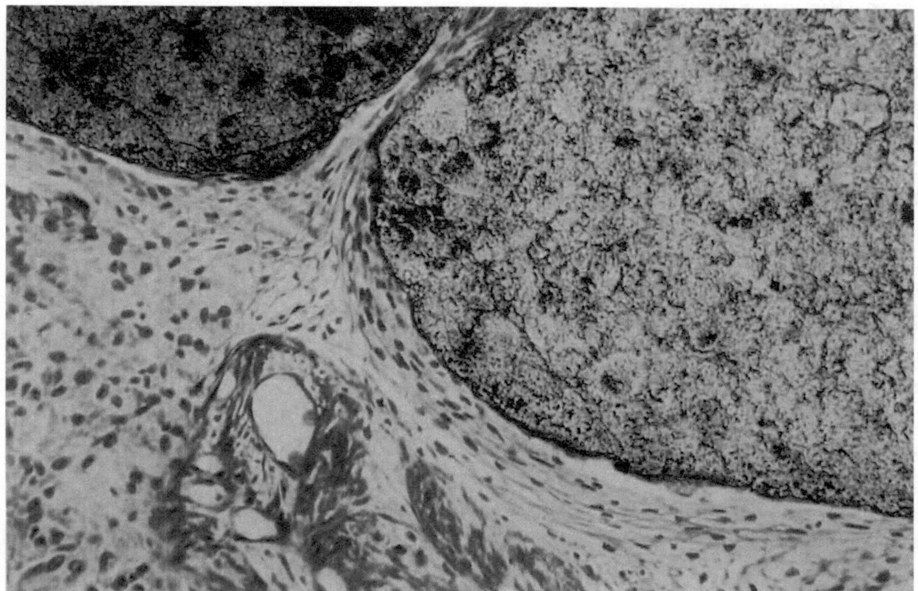

Abb. 4. Gefäß- und fibroblastenreiches interpartikuläres Bindegewebe 3 Monate nach Alveolarkamm-aufbau (Toluidinblau, 63×)

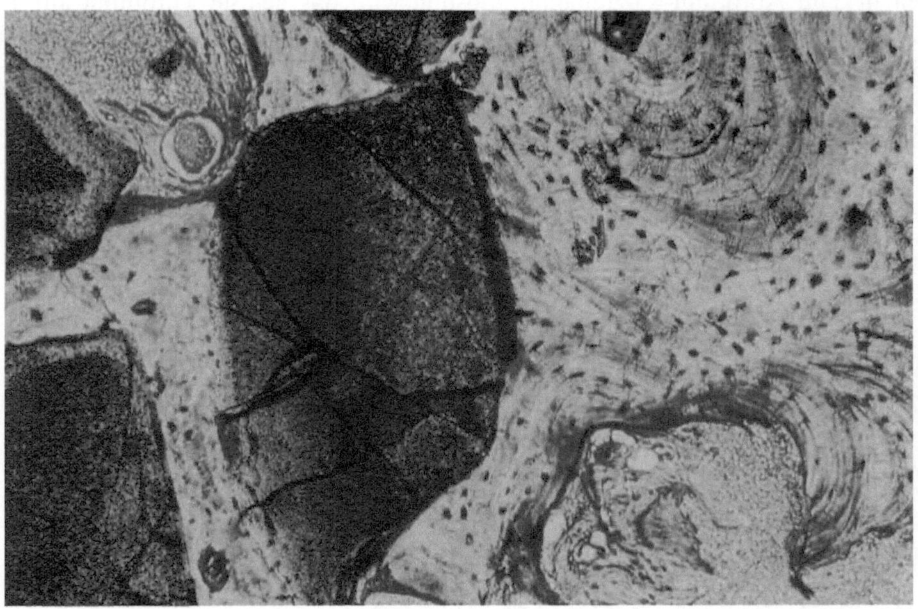

Abb. 5. Bindegewebefreier direkter Keramik-Knochenverbund (Verbundosteogenese) 39 Monate nach Alveolarkammextensionsplastik (Toluidinblau, 25×)

führen. Bis zur Stabilisierung durch einwachsendes Bindegewebe kann das Implantat *sekundär* abrutschen und zu einer Abflachung der Kammform führen. Es wurden zahlreiche Vorschläge zur Lösung des Problems einer formkonstanten Granulatapplikation unterbreitet; wie etwa die Verwendung von geschlossenen (Kent u. Mitarb. 1982), zweiteiligen (Lambert 1986) und skelettierten (Pham 1986) Verbandplatten, spezielle Nahttechniken (Propper 1985;, Fischer-Brandies u. Dielert 1985), die Verwendung von Vicrylschläuchen (Härle 1985), die Benutzung spezieller Fixationsmedien wie Kollagen (Mehlisch u. Mitarb. 1987), Fibrinklebung (Bochlogyros 1984), Gips (Stoelinga 1985; Frame u. Mitarb. 1987), ein zweizeitiges Vorgehen mit Vorpflanzung subperiostaler Gewebeexpander (Bonomo 1986; Lew 1986; Bock u. Rose 1987; Hotz u. Fritz 1988) oder die temporäre subperiostale Implantation von Silastik- oder Kunststoff-Formkörpern (Krüger 1985; Osborn u. Mitarb. 1986).

Es war unser Ziel, durch ein geeignetes Verfahren der inneren Granulatfixation ein form- und lagestabiles Implantat zu schaffen.

Tierexperimentelle Untersuchungen

Wir haben im Tierexperiment das biologische Bindemittel Fibrin auf seine Eignung als temporären Formstabilisator für HA-Granulat überprüft. Zur Herstellung formbarer Implantate versetzen wir HA-Granulat mit einem Zweikomponentenfibrinkleber (Tissucol, Immuno GmbH, Heidelberg), dessen Thrombinlösung mit Hilfe des Applikationssets von 4 I.E./ml auf 1 I.E./ml verdünnt wird. Hierzu wird Thrombin L mit 4 I.E. in 1 ml Kalziumchloridlösung gelöst. Durch Überführen in 3 ml Aprotinin-Kalziumchloridlösung wird das gelöste Thrombin auf 1 I.E./ml verdünnt (Abb. 6). Eine Insulinspritze oder spezielle Glasapplikationsspritze kann nun zu einem Drittel mit dem dünnflüssigen Kleber und weiter mit

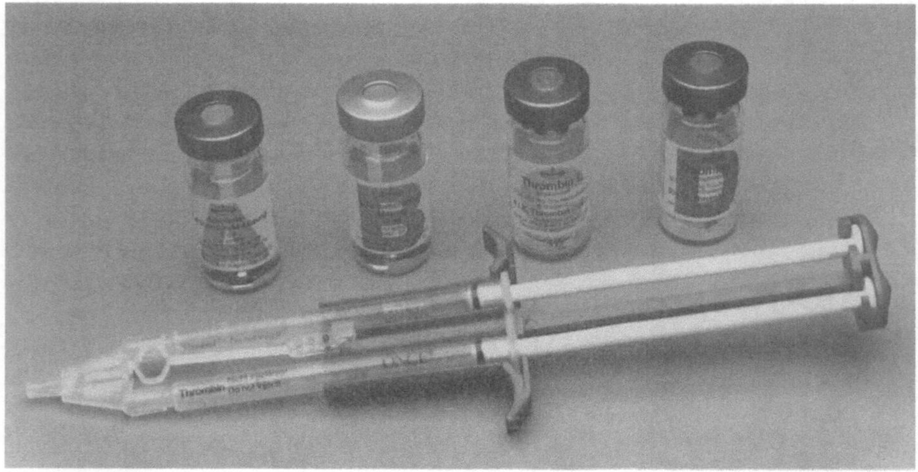

Abb. 6. Das Applikations-Set für Tissucol-Fibrinkleber, tiefgefroren; 1 ml enthält: einen Fibrinolyseinhibitor, Kalziumchloridlösung, Thrombin 4 I.E. und Thrombin 500 I.E. Im Vordergrund das Duplojectsystem für die simultane Applikation der Kleberprotein- und Thrombinlösung

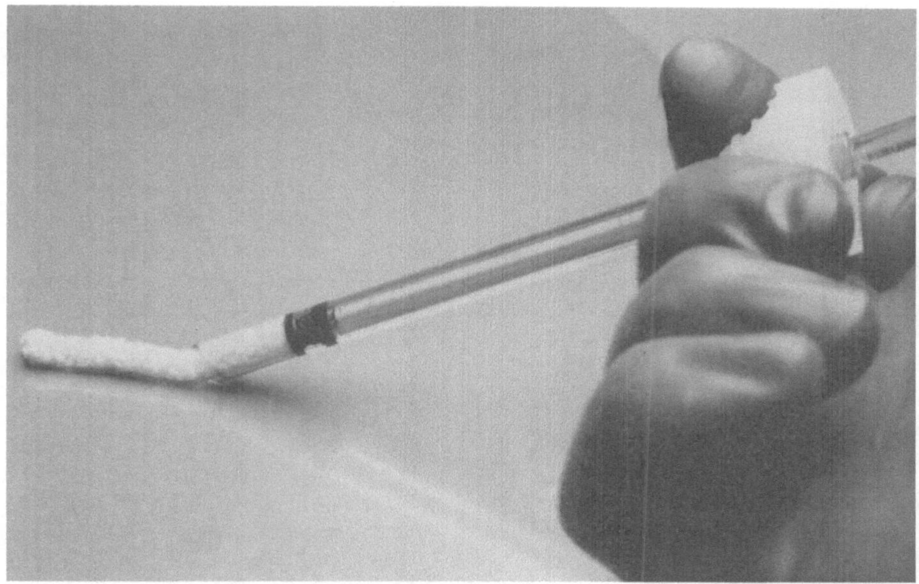

Abb. 7. Die HA-Fibrinpaste ist für ca. 10 min. aus der Spritze applizierbar und für weitere 10 min. plastisch verformbar, bevor sie zu einer festen Masse erstarrt

Granulat gefüllt und vermischt werden. Für die Bindung von 6 g Granulat sind etwa 1 ml der Kleberproteinlösung ausreichend. Das Gemisch ist für 10 min. als Paste applizierbar und bis zur Verfestigung des Implantates für weitere 10 min. plastisch konturierbar (Abb. 7). In der In vitro-Präparation sind die Granulate homogen verteilt und über interpartikuläre Fibrinbrücken netzartig fixiert.

Die Untersuchungen wurden an 12 männlichen Wistar-Ratten durchgeführt. Es wurden Prüfkörper aus 200 mg Granulat (Interpore) mit und ohne Fibrinklebung in paravertebrale Muskeltaschen implantiert. Nach einer Liegedauer von eins bis vier Wochen wurden die Proben explantiert und nach Plastination in der Sägedünnschliff-Technik aufgearbeitet (Hotz u. Mitarb. 1990). Pro Prüfkörper wurden drei Präparate histologisch und histomorphometrisch ausgewertet. Als Maß für die Granulatverdichtung bestimmten wir den Interpartikularabstand. Hierfür wurden an einem Zeiss Okular mit 100 Meßpunkten und 10 Meßlinien jeweils 10 Gesichtsfelder ausgemessen. Die Analyse der interpartikulären Bindegewebsproliferation wurde mit dem computergestützten MOP-Videoplansystem (Kontron Electronics) durchgeführt.

Nach Implantation in paravertebrale Muskeltaschen der Ratte beginnt nach acht Tagen von peripher eine makrophagozytäre Infiltration und sequentielle Resorption der Fibrinsepten (Abb. 8). Es folgt die Einsprossung eines gefäßhaltigen fibroblastenreichen Granulationsgewebes mit bindegewebigem Ersatz der interpartikulären Leerräume. Die Fibrinbrücken sind nach zwei Wochen nahezu vollständig resorbiert (Abb. 9). Nach vier Wochen sind sämtliche Leerräume durch ein fibroblastenreiches Bindegewebe ersetzt (Abb. 10).

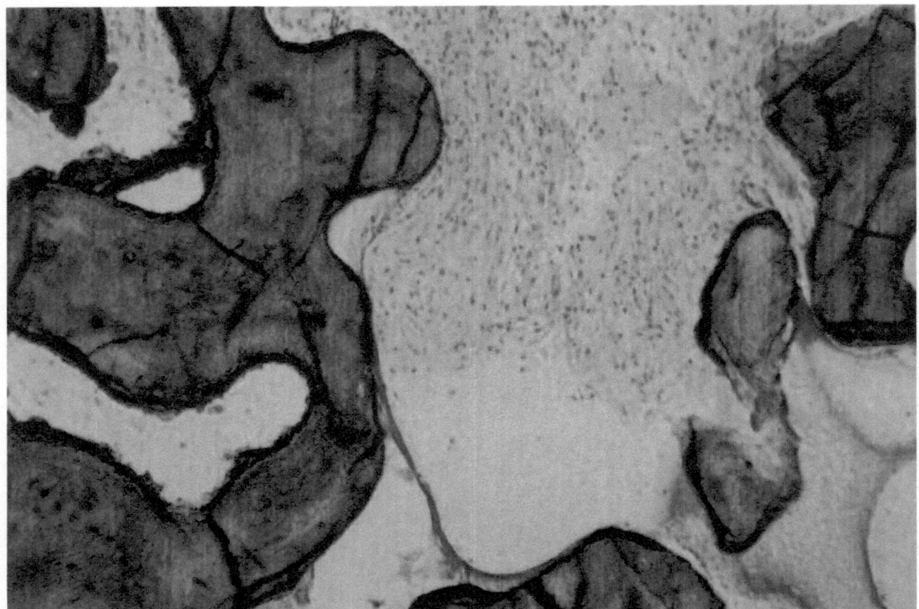

Abb. 8. Bereits nach 8 Tagen findet eine interpartikuläre Bindegewebsproliferation mit sequentieller Resorption der Fibrinsepten statt (Toluidinblau, 40×)

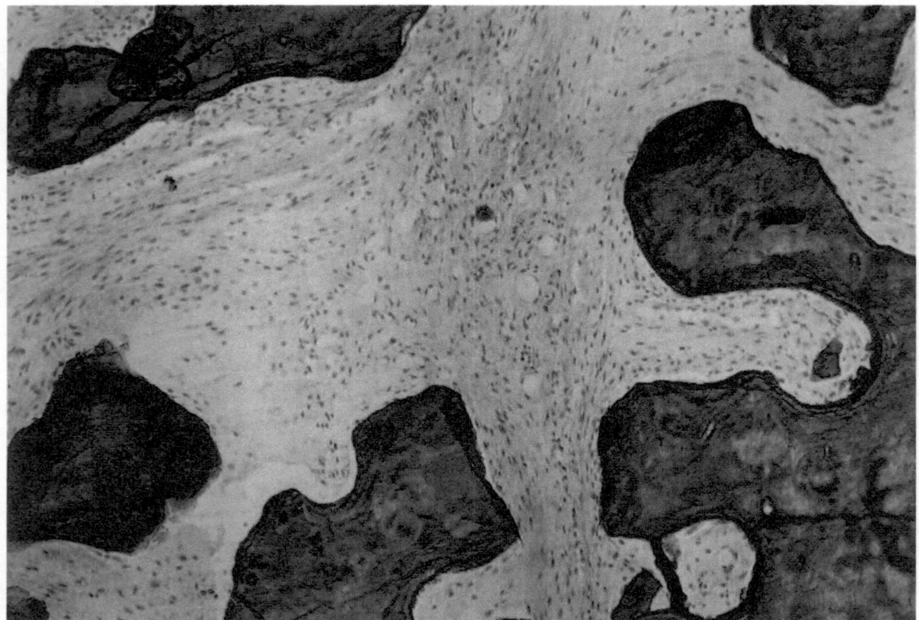

Abb. 9. Nach 4 Wochen zeigt sich ein gefäß- und fibroblastenreiches interpartikuläres Bindegewebe ohne Fibrinreste (Toluidinblau, 40×)

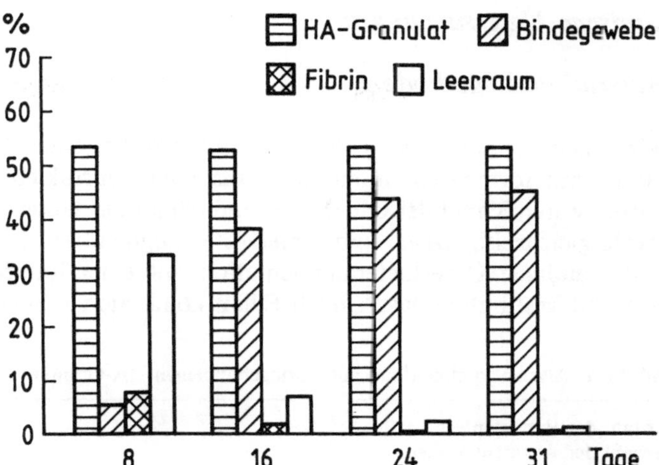

Abb. 10. HA-Fibrinpaste: Die morphometrische Analyse dokumentiert die Resorption der Fibrinsepten sowie die bindegewebige Durchbauung der interpartikulären Leerräume zwischen dem 8. und 16. Tag

Von besonderem Interesse ist die Frage, ob die Resorption des Haftvermittlers zu einer Verdichtung der Keramik führt. Im Verlaufe der bindegewebigen Durchwachsung erfährt das ohne Haftvermittler implantierte Granulat (Interpore) eine Verdichtung um 9%. Das formbare fibringebundene Implantat erfährt während der bindegewebigen Durchwachsung lediglich eine Verdichtung um 3% und bleibt somit nahezu formkonstant (Abb. 11).

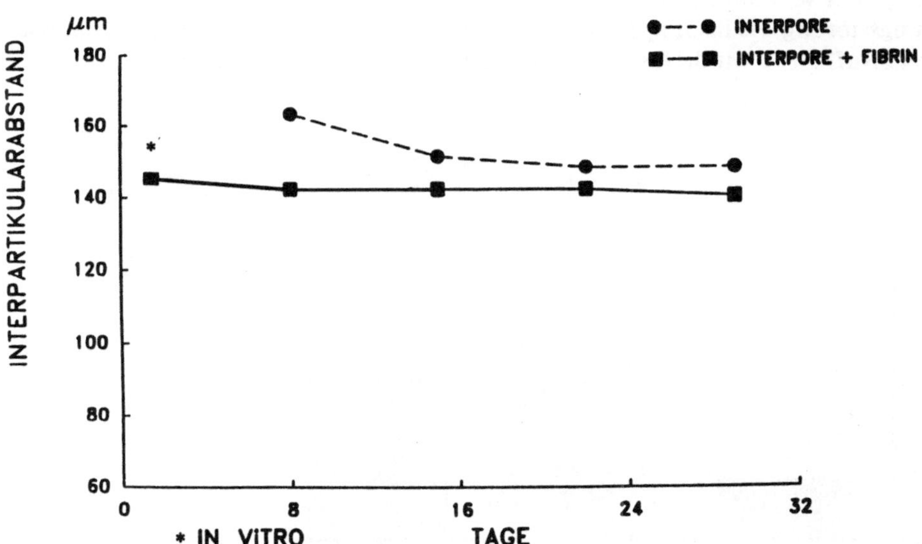

Abb. 11. Interpartikularabstand: Im Verlaufe der bindegewebigen Durchwachsung erfährt das ohne Haftvermittler implantierte Granulat (Interpore) eine Verdichtung um 9%. Das fibringebundene Implantat erfährt im selben Zeitraum eine Verdichtung um lediglich 3%

Klinische Untersuchungen

Material und Methode

Wir haben seit Juni 1987 (6/87 – 10/90) bei 84 Patienten 107 Alveolarkammauf-
bauten mit formbaren Implantaten aus HAK-Fibrinklebung durchgeführt. Betroffen waren 39mal der Oberkiefer und 68mal der Unterkiefer. Bei 23 Patienten
wurde gleichzeitig Ober- und Unterkiefer augmentiert; in 16 Fällen wurde eine
postforaminale Unterkieferaugmentation mit einer interforaminalen Implantation und Vestibulumplastik nach Edlan kombiniert (Tabelle 1).

Tabelle 1. Alveolarkammaufbau mit fibringebundenem HA-Granulat (6/87 – 10/90)

Anzahl der Patienten	84
Anzahl der Augmentationen	107
Lokalisation	
Oberkiefer	39
Unterkiefer	68
(OK + UK 23, UK + Implantate 16)	
Geschlecht	
Frauen	67 (80%)
Männer	17 (20%)

Mit 80% (67/17) waren ganz überwiegend Frauen der Altersgruppe zwischen
dem 50. und 65. Lebensjahr betroffen (Abb. 12). Der Eingriff erfolgte in aller Regel in Lokalanästhesie unter einer perioperativen Antibiotikaprophylaxe über
längstens 48 Stunden. Bei Patienten mit deutlich erhöhtem Risiko einer Wundhei-
lungsstörung wie insulinpflichtigem Diabetes mellitus oder dialysepflichtiger Nie-
reninsuffizienz wurde die Antibiotikagabe auf 5 – 8 Tage verlängert.

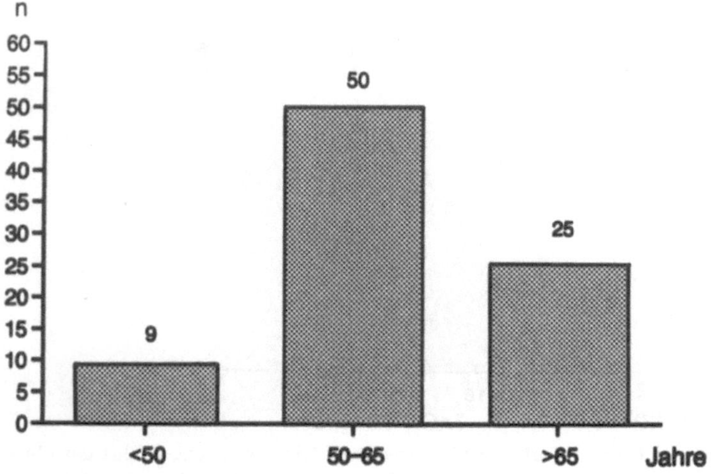

Abb. 12. Alter bei Behandlungsbeginn (MW: 61,6 Jahre)

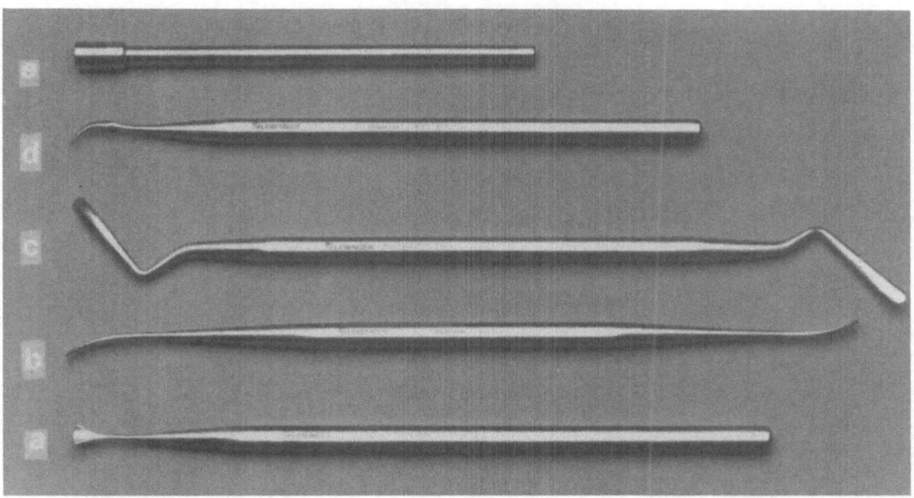

Abb. 13a–e. Instrumente für den Alveolarkammaufbau: **a** graziles Raspatorium, **b** leicht gebogenes doppelendiges Elevatorium, **c** leicht gebogenes doppelendig z-förmiges Elevatorium, **d** sichelförmiger Periost-Dissector, **e** Stopfinstrument (Leibinger GmbH, Mühlheim-Stetten)

Nach der von Kent u. Mitarb. (1982) angegebenen Operationstechnik erfolgt im Unterkiefer eine vom Vestibulum bis nach lingual in den Mundboden reichende Vertikalinzision im Eckzahnbereich beidseits. Zur Darstellung des subperiostalen Tunneleingangs eignet sich ein schlankes, deltaförmiges Raspatorium. Es ist darauf zu achten, daß der Tunnel lingualwärts bis zur Linea mylohyoidea gebildet wird und daß hierbei die vestibulären Bänder möglichst nicht gelöst werden. Der interforaminale Tunnel kann mit einem doppelendigen, z-förmigen Elevatorium gebildet werden (Abb. 13).

Im Oberkiefer kombinieren wir in der Regel die Augmentation mit einer submukösen Vestibulumplastik (vgl. Abb. 3). Im Anschluß an die Vestibulumplastik wird der submuköse Tunnel von einer bis zur Papilla incisiva reichenden medianen Vertikalinzision aus gebildet. Zur Ausdünnung eines häufig vorgefundenen Schlotterkammes hat sich uns ein sichelförmiger Periost-Dissector bewährt (Abb. 13). Bei der von uns gewählten Applikationsform läßt sich die in einer Glasspritze vorbereitete HA-Fibrinklebermischung während einer Verarbeitungszeit von mindestens 10 min. als Paste applizieren. Das Implantat bleibt dann noch etwa 10 min. formbar, bevor es fest wird. In dieser Zeit kann bei Bedarf mit einem Stopfinstrument nachpositioniert und konturiert werden. Externe Hilfsmittel zur Granulatfixation wurden im Unterkiefer nicht benutzt. Im Oberkiefer wurde für einige Tage ein palatinal offener Splint mit einer transpalatinalen Schraube fixiert. Die skelettierte Verbandplatte ermöglicht der Zunge das im anterioren Bereich eher palatinal plazierte Granulat nach vestibulär zu modellieren. Form und Lage der Implantate wurde radiologisch (Panoramaschichtaufnahme, Fernröntgen seitlich, HR-CT) kontrolliert.

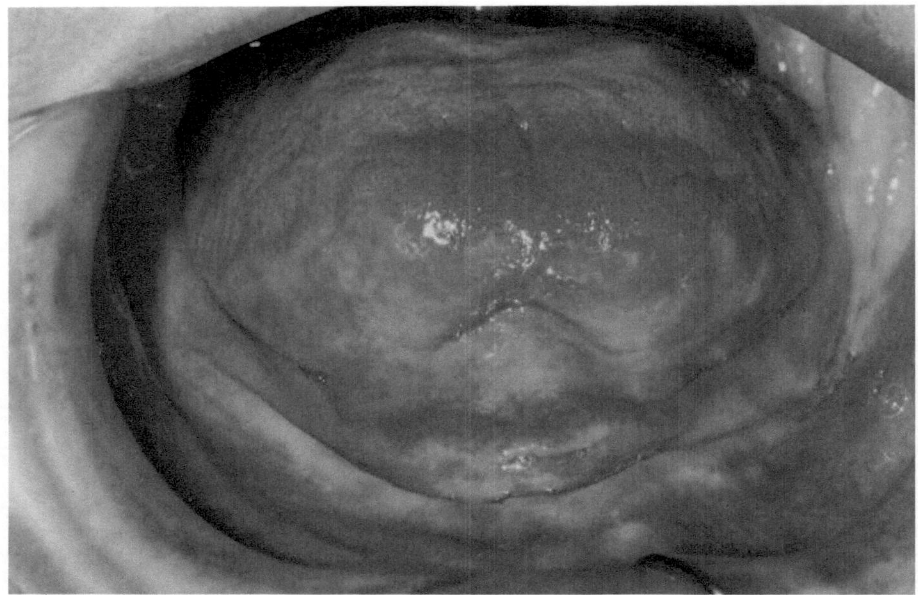

a

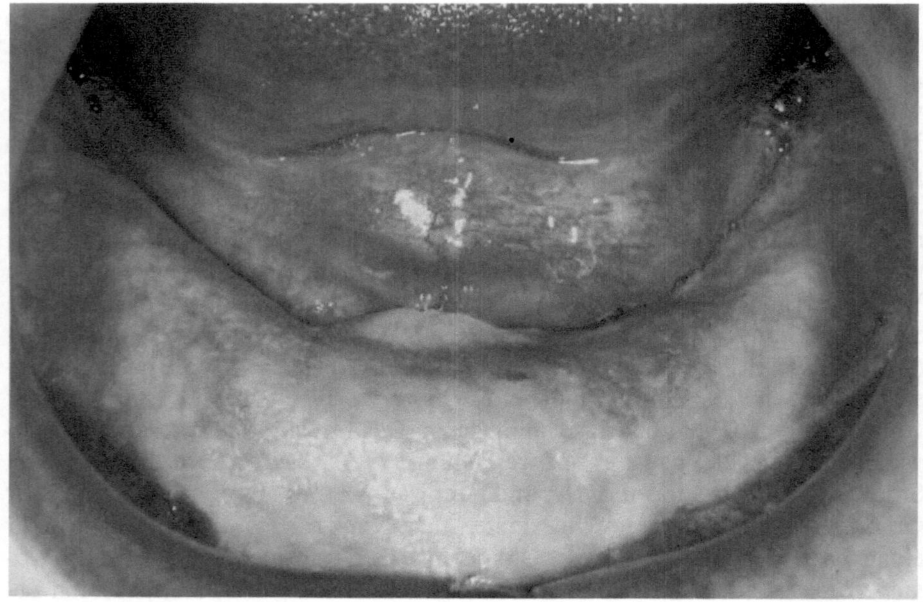

b

Abb. 14a–c. a 68jährige Patientin mit fortgeschrittener UK-Atrophie vor sowie **b** 3 Jahre nach Augmentation und Vestibulumplastik, **c** Panoramaschichtaufnahme 3 Jahre postoperativ

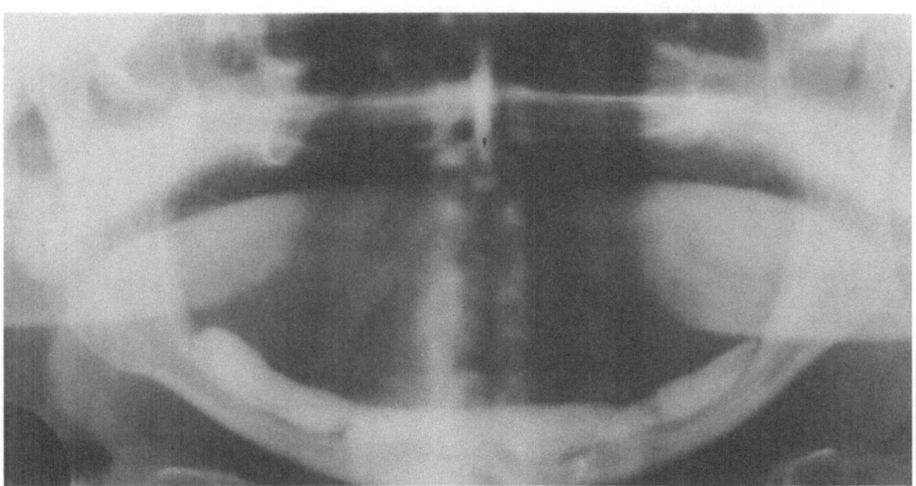

Abb. 14c

Ergebnisse

Bei einer kompletten Unterkieferaugmentation wurden durchschnittlich 14 g Granulat, bei einer postforaminalen Augmentation 7,2 g Granulat und bei der Oberkieferaugmentation 8,2 g Granulat implantiert. Unter einer perioperativen Antibiotikaprophylaxe über längstens 48 h war der Wundheilungsverlauf komplikationslos. Immer wieder auftretende kleinere Dehiszenzen im Nahtbereich heilten spontan ohne nennenswerten Granulatverlust. Im Gegensatz zu früheren Operationsmethoden traten Parästhesien nur passager auf. Allergische Reaktionen haben wir nicht beobachtet. Die Implantate festigten sich nach vier bis sechs Wochen, so daß eine prothetische Versorgung erfolgen konnte (Abb. 14 u. 15). Die computertomographische Untersuchung in koronarer Schicht eignet sich sowohl für den Unterkiefer als auch für den Oberkiefer zur Beurteilung sowohl der Integration als auch im weiteren zur Beurteilung von Form und Lage des Implantates unter funktioneller Belastung (Abb. 16a–c). Die Untersuchungen ergeben eine Zunahme der Absorptionswerte im Implantat bis zur fünften postoperativen Woche um bis zu 400 Hounsfield-Einheiten (HE). Spätere Dichtemessungen zeigen unveränderte Absorptionswerte als Zeichen einer abgeschlossenen bindegewebigen Durchwachsung der Keramik (Hotz u. Mitarb. 1989b). Bei Patienten mit fortgeschrittener Unterkieferatrophie und hoch ansetzenden Bändern war zur Erzielung einer tiefen vestibulären Umschlagsfalte in knapp der Hälfte der Fälle (27/58) eine sekundäre Vestibulumplastik erforderlich.

Bei einer vertikalen Restkieferhöhe von mindestens 12 mm im Symphysenbereich und einem noch ausreichenden horizontalen Knochenangebot sind wir in letzter Zeit zunehmend dazu übergegangen, eine postforaminale Augmentation der konkaven Einsenkungen im Seitenzahnbereich mit einer interforaminalen Implantation und Vestibulumplastik nach Edlan (1973) zu kombinieren (Abb. 17).

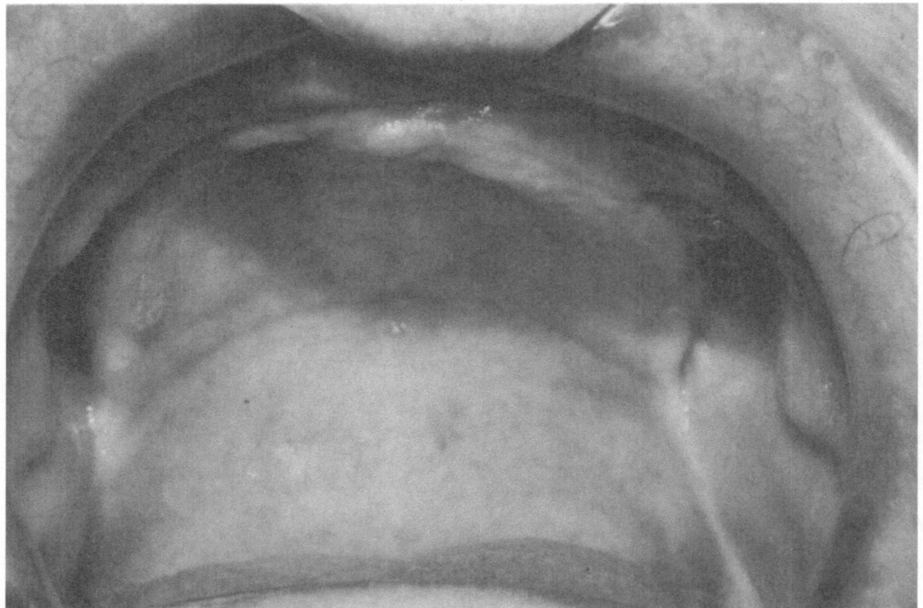

a

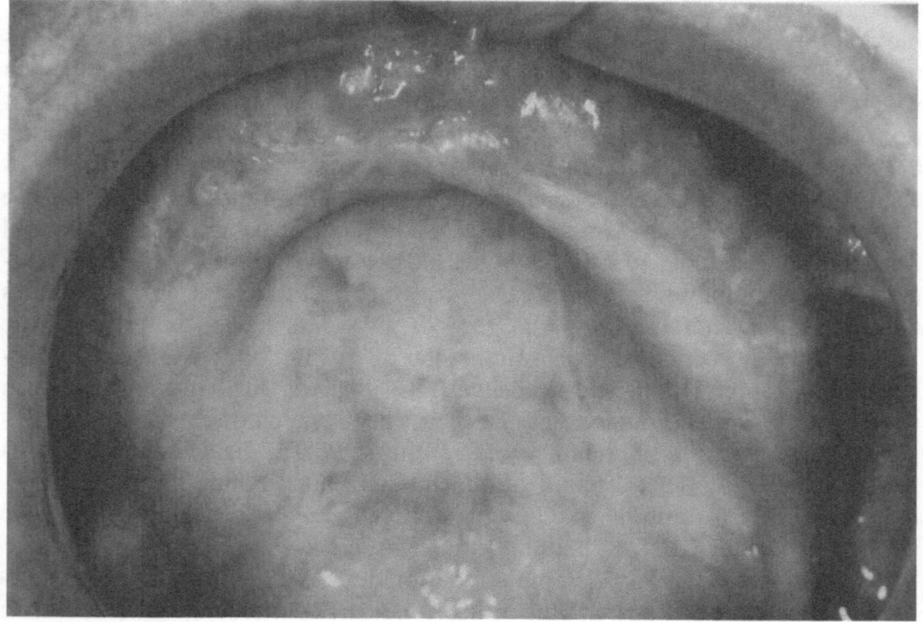

b

Abb. 15a, b. a 72jährige Patientin mit fortgeschrittener OK-Atrophie vor sowie **b** 3 Jahre nach Augmentation

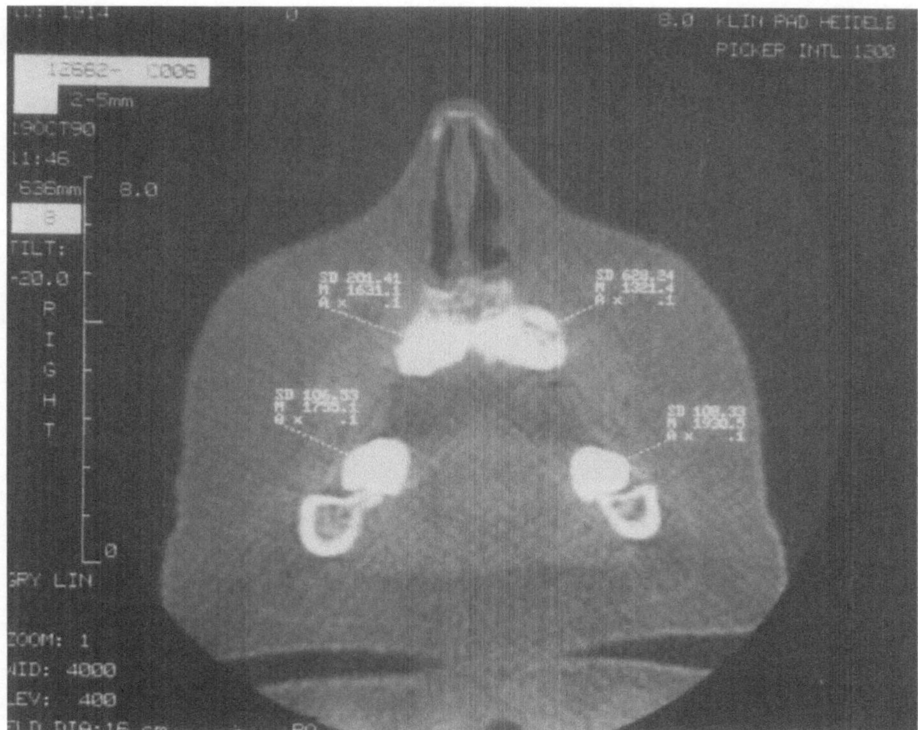

a

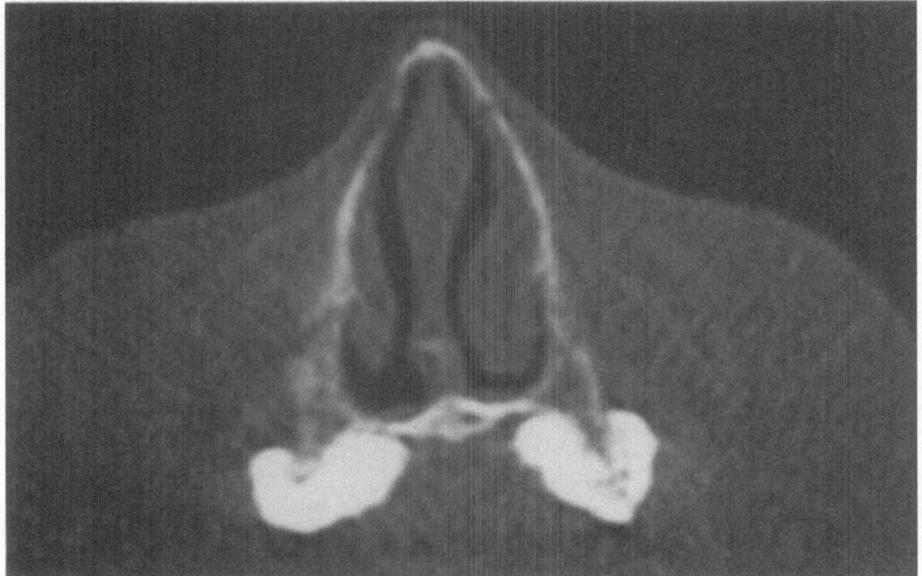

b

Abb. 16a–c. Koronares HR-CT, **a** Referenzschicht 1 cm postforaminal mit Messung der Absorptions-Werte 1 Woche nach OK/UK-Augmentation. Das CT erlaubt die Beurteilung von Form und Lage der Keramik sowohl **b** im OK als auch **c** im UK, wie die Detailaufnahmen zeigen

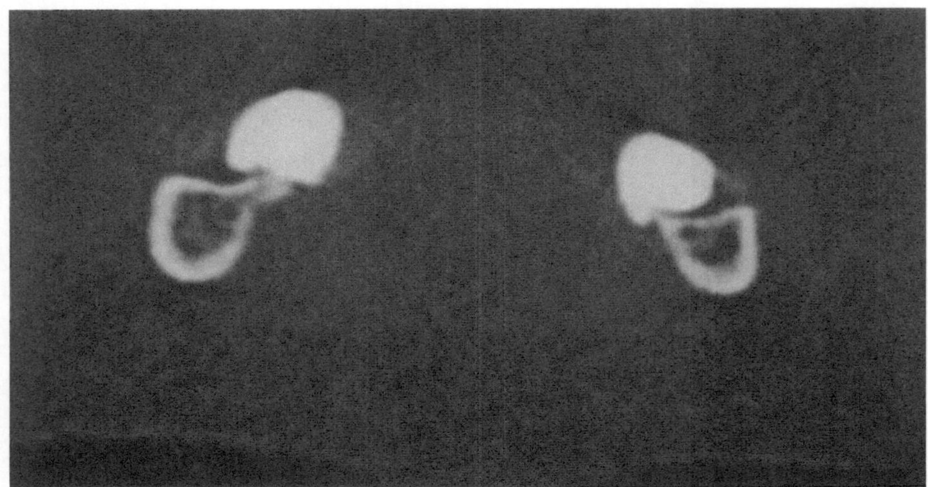

Abb. 16 c

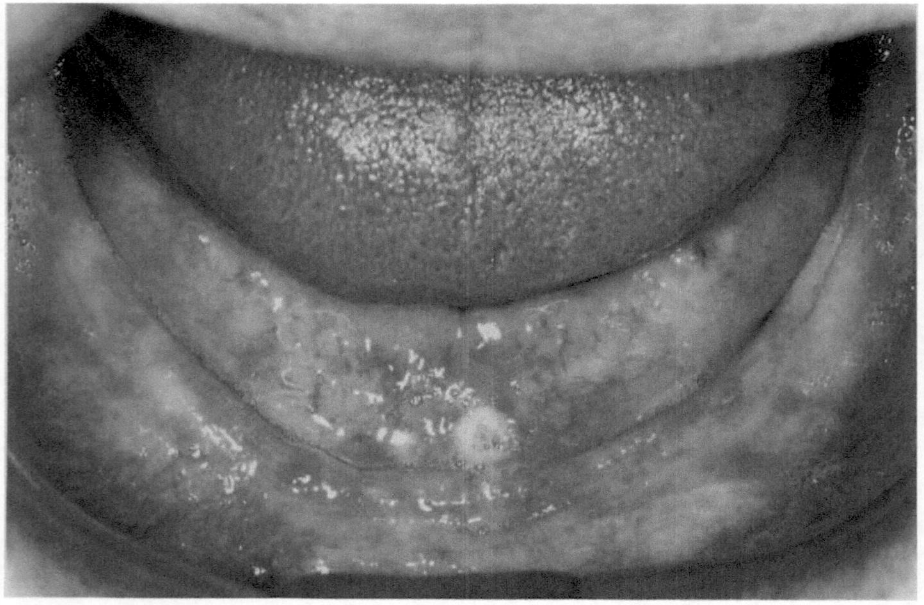

a

Abb. 17 a – d. 44jährige Patientin mit fortgeschrittener UK-Atrophie, **a** präoperativ, **b** 1 Jahr nach Augmentation und interforaminaler Implantation mit zwei IMZ-Implantaten, **c** linker Seitenzahnbereich im Detail, **d** Panoramaschichtaufnahme

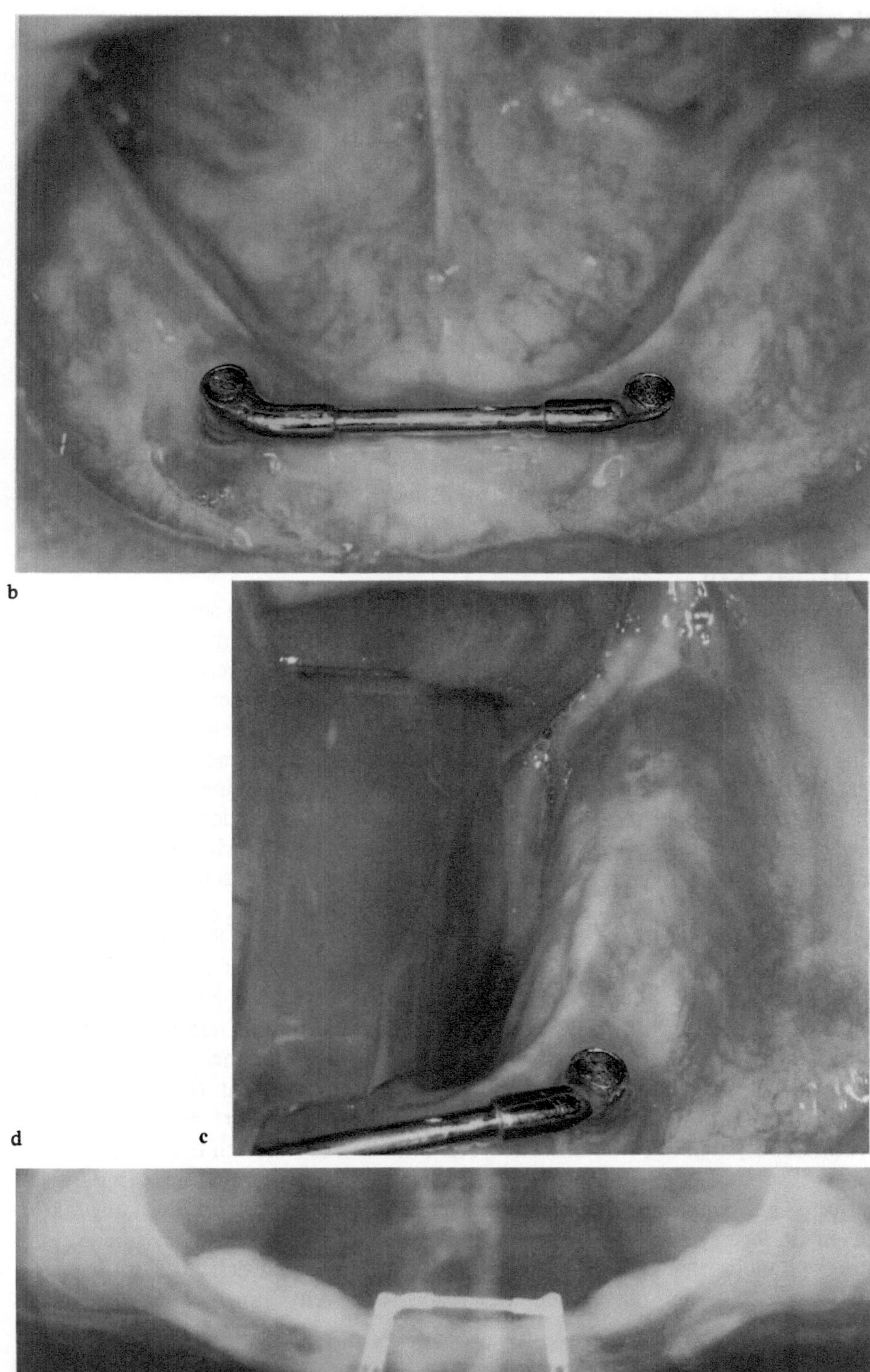
b
d
c

Diskussion

Es wurden bisher verschiedene Methoden der Granulatfixation beschrieben. Verbandplatten vermögen nicht sicher eine Granulatdislokation zu verhindern. Nach unseren Erfahrungen verursachten sie immer wieder Drucknekrosen der Schleimhaut und sekundäre Granulatdislokation, insbesondere im Bereich der zirkummandibulären Fixation. Wir sahen bei der HA-Plazierung in einem Vicrylschlauch gehäuft Nahtdehiszenzen und revisionsbedürftige Schleimhautulzera. Gips als Bindemittel besitzt eine unzureichende Biokompatibilität und seine Resorption bewirkt eine relativ große Volumenabnahme des Implantates (Busch 1985). Die Resorption von Kollagen als Bindemittel führte im Tierexperiment zu ausgeprägten Fremdkörperreaktionen (Hotz u. Mitarb. 1989a). Ursache der auch von Harvey u. Mitarb. (1985) beschriebenen Reaktion kann die antigene Wirkung des xenogenen Kollagens sein. Die Implantation eines subperiostalen Gewebeexpanders oder Platzhalters aus Kunststoff vermag eine spätere Granulatdislokation zu verhindern. Nach Entfernung des Platzhalters und vor der Granulatapplikation müßten jedoch epiossale Bindegewebsneubildungen sorgsam entfernt werden (Hotz u. Fritz 1988). Offenkundige Nachteile aller zweizeitigen Methoden sind die Belastung des Patienten durch den Zweiteingriff sowie eine um drei Wochen verlängerte Prothesenkarenz.

Fibrin wird zur Blutstillung, zur Gewebe- und Nervklebung seit Jahren klinisch angewandt. Es kann davon ausgegangen werden, daß durch die Verwendung des Fibrinklebers keine Form der Virushepatitis und keiner anderen durch Viren, insbesondere HIV, verursachten Erkrankungen übertragen werden (Sugg 1985; Eder u. Mitarb. 1986; Gastpar 1984; Scheele 1982; Panis u. Scheele 1982; Rousou u. Mitarb. 1989). Das Fibrinnetzwerk wird von Makrophagen und polymorphkernigen, neutrophilen Granulozyten infiltriert und resorbiert (Heine u. Mitarb. 1982). Es folgt die Einsproßung eines gefäßhaltigen, fibroblastenreichen Granulationsgewebes in die interpartikulären Leerräume. Homologer Fibrinkleber führt nach unseren Beobachtungen zu keiner entzündlichen oder allergischen Reaktion. Die Verwendung von HA und Fibrinkleber in einem Verhältnis von 1:1 wurde von Bochlogyros u. Mitarb. (1985) zur Herstellung vorgeformter Blöcke beschrieben. Durch Reduktion der Thrombinkonzentration von 4 I.E. auf 1 I.E./ml und Vergrößerung des HA:Fibrin-Verhältnisses auf 6:1 läßt sich eine HA-Klebermischung erzielen, die individuell konturiert werden kann. Im Tierexperiment bleibt der interpartikuläre Abstand eines polygonal fibringebundenen Granulates während der bindegewebigen Durchwachsung nahezu konstant (Hotz u. Mitarb. 1989a). In unseren nunmehr über dreijährigen klinischen Erfahrungen mit dem Fibrinklebesystem hat sich uns diese Technik als sehr hilfreich bei der Schaffung formkonstanter Augmentate erwiesen. Wir sahen keinen Fall von Granulatdislokation. Auch unter der in der Regel nach sechs Wochen beginnender kaufunktionellen Belastung blieb das Augmentat form- und lagekonstant. Weitere Anwendungsmöglichkeiten für die formbaren Implantate ergeben sich zur Konturkorrektur im Rahmen der plastischen und rekonstruktiven Chirurgie (Hotz 1991 im Druck).

Zusammenfassung

In Abhängigkeit vom Ausmaß der Alveolarkammatrophie führen bewährte Operationsverfahren der relativen Alveolarkammplastik oder/und der alloplastische Konturaufbau mit HA-Granulat zur Schaffung eines prothesengerechten Kieferkamms. Mit Fibrin als resorbierbarem biologischem Bindemittel lassen sich aus HA-Granulat individuell formbare Implantate herstellen. Während der Applikation wird durch den Kleber eine Granulatdislokation verhindert und die Formkonstanz des individuell gestalteten Implantates bleibt bis zur bindegewebigen Fixation gesichert. Eine postforaminale Augmentation kann mit einer Vestibulumplastik und enossalen Implantaten im anterioren Unterkiefer kombiniert werden. Nach unseren mehr als dreijährigen klinischen Erfahrungen eignet sich fibringebundene Hydroxylapatitkeramik zum Konturaufbau in der präprothetischen und plastisch rekonstruktiven Kiefer-Gesichtschirurgie.

Literatur

Baker RD, Hill Ch, Connole W (1977) Preprosthetic augmentation grafting autogenous bone. J Oral Surg 35:541

Bell WH, Buche WA, Kennedy JW, Ampil JP (1977) Surgical correction of the atrophic alveolar ridge. Oral Surg 43:485

Bochlogyros PN, Hensher R, Becker R, Zimmermann E (1985) A modified hydroxylapatite implant material. J Maxillofac Surg 13:213

Bock NJJ, Rose R (1987) Der subperiostale Gewebeexpander als Hilfsmittel bei der Alveolarkammplastik. Dtsch Z Mund Kiefer GesichtsChir 11:443

Bonomo D (1986) Subperiostal tissue expander for ridge augmentation. CDS Review 4:34

Bull HG, Coredes V, Neugebauer W (1976) Spätergebnisse nach Alveolarkammplastik mit Knorpeltransplantation. Fortschr Kiefer Gesichtschir 20:58

Busch HP (1985) Kalziumsulfat − ein Knochenersatzmittel? Dtsch Zahnärztl Z 40:678

Celesnik F (1965) Knöcherne Rekonstruktion des Alveolarknochens bei fortgeschrittener Atrophie der Kiefer. Fortschr Kiefer Gesichtschir 20:37

Davis WH, Delo H, Ward RJ, Terry B, Patakas B (1975) Long term ridge augmentation with rib graft. J Maxillofac Surg 3:103

Dumbach J, Geiger SH (1980) Klinische und radiologische Befunde bei absoluter Alveolarkammerhöhung im Unterkiefer durch autologe Rippentransplantate. Dtsch Zahnärztl Z 35:1003

Eder G, Neumann M, Cerwenka R, Baumgarten K (1986) Preliminary results of a randomized controlled study on the risk of hepatitis transmission of a two-component fibrin sealant (Tissucol/Tisseel). In: Schlag G, Redl H (Hrsg): Fibrin sealant in operative medicine. Springer, Berlin Heidelberg, p 51

Edlan A (1973) Preprosthetic surgery − a new technique in the edentulous lower jaw. Oral Surg Trans 4th Int Congr Oral Surg Copenh, p 191

Farrell Ch, Kent JN, Guerra LR (1976) One stage interpositional bone grafting and vestibuloplasty of atrophic maxilla. J Oral Surg 34:901

Fazili MG, Overest-Eerdmanns AM, Vernooy W, Visser J, Waas MAJ (1978) Follow up investigation of reconstruction of the alveolar process in atrophic mandible. Int J Oral Surg 7:400

Fischer-Brandies E, Dielert E (1985) Alveolarkammschwund − therapeutische Möglichkeiten und Perspektiven. Quintess Zahnärztl Lit 36:441

Frame JW, Rout PGJ, Browne RM (1987) Ridge augmentation using solid and porous hydroxylapatite particles with and without autogenous bone plaster. J Oral Maxillofac Surg 45:771

Gastpar H (1984) Fibrinklebung bei Patienten mit hämorrhagischen Diathesen. In: Scheele J (Hrsg) Fibrinklebung. Springer, Berlin Heidelberg New York Tokyo, S 283

Grimm G (1977) Ein präprothetisch-chirurgischer Lösungsweg beim maximal atrophischen Unterkiefer. Stomatol DDR 27:153

Härle F (1975) Visierosteotomie des atrophischen Unterkiefers zur absoluten Kammerhöhung. Dtsch Zahnärztl Z 30:561

Härle F (1985) Möglichkeiten und Grenzen der präprothetischen Chirurgie am Unterkiefer. 2. Jtg. Arbeitskreis Implantologie, DGZMK Berlin

Härle F (1989) Atlas der präprothetischen Operationen. Hanser, München Wien

Härle F, Hopkins R (1984) A review of mandibular ridge augmentation procedures. In: Stoelinga PJW (Hrsg) 8th Intern Conf Oral Surg, Quintessenz, Chicago Berlin London Rio de Janeiro Tokio

Harvey WK, Pincock JL, Matukas VJ, Lemons JE (1985) Evaluation of subcutaneously implanted hydroxylapatite-avitene mixture in rabbits. J Oral Maxillofac Surg 43:277

Heine WK, Edinger D, Braun A (1982) Wundheilung nach Fibrinkleber in Orthopädie und Traumatologie. 4. Heidelberger Orthopädie-Symposium. Thieme, Stuttgart New York, S 27

Hotz G, Fritz P (1988) Die Granulatfixation beim Alveolarkammaufbau mit Hydroxylapatit. Erste Erfahrungen mit einem subperiostalem Gewebeexpander. Dtsch Zahnärztl Z 43:85

Hotz G, Mall G, Born IA, Gilde H (1989a) Kollagen und Fibrin als biologische Bindemittel für Hydroxylapatit-Granulat. Dtsch Z Mund Kiefer GesichtsChir 13:296

Hotz G, Kristen K, Fritz P (1989b) Alveolarkammaufbau mit formbaren Implantaten aus Hydroxylapatit-Granulat und Fibrinkleber. Dtsch Z Mund Kiefer GesichtsChir 13:363

Hotz G, Gilde H, Männl R, Höner T (1990) Plastination of granular hydroxylapatite and attached tissue. J Int Soc Plast 4:9

Hotz G (1991) Konturkorrektur mit formbaren Implantaten aus Hydroxylapatitkeramik – Fibrinklebung. In: Schwenzer N (Hrsg) Hefte zur Unfallchirurgie, Plastischen und Wiederherstellungschirurgie. Sasse Verlag, Rotenburg (im Druck)

Kent JN, Quinn JH, Zide MF, Finger JM, Jarcho M, Rothstein SS (1982) Correction of alveolar ridge deficiencies with nonresponsible hydroxylapatite. J Am Dent Ass 105:993

Koberg W (1985) Spätergebnisse nach Augmentationsplastiken. Fortsch Zahnärztl Implantol I:239

Krüger E (1985) Alveolarkammaufbau im Unterkiefer mit Hydroxylapatitkeramik. Dtsch Z Mund Kiefer GesichtsChir 9:194

Lambert PM (1986) A two-piece surgical spling to facilitate hydroxylapatite augmentation of the mandibular alveolar ridge. J Oral Maxillofac Surg 44:329

Lekkas K (1977) Absolute augmentation of the mandible. Int J Oral Surg 6:147

Lew D, Clark R, Shahbazian T (1986) Use of a soft tissue expander in alveolar ridge augmentation. J Oral Maxillofac Surg 44:516

Mehlisch DR, Taylor TD, Leibold DG, Hiatt R, Whaite DE, Whaite DB, Laslain DM, Smith ST, Koretz MM (1987) Evaluation of collagen/hydroxylapatite for augmenting deficient alveolar ridges. A preliminary report. J Oral Maxillofac Surg 45:408

Mercier P (1988) Ridge reconstruction with hydroxylapatite Part I. Oral Surg Med Oral Pathol 65:505

Obwegeser H (1959) Die submuköse Vestibulumplastik. Dtsch Zahnärztl Z 14:629

Obwegeser H (1963) Die totale Mundboden-Plastik. Schweiz Mschr Zahnheilk 75:565

Obwegeser HL, Farmand M (1985) Die Hufeisen-Sandwich-Osteotomie des zahnlosen Oberkiefers mit gleichzeitiger submuköser Vestibulumplastik. Schweiz Mschr Zahnmed 94:390

Osborn JF, Kapovitz M, Karl P (1986) Die zweizeitige Augmentation des atrophischen Kiefers mit Hydroxylapatitkeramik-Granulat. Coll Med Dent 30:149

Osborn JF (1987) Hydroxylapatitkeramik – Granulate und ihre Systematik. Zahnärztl Mitt 77:840

Panis R, Scheele J (1982) Hepatitisrisiko bei der Fibrinklebung in der HNO-Chirurgie. In: Fibrinkleber in Orthopädie und Traumatologie. 4. Heidelberger Orthopädie-Symposium, Thieme, Stuttgart New York, S 274

Pfeifer G, Kapovitz M (1962) Alveoplastic par autotransplantat cartilagineux. Re Stomat (Paris) 63:573

Pham H (1986) Use of an open splint in ridge augmentation with hydroxylapatite. J Oral Maxillofac Surg 44:80

Propper RH (1985) A technique for controlled placement of hydroxylapatite over atrophic mandibular ridges. J Oral Maxillofac Surg 43:469

Rousou J, Gonzalez-Lavin L, Cosgrove D, Weldon C, Hesse P, Joyce L, Bergsland J, Gazzaniga A (1989) Randomized clinical trial of fibrin sealant in patients undergoing resternotomy or reoperation after cardiac operations. J Thorac Cardiovasc Surg 97:194

Scheele J (1982) Hepatitisrisiko der Fibrinklebung in der Allgemeinchirurgie. In: Fibrinkleber in Orthopädie und Traumatologie. 4. Heidelberger Orthopädie-Sympcsium, Thieme, Stuttgart New York, S 268

Schettler D (1976) Sandwich-Technik mit Knorpeltransplantat zur Alveolarkammerhöhung im Unterkiefer. Fortschr Kiefer Gesichtschir 20:61

Stoelinga PJW (1985) Die Augmentation im Molarenbereich des Unterkiefers mit Hydroxylapatit und gleichzeitiger Sandwich-Osteotomie im Symphysenbereich. 2. Kölner Symposium Hydroxylapatit-keramik, Köln

Sugg U (1985) Risiko der Hepatitisübertragung durch humanen Fibrinkleber. Dtsch Med Wschr 110:1161

Tischendorf L (1976) Zur Bewertung der restaurativen Alveolarkammplastik. Stomatol DDR 26:593

Trauner R (1952) Die Alveolarkammplastik im Unterkiefer auf der lingualen Seite zur Lösung des Problems der unteren Prothese. Dtsch Zahnärztl Z 7:256

Wang JH, Whaite DE, Steinhäuser EW (1976) Ridge augmentation: An evaluation and follow up report. J Oral Surg 34:600

Bewährte Methoden der präprothetischen Chirurgie

M. FARMAND

Einleitung

Die präprothetische Chirurgie hat sich in den letzten Jahren sehr gewandelt. Während bestimmte Operationsmethoden keine Indikation mehr haben, werden neuere Methoden beschrieben. Besonders diskutiert wird die autogene Knochentransplantation. Es hat sich gezeigt, daß subperiostale Auflagerungen von Beckenkamm oder Rippe sowohl im Ober- wie Unterkiefer einer großen Resorption unterworfen sind. Diese Auflagerungsplastiken (Schmid 1954; Celesnik 1964; Obwegeser 1977) sind von den Sandwichplastiken (Barros Saint-Pasteur 1966; Schettler 1976; Bell et al. 1977) abgelöst worden, obwohl auch hier mit einer gewissen Resorption zu rechnen ist.

Durch die Einführung von Knochenersatzmitteln, wie dem Hydroxylapatit, glaubte man, ein Material zur Verfügung zu haben, das keinerlei Veränderungen unterworfen wäre. Jedoch sind diese Aufbäumethoden mit Hydroxylapatit nicht bei allen Patienten indiziert und ein gewisser Schwund des Materials ist ebenfalls vorhanden.

Seit neuester Zeit wird, ausgehend von der Unterkieferrekonstruktion mit gefäßgestielten Transplantaten, auch für die präprothetische Chirurgie des Unterkiefers diese Methode propagiert. In wieweit sich diese aufwendige Methode als Routinemethode durchsetzen kann, wird die Zukunft zeigen. Denn auch diese Methode hat ihre Nachteile, wie z. B. eine extraorale Schnittführung und eine verlängerte Operationszeit. Es ist außerdem abzuwarten, ob die Resorptionsraten dieser mikroanastomosierten Transplantate auf lange Sicht wirklich wesentlich geringer sind als bei den konventionellen Methoden.

In diesem Beitrag möchten wir das von uns zur Zeit verwendete Konzept der präprothetischen Chirurgie darstellen. Die Indikation der verwendeten Methoden ist von einigen Faktoren abhängig, die ebenfalls beschrieben werden.

Allgemeine Indikation der einzelnen Methoden (Tabelle 1)

Die Indikationen der einzelnen Methoden sind vor allem vom Alter und dem Gesundheitszustand des Patienten abhängig. Zusätzlich sind die Lokalisation der Atrophie und der Atrophiegrad wesentliche Faktoren bei der Planung. Abhängig davon muß die intermaxilläre Beziehung und die Gegenbezahnung bei der Planung des Eingriffes evaluiert und berücksichtigt werden.

Tabelle 1. Bewährte Methoden der präprothetischen Chirurgie

- Alter
- Gesundheitszustand
- Lokalisation der Atrophie
- Atrophiegrad
- Intermaxilläre Relation
- Prothesen-Akzeptanz

Daneben spielen auch psychologische Aspekte eine Rolle. Der Erfolg der präprothetischen Chirurgie hängt zum Teil von der Prothesenakzeptanz des Patienten ab.

Nach genauer Evaluierung dieser einzelnen Punkte mit Hilfe objektivierbarer Methoden (Modelle, Röntgenbilder, Fotos) wird jeweils die entsprechende Operationsmethode falladäquat ausgewählt.

Konzept der präprothetischen Chirurgie im Oberkiefer (Tabelle 2, 3)

Geringe Atrophie

Bei einer geringen Atrophie im Oberkiefer wird sowohl bei jüngeren wie bei älteren Patienten von uns die submuköse Vestibulumplastik in klassischer Weise (Obwegeser 1959) bevorzugt. Diese Operationsmethode liefert bei genügendem Knochenangebot und guter Schleimhautqualität hervorragende Resultate (Schumann

Tabelle 2. Konzept der präprothetischen Chirurgie − bewährte Methoden

Alter	Kiefer	Atrophiegrad	Op-Methode
jung	Oberkiefer	gering	submuköse Vpl Implantat
		mittel	HA-Aufbau + Vpl Implantat
		stark	HS-Osteotomie Sandwich-Ost. + Implantate HA + Spongiosa-Auf.

Tabelle 3. Konzept der präprothetischen Chirurgie − bewährte Methoden

Alter	Kiefer	Atrophiegrad	Op-Methode
alt	Oberkiefer	gering	submuköse Vpl Implantat
		mittel	submuköse Vpl Implantat HA-Aufbau + Vpl
		stark	HA-Aufbau + Vpl

und Farmand 1989). Zur Fixierung der Schleimhaut wird, wie von Obwegeser (1959) angegeben, eine Platte verwendet.

Alternativ können natürlich in einem wenig atrophierten Kieferkamm auch Implantate eingebracht werden.

Die Vestibulumplastik mit einer Hauttransplantation (Schuchardt 1952) wird von uns nur in wenigen Ausnahmefällen durchgeführt. Die Vestibulumplastik mit sekundärer Epithelisierung (Szabo 1916) wurde wegen der großen Rezidivneigung völlig verlassen.

Mittelgradige Atrophie

Während in einigen Fällen bei den älteren Patienten noch die submuköse Vestibulumplastik angewendet werden kann, sollte in den meisten Fällen ein Aufbau, bevorzugt mit Hydroxylapatit, erfolgen. Andere Auflagerungsmaterialien wie z. B. Knorpel haben sich nicht bewährt. Im Sinne einer single-stage-Operation wird der HA-Aufbau immer mit einer modifizierten submukösen Vestibulumplastik gekoppelt. Im Gegensatz zu anderen Autoren (Härle 1985; Härle und Kreusch 1987) verwenden wir keine Platte, da wir die Druckstellen mit anschließend freiliegendem Material befürchten. Wir verwenden seit 1983 eine Modifikation der Kallenbergerschen Fixationsnaht mit Chromcat-Gut. Mit diesen Hochnähten fixieren wir die submukös präparierte Schleimhaut im neuen Fornix an das Periost. Zur besseren Adaptation der Schleimhaut an das Aufbaumaterial kann Fibrinkleber verwendet werden.

Die Verwendung von Implantaten kann ebenfalls in Einzelfällen indiziert sein, hat aber z. Zt. in der Klinik keine größere Bedeutung. Nach unserer Erfahrung scheint die konventionelle präprothetische Chirurgie weitaus zu überwiegen.

Hochgradige Atrophie

Hier unterscheiden sich die Indikationen der einzelnen Methoden für jüngere, gesunde Patienten von älteren Patienten. Während bei den älteren Patienten ein Hydroxylapatit-Aufbau vorgenommen werden kann, glauben wir, daß bei jungen Patienten die Knochentransplantationen immer noch ihre Berechtigung haben. Die Erhöhung des atrophischen Oberkiefers geschieht durch Interposition und nicht durch Auflagerung von autogenem Knochenmaterial. Dabei muß eine Osteotomie in der Le-Fort-I-Ebene durchgeführt werden (Bell et al. 1978). Wie bereits 1976 von Farrel et al. beschrieben, wird diese Aufbaumethode mit einer Vestibulumplastik gekoppelt. Bei der klassischen Le Fort-I-Osteotomie bleibt aber der Gaumen unverändert, eine anteriore Abstützung muß sekundär durch eine Erhöhung des Gaumendaches (Wassmund 1931; Steinhäuser 1978) oder eine Tubenplastik (Celesnik 1954) erreicht werden.

Wir verwenden deshalb bei jungen Patienten mit stark atrophischem Kiefer die Hufeisensandwich-Osteotomie mit einer gleichzeitigen Vestibulumplastik (Farmand 1984, 1986). Dabei bleibt das Gaumendach am ursprünglichen Ort, und der Alveolarfortsatz kann nach anterior, zum Ausgleich der Retromaxillie, und nach kaudal für die Interposition des autogenen Knochens bewegt werden. Die modifizierte submuköse Vestibulumplastik wird in ähnlicher Weise, wie oben beschrieben, mit Hochnähten vorgenommen (Abb. 1).

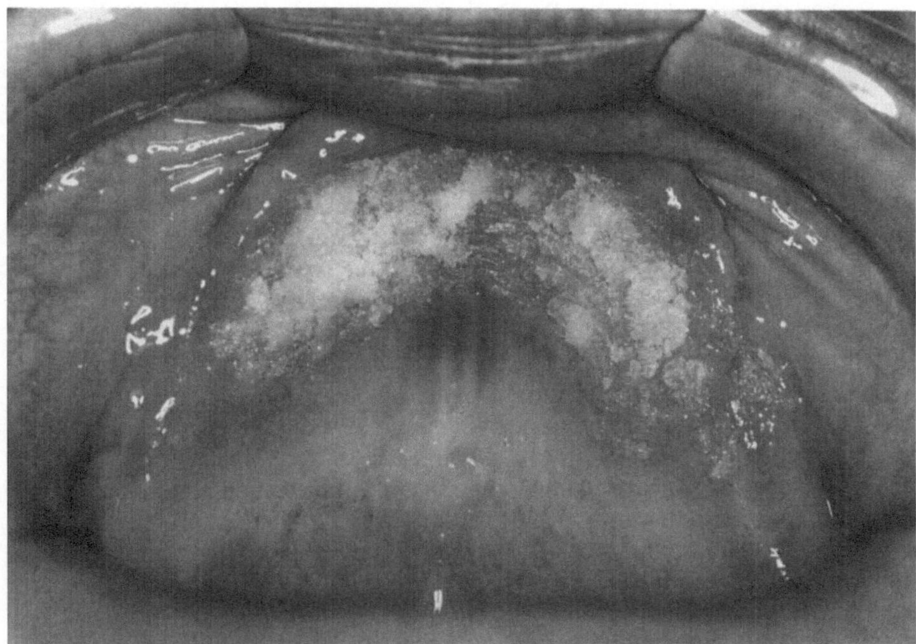

a

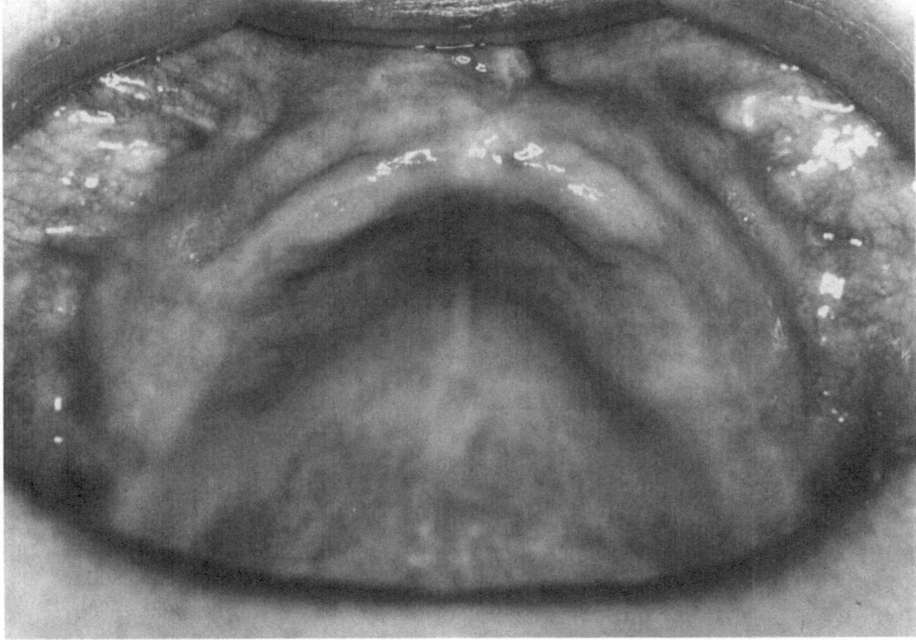

b

Abb. 1a,b. Hufeisen-Sandwich-Osteotomie des Oberkiefers. **a** Präoperativer intraoraler Situs; **b** Situs 8 Monate nach HSO mit gleichzeitiger submuköser Vestibulumplastik

Langzeitresultate zeigen eine Resorption von ca. 18% in der Front (Farmand und Ryffel 1989; Farmand 1990).

Die Knocheninterposition in der Le-Fort-I-Ebene kann mit Implantaten gekoppelt werden. Diese Methode und die spätere prothetische Versorgung sind aufwendiger, deshalb muß die Indikation sehr sorgfältig gestellt werden (Sailer 1990).

Auch die Auffüllung des Sinus maxillaris mit Hydroxylapatit (Smiler und Holmes 1987) oder Knochen (Boyne und James 1980) mit anschließender Implantatversorgung wird beschrieben.

Konzept der präprothetischen Chirurgie im Unterkiefer (Tabelle 4, 5)

Geringe Atrophie

Bei der geringgradigen Atrophie des Unterkiefers ist die Versorgung mit Implantaten, die entweder allein oder mit einer totalen Mundbodenplastik gekoppelt werden, die Methode der Wahl. Gleichzeitig kann das Vestibulum partiell oder total mit einem Haut- (Hardt und Steinhäuser 1989; Hardt 1990) oder Schleimhaut-Transplantat (Krekeler 1985; Buser 1987) verbessert werden. Will man keine ausgeprägte Vestibulumvertiefung haben, dann ist eine modifizierte submuköse Vestibulumplastik mit Knochentiefnähten möglich. Mit dieser Methode gelingt es, direkt um die Implantate eine fest anhaftende Gingiva zu erhalten (Abb. 2, Farmand im Druck).

Natürlich schafft auch bei einer geringen Atrophie die totale Mundboden- und Vestibulumplastik mit Hauttransplantation in klassischer Weise (Schuchardt 1952; Trauner 1952; Rehrmann 1953; Obwegeser 1963) gute Voraussetzungen für einen ausreichenden Prothesenhalt. Um die Hauttransplantation zu umgehen, wird von uns für die Schaffung des Vestibulums eine Kombination von einer sekundären Vestibulumplastik mit der submukösen Vestibulumplastik vorgenommen. Dabei wird im Bereich der Vestibulum-Umschlagsfalte ein gestielter submukös präparierter Schleimhautlappen mittels Knochentiefnähten angenäht. Dieser

Tabelle 4. Konzept der präprothetischen Chirurgie — bewährte Methoden

Alter	Kiefer	Atrophiegrad	Op-Methode
jung	Unterkiefer	gering	Implantat ± MB + Vpl
		mittel	Implantat TMB + Vpl HA-Aufbau
		stark	Sandwich-Aufbau + autog. Knochen Sandwich-Aufbau + Implantat anastom. Aufbau ± Implantat

Tabelle 5. Konzept der präprothetischen Chirurgie – bewährte Methoden

Alter	Kiefer	Atrophiegrad	Op-Methode
alt	Unterkiefer	gering	Implantat ± TMb + Vpl
		mittel	Implantat ± TMb + Vpl HA-Aufbau
		stark	Nerv-Abdeckung + Implantat (Sandwich-Aufbau)

Schleimhautlappen verhindert das Hochwandern des Vestibulums (Triaca und Farmand im Druck).

Mittelgradige Atrophie

Sowohl bei jungen wie bei älteren Patienten können die bereits bei geringgradiger Atrophie angegebenen Methoden verwendet werden. Die Indikation für Implantate sollte individuell gestellt werden.

Ist die Knochenatrophie fortgeschritten, und muß eine Aufbauplastik erwogen werden, so kommen vor allem die Knochenersatzmittel zur Anwendung. Das Hydroxylapatit (Kent et al. 1982) wird dann auf den Unterkiefer aufgelagert. Dabei werden verschiedene Methoden angegeben, um das Abrutschen nach lingual zu verhindern. Das Hydroxylapatit kann einerseits mittels eines Vicrylschlauches (Härle 1985) oder mit Hilfe des Fibrinklebers (Hotz et al. 1989) an Ort und Stelle gehalten werden. Auch eine Sandwicheinlagerung interforaminär ist möglich. Bei den Umbau- und Einlagerungsvorgängen muß in der Regel eine Verringerung der Höhe von ca. 30% in Kauf genommen werden. Wir haben aber auch in Einzelfällen noch höhere Verluste des Hydroxylapatits beobachtet. Für die verschiedenen Aufbereitungsarten und Sorten des Hydroxylapatits wird teilweise ein unterschiedliches Verhalten angegeben. Wir halten die Verwendung von Hydroxylapatit für kontraindiziert, wenn der Nerv auf dem Kamm freiliegt. Denn Sensibilitätsstörungen, die durch die Auflagerung des Hydroxylapatits auf den Nerv zustande kommen, sind therapeutisch äußerst schwierig zu beeinflussen. Die Kombination von interforaminären Implantaten mit Auflagerung von Hydroxylapatit im dorsalen Bereich ist ebenfalls möglich. Auch dabei soll das Material nicht auf den Nerv gelagert werden.

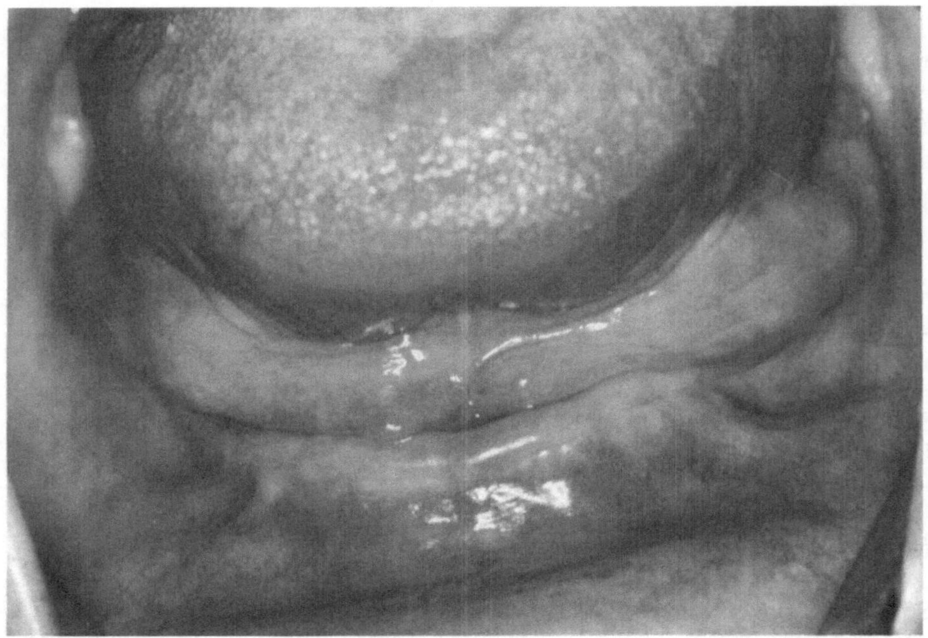

a

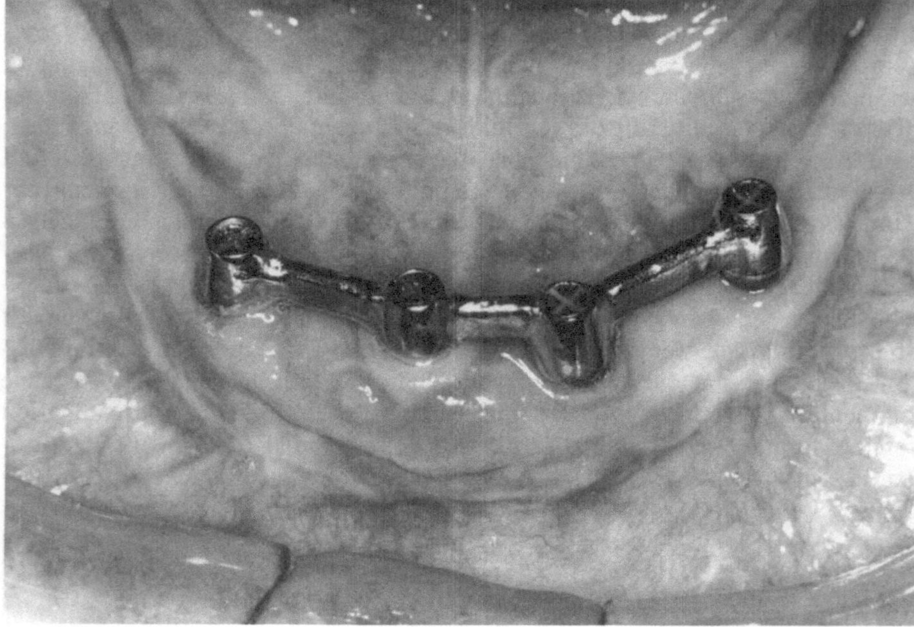

b

Abb. 2a, b. Modifizierte submuköse Vestibulumplastik in Kombination mit einer Vestibulumplastik mit sekundärer Epithelisation und gleichzeitiger Implantatversorgung. **a** Präoperativer Befund; **b** Status 3 Monate nach der Operation mit integriertem Steg

Hochgradige Atrophie

Ist die Atrophie so weit fortgeschritten, daß die Nervi mentales auf dem Alveolarfortsatz heraustreten oder sogar der N. alveolaris frei auf dem Kamm läuft, ist
der Unterkiefer frakturgefährdet. Dabei ist in den meisten Fällen der Unterkiefer
im Seitenzahnbereich beträchtlich dünner als in der Front (Moloney et al. 1985;
Freihofer und Hoppenreys 1986; Farmand und Ryffel 1987). Eine Osteotomie bei
einer Höhe unter 1 cm in diesem Bereich birgt die Gefahr einer Nervenverletzung
und einer Fraktur. Eine Osteotomie für eine Interpositionsplastik kann nur noch
interforaminär durchgeführt werden.

Zusätzlich zur Verbesserung der Prothesenfähigkeit muß also eine Verstärkung
des meist äußerst fragilen Unterkiefers vorgenommen werden. Dies kann nur
durch eine Knochentransplantation geschehen. Eine Auflagerung mit Hydroxylapatit halten wir in diesen Fällen für kontraindiziert. Besonders bei älteren Patienten ist aber die Entnahme von autogenem Knochen abzuwägen. Bei diesen Patienten kann eine Verbesserung des Prothesenhaltes mit kurzen Implantaten verschiedener Systeme erreicht werden (Branemark 1983; Neukam et al. 1989), wobei aber
meist im Bereich der Nn. mentales durch den Druck der Prothese Beschwerden
angegeben werden. Wir decken in diesen Fällen den Alveolarkamm bzw. den
Nervbereich mit konservierter, lösungsmittelgetrockneter Dura ab, ohne den Nerv
freizulegen. Eine Tieferlagerung des N. mentalis wird nicht mehr vorgenommen,
da dieser Eingriff mit Sensibilitätsstörungen verbunden ist.

Bei jüngeren Patienten halten wir zur Zeit eine Sandwich-Interposition von
Knochen für gerechtfertigt. Die Knochentransplantation kann mit Implantaten
gekoppelt werden (Abb. 3) (Neukam et al. 1989; Farmand 1991). Als Knochenmaterial werden vorwiegend Rippen verwendet, die halbiert und zusammengebunden

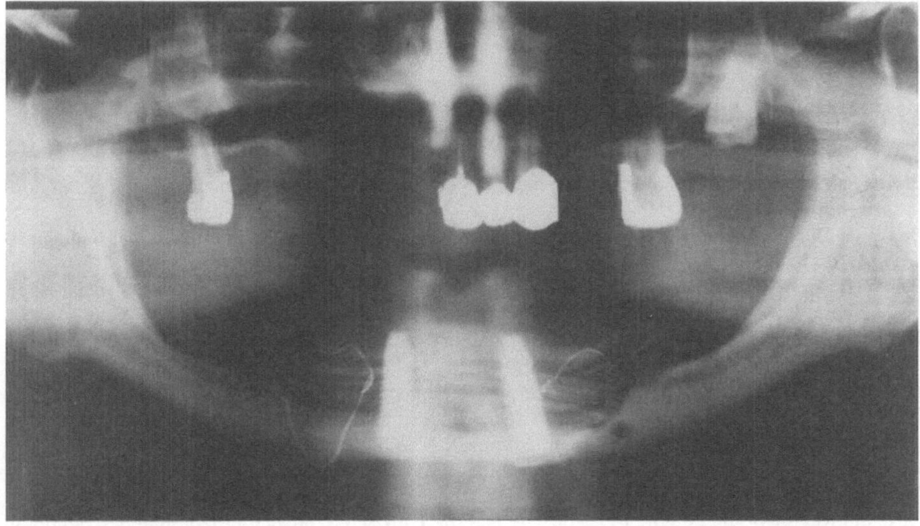

Abb. 3. Sandwich-Aufbau des Unterkiefers mit Rippeninterposition und gleichzeitige Implantatversorgung. Orthopantomogramm kurz nach der Operation. Deutlich sind die horizontal eingelagerten
Rippenhälften sichtbar

interforaminär auch bei dünnsten Unterkiefern interponiert werden, aber im dorsalen Bereich aufgelagert werden müssen (Farmand 1986). Wann immer möglich, wird die Knochentransplantation mit einer lingualen und vestibulären Sulkusplastik gekoppelt. Knochentiefnähte und Fibrinkleber ermöglichen eine gute Adaptation der submukös präparierten vestibulären Schleimhaut an den Aufbau.

Die Resorptionsrate ist im Vergleich zum Oberkiefer höher. Besonders im dorsalen Bereich, wo der Knochen nur aufgelagert werden kann, beträgt sie im ersten Jahr ca. 1/3 der Rippenhöhe und schreitet allmählich fort. Man erreicht aber auch hier eine Verbreiterung und damit eine Verstärkung des Unterkiefers (Rudelt und Heydarian 1981).

In wieweit die in jüngster Zeit propagierten mikroanastomosierten Knochentransplantationen (Kärcher et al. 1986; Riediger und Ehrenfeld 1989) diese Resorptionsraten verbessern können, wird die Zukunft zeigen. Wir glauben, daß momentan diese aufwendige Technik nur für ganz spezielle Fälle vorbehalten bleiben sollte. Wir verwenden seit kurzem den desmalen Schädelknochen als Interpositionsmaterial. Unsere Kurzzeiterfahrungen sind sehr vielversprechend (Farmand 1991).

Zusammenfassung

Die präprothetische Chirurgie hat in den letzten Jahren einen großen Wandel durchgemacht.

Neuere Techniken sind hinzugekommen. Abhängig von Alter, Gesundheitszustand, Lokalisation und Grad der Atrophie stehen uns eine Anzahl von bewährten Operationsmethoden zur Verfügung, um den zahnlosen Ober- und Unterkiefer wieder prothesenfähig zu machen. Diese Methoden sind zwangsläufig einer Diskussion unterworfen.

Literatur

Barros Saint-Pasteur JB (1966) Plastica restauradora de la cresta alveolar de la mandibula. Acta odontol venez 4:3

Bell WH, Buckles RL (1978) Correction of the atrophic alveolar ridge by interpositional bone grafting. J oral surg 36:693

Bell WH, Buche WA, Kennedy JW, Ampil JP (1977) Surgical correction of the atrophic alveolar ridge. Oral surg 43:485

Boyne PhJ, James RA (1980) Grafting of the maxillary sinus floor with autogenous marrow and bone. J oral surg 38:613

Branemark PL (1983) Osseointegration and its experimental background. J prosthet dent 49:399

Buser D (1987) Die Vestibulumplastik mit freien Schleimhauttransplantationen bei Implantaten im zahnlosen Unterkiefer. Schweiz Mschr Zahnheilk 97:766

Celesnik F (1954) Die Tuberplastik. Öst Z Stomatol 51:584

Celesnik F (1964) Rekonstruktion des Alveolarkammes. Öst Z Stomatol 61:450

Farmand M (1984) Die Le Fort I-Osteotomie und die Hufeisen-Sandwich-Osteotomie des zahnlosen Oberkiefers als präprothetische Maßnahme. Abstr E.A.M.F.S. Paris

Farmand M (1986) Horse-shoe sandwich osteotomy of the edentulous maxilla as a preprosthetic procedure. J max-fac surg 14:238

Farmand M (1986) Unterkieferaufbau mit gebündelten, halbierten Rippen und gestieltem Alveolar-kamm-Deckel und gleichzeitige linguale und vestibuläre Sulcusplastik. Schweiz Mschr Zahnheilk 96:1091

Farmand M (1990) Longterm results after Horseshoe-sandwich osteotomy. Abstr E.A.C.M.F.S. Brussels

Farmand M, Ryffel M (1987) Results after mandibular ridge augmentation with laminated split ribs, predicted anterior bone lid and simultaneous sulcoplasties. J cranio max fac 15:141

Farmand M, Ryffel M (1989) Longterm results after Horseshoe-sandwich osteotomy of the edentulous maxilla as a preprostethic procedure. Abstr 3rd intern Congr preprosthetic surg, Arnhem, p 33

Farmand M (1991) Mandibular augmentation with split calvarial graft and simultaneous osseus implant. Abstr 4th Intern Congr Preprosthetic Surg. Palm Springs

Farrell CD, Kent JN, Guerra LR (1976) One-stage interpositional bone grafting and vestibuloplasty of the atrophic maxilla. J oral surg 34:901

Freihofer HP, Hoppenreys THM(1986) Mandibular ridge augmentation by visor osteotomy combined with a subperiosteal ribgraft. J max-fac surg 14:301

Hardt N (1990) Ergebnisse der Kombination enossaler Implantate und präprothetischer Operationen. Swiss dent 11:19

Hardt N, Steinhäuser EW (1989) Technik und Ergebnisse der einzeitigen Kombination von enossalen Implantaten (TPS) mit klassisch präprothetischen Operationen im Unterkiefer. Dtsch Z Mund Kiefer Gesichtschir 13:266

Härle F (1985) Augmentation in the atrophic maxilla with a flabby ridge. J max-fac surg 13:209

Härle F, Kreusch Th (1987) Augmentation of the alveolar ridge with hydroxylapatite in a vicryl tube. Abstr second Int Congr on preprosthetic surg, May 1987. Palm Springs, p 71

Hotz G, Mall G, Born IA, Gilde H (1989) Kollagen und Fibrin als biologische Bindemittel für Hydro-xylapatit-Granulat. Dtsch Z Mund Kiefer Gesichtschir 13:296

Kärcher H, Köle H, Borbely L (1986) Der Knochenaufbau eines atrophischen Unterkiefers mit einem gefäßgestielten Beckenkamm. Dtsch Z Mund Kiefer Gesichtschir 10:464

Kent JN, Quinn JH, Zide MF, Finger IM, Jarcho M (1982) Correction of alveolar ridge deficiencies with nonresorbable hydroxylapatite. J am dent assoc 105:993

Krekeler G (1985) Paradontale Probleme am Implantatpfeiler. Schweiz Mschr Zahnheilk 95:847

Moloney F, Stoelinga PJW, Tideman H, De Koomen HA (1985) Recent developments in interposi-tional bone-grafting of the atrophic mandible. J max fac 13:14

Neukam FW, Hausamen JE, Scheller H (1989) Möglichkeiten und Grenzen der Implantologie beim älteren Patienten. Dtsch zahnärztl Z 44:490

Obwegeser H (1959) Die submuköse Vestibulumplastik. Dtsch zahnärztl Z 14:629

Obwegeser H (1963) Die totale Mundbodenplastik. Schweiz Mschr Zahnheilk 73:565

Obwegeser H (1976) Weitere Erfahrungen mit der aufbauenden Kammplastik. Schweiz Mschr Zahn-heilk 77:338

Rehrmann A (1953) Beitrag zur Alveolarkammplastik im Unterkiefer. Zahnärztl Rdsch 62:505

Riediger D, Ehrenfeld M (1989) A new method for the restitution of the masticatory function of ex-tremely atrophied jaws: Microsurgical bone transfer in combination with enossal implants. Abstr 3rd intern Congr preprosthetic surg, Arnhem, p 54

Rudelt HG, Heydarian F (1981) Alveolarkammerhöhung durch autologe Rippentransplantation mit anschließender Vestibulumplastik (Behandlungsergebnisse). Dtsch Z Mund Kiefer Gesichtschir 5:345

Sailer HF (1989) A new method of inserting endosseous implants in totally atrophic maxillae. J cranio max-fac surg, p 17

Schettler D (1976) Sandwichtechnik mit Knorpeltransplantat zur Alveolarkammerhöhung im Unter-kiefer. Fortschr Kiefer Gesichtschir 20:61

Schmid E (1954) Die aufbauende Kieferkammplastik. Öst Z Stomatol 51:582

Schuchardt K (1952) Die Epidermistransplantation bei der Mundvorhofplastik. Dtsch zahnärztl Z 7:364

Schumann R, Farmand M (1989) Die prothetische Versorgung nach submuköser Vestibulumplastik. Schweiz Mschr Zahnheilk 99:1127

Smiler DG, Holmes RE (1987) Sinus lift procedure using porous hydroxyapatite: a preliminary clinical report. J Oral Impl 8:1987

Steinhäuser EW (1978) Methoden zur operativen Verbesserung der Gaumenwölbung. Zahnärztl Praxis 29:51
Szabo J (1916) Methode zur Verhinderung des Verwachsens der durchtrennten Mundschleimhaut. Österr Vierteljahresschr Zahnheilk 32:244
Trauner R (1952) Die Alveolarkammplastik im Unterkiefer auf der lingualen Seite zur Lösung des Problems der unteren Prothese. Dtsch zahnärztl Z 7:256
Wassmund M (1931) Die chirurgische Formgestaltung des atrophischen Kiefers zum Zwecke prothetischer Versorgung. Z Zahnheilk 47:305

Diskussion – Präprothetische Chirurgie

Diskussion zum Beitrag Hotz

K. GIESEN, Dortmund:
Welche Art von Hydroxapatit haben Sie verwandt? Haben Sie Erfahrungen mit porösem Hydroxylapatit?

G. HOTZ, Heidelberg:
Wir haben ausführliche tierexperimentelle Untersuchungen durchgeführt und gesehen, daß das mikroporöse Algipore für diese Indikation überhaupt nicht geeignet ist, weil es nach kurzer Zeit mehr oder weniger vollständig resorbiert wird. Das makroporöse Interpore mit einem interkonnektierenden Porensystem, das bindegewebig oder knöchern durchwachsen werden kann, haben wir in der Anfangsphase benutzt. Wie auch Herr Farmand zeigte, kann es, insbesondere bei Patienten mit anteriorer Restbezahnung des Gegenkiefers zu überdurchschnittlicher Keramikdegradation kommen, d. h. zu Resorption und In-Lösung-Gehen. Wir verwenden seit nunmehr 3 Jahren für die Augmentationsplastik dicht gesinterte synthetische Hydroxylapatitkeramik, von der wir erwarten, daß dieser Abbau begrenzt bleiben kann.

H.-A. MERTEN, Göttingen:
Können Sie uns noch ausführlich über Ihre Erfahrungen mit temporär eingepflanzten Gewebeexpandern berichten?

G. HOTZ, Heidelberg:
Wir haben im Rahmen einer kontrollierten Studie 10 Gewebeexpander implantiert. Wir sahen bei einer allmählichen Aufdehnung über 3 Wochen keine Komplikationen. Histologisch erkennt man einen narbig verbreiterten Mukoperiostschlauch, der das Granulat form- und lagestabil zu fixieren vermag. Vor der Applikation des Granulates müssen bei dieser Methode epiperiostale Bindegewebsneubildungen unbedingt entfernt werden, ansonsten bleibt der Aufbau mobil. Wegen der Gefahr der neuerlichen Nervschädigung beim Zweiteingriff sowie einer um 3 Wochen verlängerten Prothesenkarenz haben wir diese Methode verlassen.

Diskussion zum Beitrag Farmand

B. GATTINGER, Linz:
Sie haben ein sehr pessimistisches Bild der Unterkieferaugmentation vorgestellt, im Grunde mit hohen Resorptionsraten, besonders im Seitenzahnbereich, wobei Sie gefäßgestielte Transplantate ausgenommen haben. Die Kombination der Osteotomie des Alveolarfortsatzes mit einer Fibrinspongiosaplastik, als Interponar, bringt auch in Seitenzahnbereichen nach unserer Erfahrung dauerhaftere Ergebnisse. Haben Sie vielleicht in dieser Richtung auch Erfahrungen gesammelt?

M. FARMAND, Erlangen:
Ich selbst habe die totale Alveolarfortsatz-Osteotomie nicht angewandt. Ich sehe die Indikation für den Aufbau mit Knochen wirklich bei einem extrem atrophischen Kiefer, also wo der Unterkiefer im Seitenzahnbereich fast nur noch 1 cm hoch ist oder noch weniger. Die Röntgenbilder täuschen sehr häufig, da sich auf der Panorama- oder Fernröntgenaufnahme die Linea mylohyoidea immer sehr schön abbildet, wodurch der Knochen höher aussieht, als er wirklich ist. Sie wissen ja, daß von Herrn Stoelinga früher bereits eine solche Operationsmethode mit visierartiger hinterer Osteotomie publiziert wurde. Dies ist natürlich nicht das Gleiche, denn gerade hinten liegt ja die Problemzone, vorne nicht. Deshalb warte ich gerne darauf, wie sich die Dinge in den nächsten 2–3 Jahren bewähren, dann sehen wir weiter.

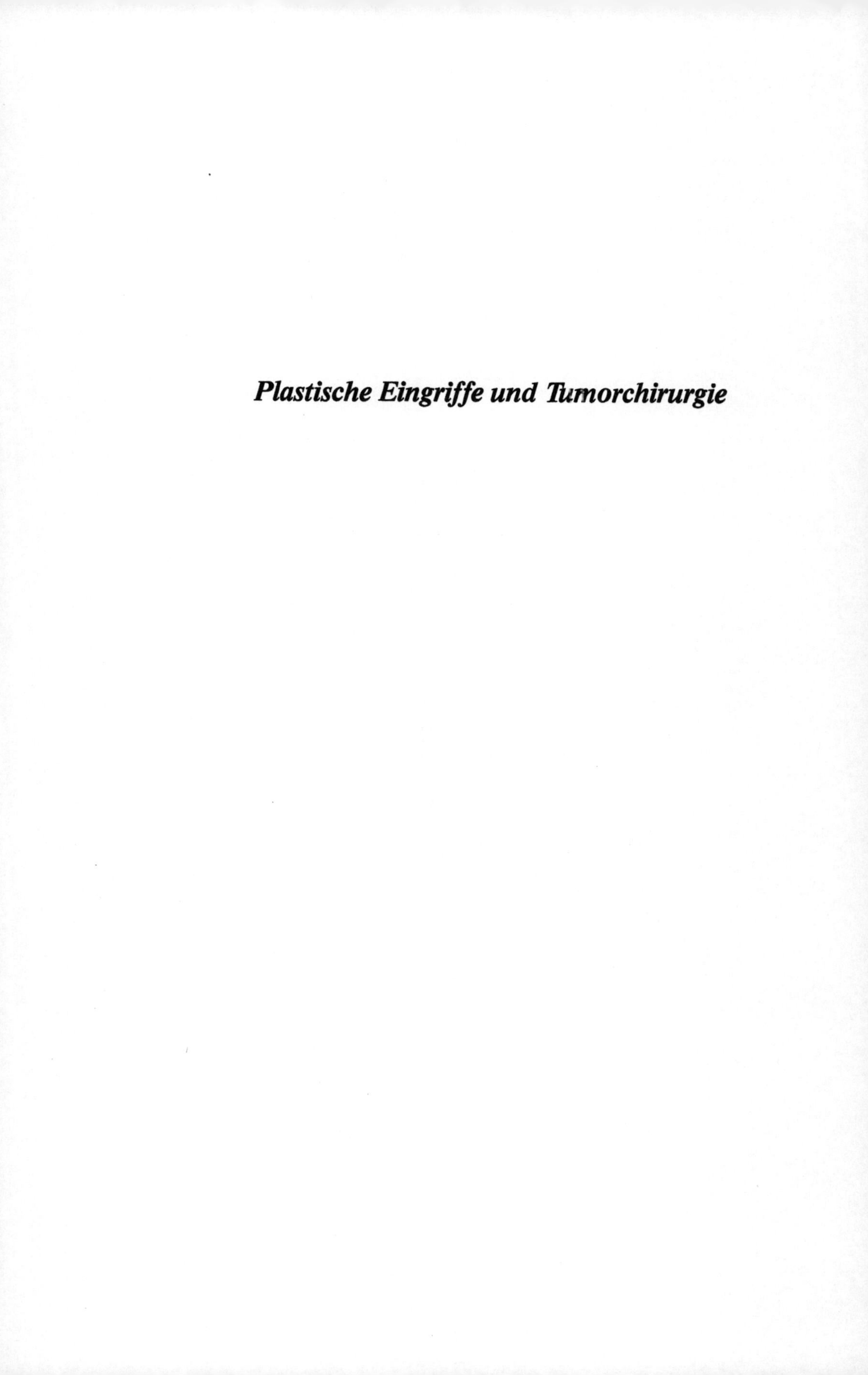

Plastische Eingriffe und Tumorchirurgie

Cranio-Maxillo-Faziale Chirurgie – Können Gewebekleber objektive Hilfen sein?

R. B. DROMMER

Es wird über die notwendigen Einsatzmöglichkeiten des Fibrinklebers in der cranio-maxillo-fazialen Chirurgie berichtet.

Die Klebewirkung des Fibrinklebers kann hervorragende Dienste an anatomischen Regionen leisten, die nur schwer oder unerreichbar für Nahttechniken zugänglich sind.

Wie jedes andere Präparat auch wird der Fibrinkleber bei der Indikationsstellung zu seiner Anwendung dahingehend überprüft, inwieweit therapeutischer Aufwand, therapeutisches Risiko und zu erwartendes therapeutisches Resultat in einer für den Patienten verantwortbar günstigen Relation stehen.

Das Arzneimittel Fibrinkleber gehört zu unserem therapeutischen Repertoire wie andere Pharmaka auch.

Es ist deshalb unsere Pflicht zu überprüfen, inwieweit ein solches Pharmakon sinnvoll eingesetzt wird oder lediglich eine Placebowirkung besitzt.

Die Besonderheiten von Gewebeklebern liegen darin, daß eine Placebowirkung auf den Therapeuten selbst überprüft werden muß.

Objektiv lassen sich somit die Auswirkungen von Gewebeklebungen nur in wissenschaftlichen Untersuchungen nachweisen, die im doppelten Blindversuch ausgeführt werden müßten. Solche Untersuchungen sind jedoch mit Gewebeklebern nicht möglich.

Wollen wir ein Präparat überprüfen, so müssen wir uns erst das Wirkungsspektrum – d.h. die Eigenschaft – der Substanz vor Augen halten.

Bei den heute üblichen Gewebeklebern handelt es sich nahezu ausschließlich um körperfremdes Fibrinogen, welches unter Zuhilfenahme von Zusätzen seine Fibrinstruktur erhält und mit diesem Umwandlungsprozeß seine Eigenschaften wirksam werden läßt.

Die uns vor etwa 25 Jahren bekannt gewordenen Cyano-Acrylkleber haben aufgrund ihrer bekannten Problematik heute nahezu keine klinische Bedeutung mehr.

Die Substanz Fibrin besitzt die Eigenschaft der Klebewirkung.

Mit dieser Wirkung könnte eine Wunschvorstellung aller Chirurgen erfüllt werden, Nahttechniken durch Klebetechniken zu ersetzen. Dieser Wunschtraum ist auch heute noch nicht erfüllbar, hierin zeigt sich wiederum einmal der deutliche Unterschied zwischen technischen Materialien und biologisch wirkenden Substanzen.

Erste Klebeversuche an Nerven wurden mit homologen Fibrinpräparaten vor mehr als zwei Jahrzehnten in Wien vorgenommen (Matras).

Die Wiedervereinigung von sensiblen oder motorischen Nerven bzw. die Nerv-
überbrückung mit Interponaten gehört heute zu den Routineoperationen. Inwieweit die mikrochirurgische Nervnaht der Klebetechnik überlegen ist oder inwieweit beide Techniken sich miteinander ergänzen können, sind noch widersprüch-
lich diskutierte Fragen. Selbst der zeitliche Aufwand für eine Nervnaht stellt heute
keinen Nachteil mehr gegenüber einer Klebetechnik dar (Millesi).

Mikrovaskuläre Anastomosen – bei uns vorwiegend in der rekonstruktiven Tumorchirurgie angewendet – bedeuten einen hohen technischen, personellen und
zeitlichen Aufwand (Drommer 1/2/3).

Die Mikrogefäßnähte konnten bis heute noch nicht überzeugend durch Klebetechniken abgelöst werden. Wir müssen somit weiter dem gediegenen Handwerk
Tribut zollen und zum Vorteil der Patienten extendierte Operationszeiten in unser
berufliches Leben miteinbauen.

Anders sieht es hingegen in Situationen aus, bei denen aus anatomischen Gründen heraus gesehen eine Naht nicht oder nur extrem schwer möglich wäre. Hier
können Gewebekleber außerordentlich segensreiche Hilfestellungen geben.

Das betrifft zunächst die Chirurgie der knöchernen Orbita. Zur Rekonstruktion
des destruierten Orbitabodens müssen nicht selten Transplantate oder Implantate
eingelagert werden. Die Fixation der Implantate ist über Nähte nahezu nicht möglich. Die Stabilisierung dieser Materialien, bis zu ihrer bindegewebigen Umbauung, kann sehr gut mit Gewebeklebern erwirkt werden.

Tumorresektionen können die Resektion des Orbitainhaltes und Gewebeentfer-
nungen bis zur Schädelbasis notwendig werden lassen. Hier hat der Fibrinkleber
eine hervorragende Aufgabe, Fixationsnähte im Sinne einer zusätzlichen Abdichtung in ihrer Wirksamkeit zu unterstützen.

Gleiches trifft für die Schädeldachrekonstruktion in Kombination mit Duraplastiken zu (Abb. 1). Nach Tumorresektion und Durarekonstruktion wird die Klebewirkung des Fibrins unterstützend genutzt. Die Rekonstruate können auf eine ab-
gedichtete Dura gelegt werden und finden somit ein geeignetes Transplantatbett
vor.

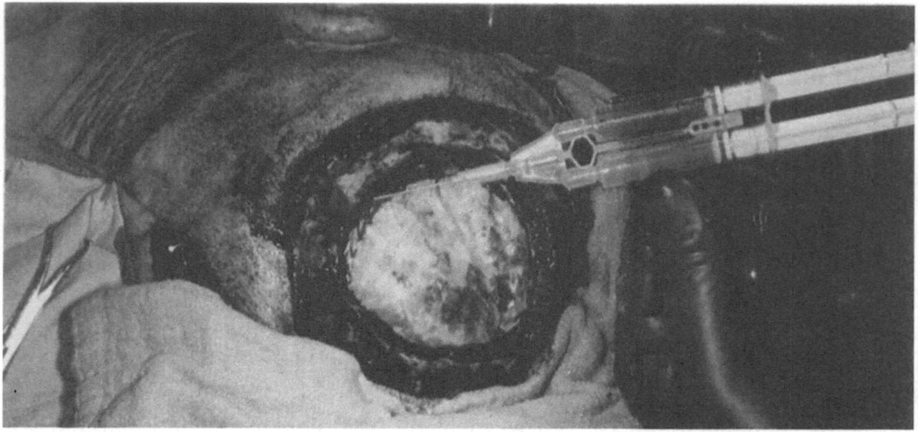

Abb. 1a. Ausgedehntes Rezidiv eines Kopfschwartenkarzinoms, die Kalotte und die Dura infiltrierend.
Rekonstruktion mit lyophilisierter Dura und Abdichtung der Kontaktflächen mit Fibrinkleber

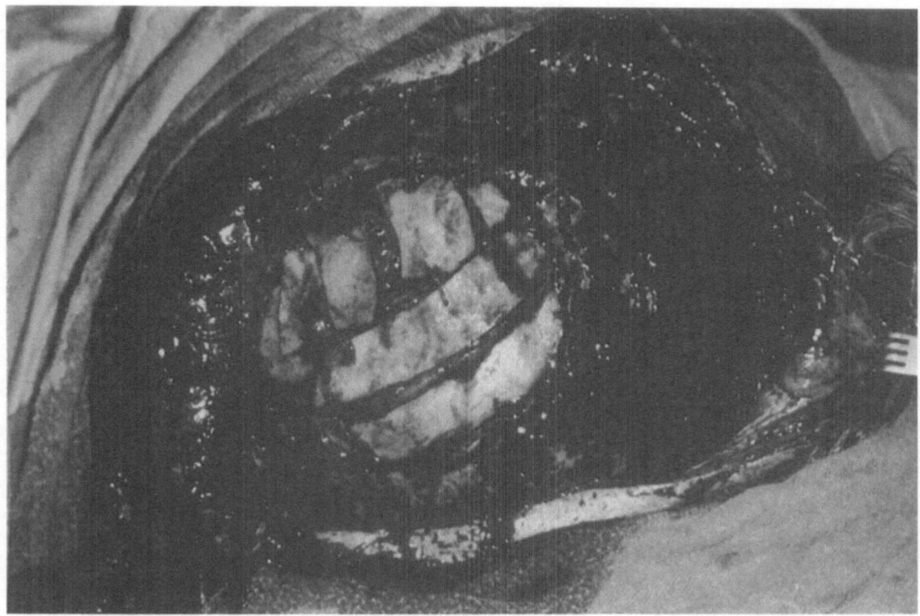

Abb. 1b. Der Tumorresektionsdefekt wurde mit Tabula externa und einem mikrovaskulär anastomosierten Latissimus dorsi-Lappen ausgefüllt. (Duraresektion und -rekonstruktion wurden von der Neurochirurgischen Klinik des Kopfklinikums ausgeführt)

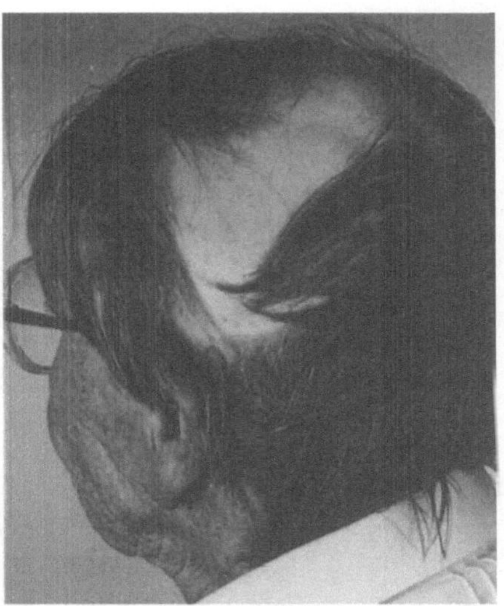

Abb. 1c. Situation 1 Jahr postoperativ

Nach Oberkieferresektionen wird der hiernach entstandene Defekt häufig primär oder sekundär mit einem Temporalis-Muskellappen wieder ausgefüllt. Der Muskel liegt dann frei — ohne Epithelbedeckung — zur Mundhöhle.

Die granulationsfördernde Wirkung des Fibrinklebers nutzen wir, um die sekundäre Epithelisation zu begünstigen (Abb. 2).

Gleiches trifft auch für die Oberkieferrekonstruktionen zu, die mit einem schädelkalottenknochentragenden Temporalis-Muskellappen ausgeführt werden. Der

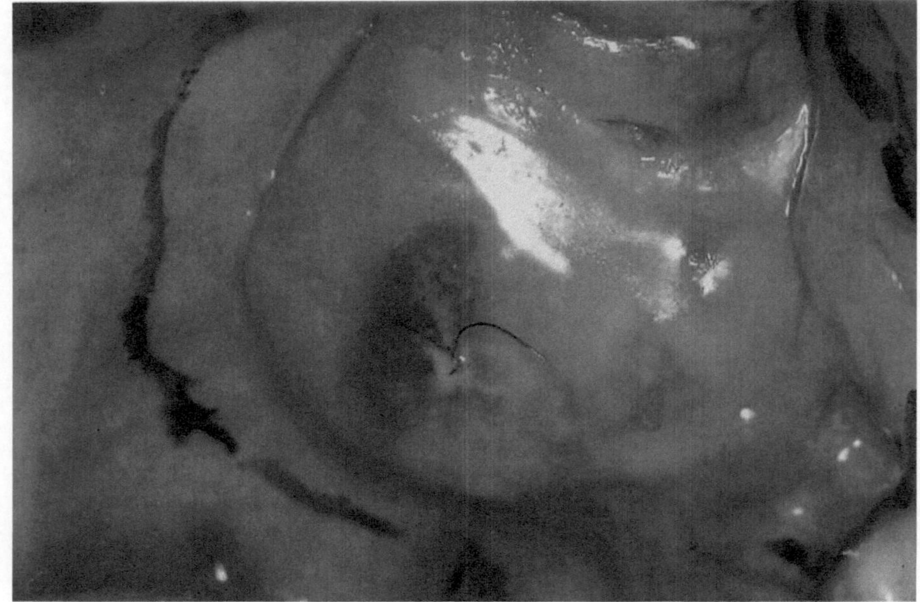

Abb. 2a. Ausgedehntes pleomorphes Adenom des Hart- und Weichgaumens

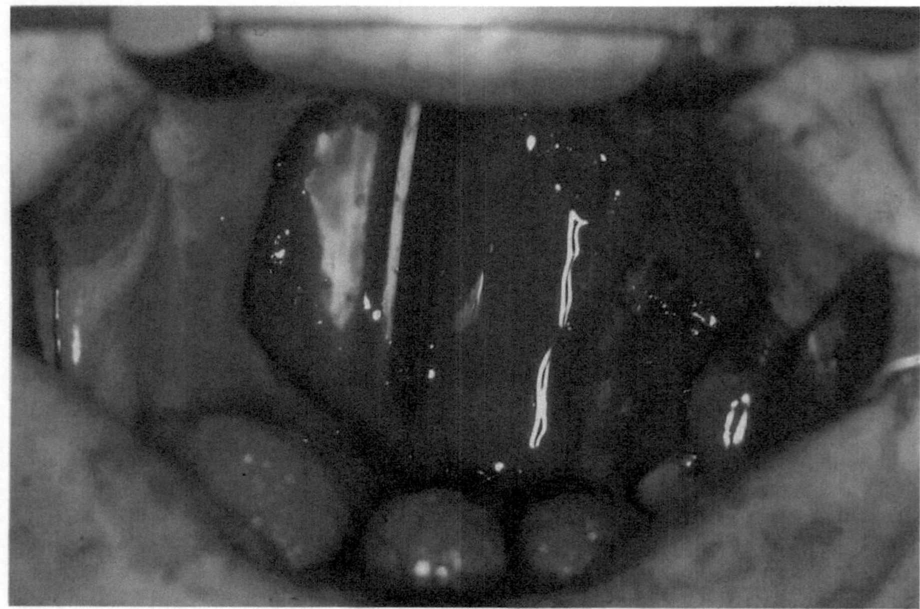

Abb. 2b. Zustand nach Tumorresektion

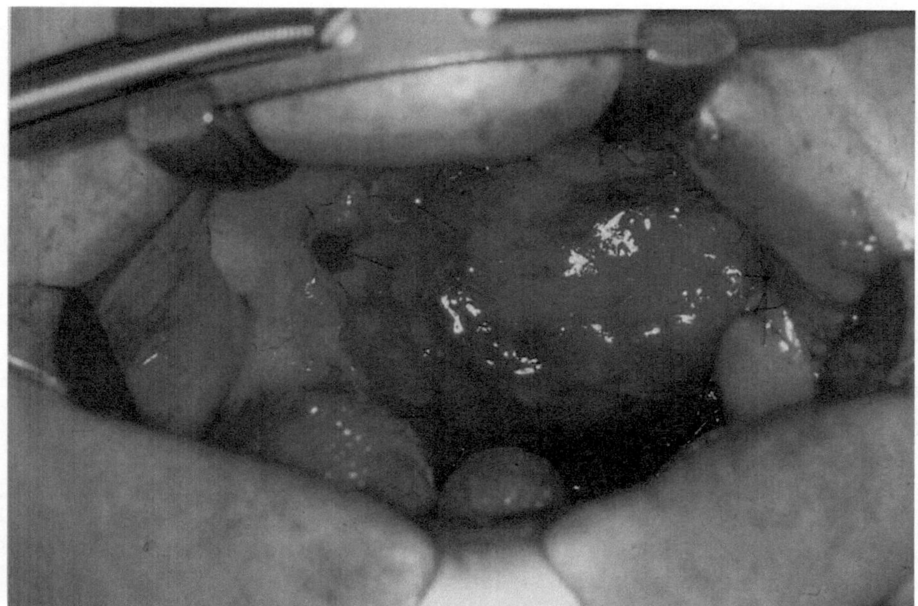

Abb. 2c. Einlagerung des linksseitigen Temporalismuskels in den Resektionsdefekt hinein

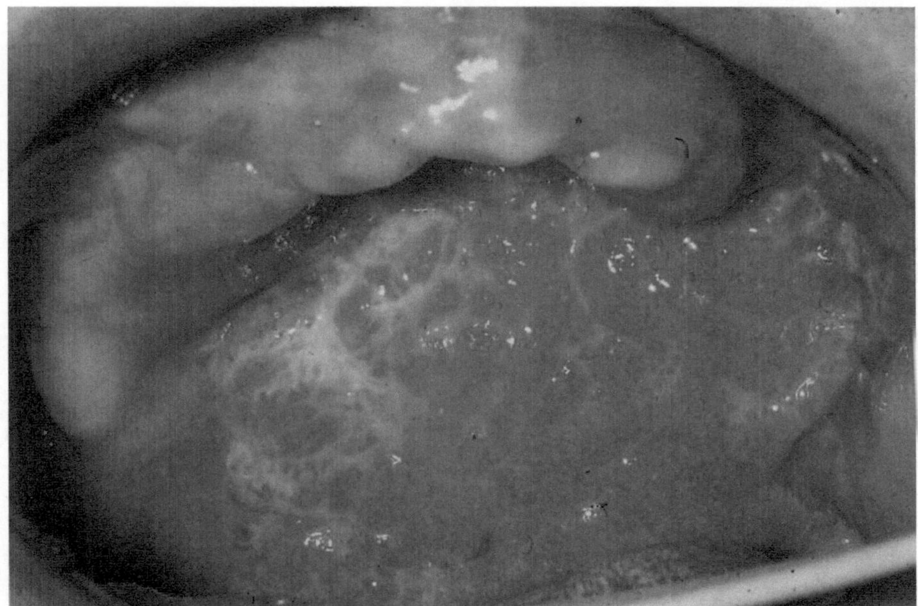

Abb. 2d. 14 Tage postoperativ. Gute Granulations- und Epithelisationsneigung der zur Mundhöhle freigelegenen Temporalismuskulatur unter einem Fibrinkleberfilm

Fibrinkleber adaptiert hierbei Gewebeanteile, die sich nur unzureichend mit Nahttechniken zueinander verbinden lassen (Drommer, 4).

Wie sieht es nun mit der Verklebung großer Wundflächen aus? Können Gewebekleber objektiv Nachblutungen, postoperative Schwellungen und Schmerzzustände reduzieren?

In der ästhetischen Chirurgie wird dies immer wieder behauptet. Die großen Wundflächen bei Face-Lifting-Operationen werden verklebt und günstige postoperative Situationen hierbei vermerkt. Wissenschaftlich vergleichende, exakte Studien hierüber sind nur schwer überprüfbar. Wir sollten nicht vergessen, daß körpereigenes Fibrin über große Wundflächen ausgeschwemmt wird und somit schon eine körpereigene Gewebeklebung im gewissen Umfang vorhanden ist.

In der ästhetischen Nasenchirurgie können Gewebeklebungen eine unmittelbare Verbesserung der postoperativen Lebensqualität darstellen. Vor allen Dingen funktionelle Eingriffe an der inneren Nase bedürfen — unter Zuhilfenahme von Fibrinklebungen — nicht mehr der unangenehmen Tamponade.

Natürlich können auch Knorpelspäne bzw. Knorpelkörper mit Hilfe von Fibrinkleber zu einer stabilen, geeigneten, geometrischen Form gebracht werden. Das hat sich vor allen Dingen bei der Gestaltung von Ohrknorpeltransplantaten zu Nasenaugmentationen bewährt (Münker).

Zur Gesichtsschädel- bzw. Gehirnschädelknochenrekonstruktion sollten die Knochentransplantate, die zum Nebenhöhlensystem in Kontakt stehen, nicht allein über Klebetechniken fixiert werden. Der Abbau des Fibrins könnte die Knochentransplantate in die beschriebenen Hohlräume hineinfallen lassen, deshalb fixieren wir derartige Transplantate immer noch zusätzlich mit geeigneten mechanischen Fixationsmethoden (Drommer, 5).

Es stellt sich die Frage, inwieweit Fibrinkleber allein eine chirurgische Blutstillung ersetzen kann. Als gewissenhafter Chirurg wird man diese Frage natürlich mit nein beantworten. Der aufgesprayte Fibrinkleber kann jedoch Blutungen aus der Diploe des Schädeldachknochens — nach chirurgischer Blutstillung — noch vermindern helfen. Das Wort „versiegeln" würden wir jedoch in diesem Zusammenhang vermeiden. Diese Wortwahl kann zu Irrtümern führen, wie wir es auch bei der Wortkombination „antibiotisch abdecken" sehen können.

Inwieweit kann Fibrinkleber Einfluß auf die Wundheilung nehmen? Wir wissen, daß eine ungestörte Wundheilung nahezu nicht mehr optimiert werden kann. Wundheilungsfördernde Stoffe bei normal verlaufender Wundheilung können eher heilungsverzögernd wirken. Werden Spalthauttransplantate oder Vollhauttransplantate gegenüber ihrem Transplantationsbett noch zusätzlich mit Fibrinkleber fixiert, so kann dieses Phänomen beobachtet werden.

Bei gestörter Wundheilung wenden wir Fibrinkleber an und nutzen hierbei seine proliferative Gewebestimulation. Besonders länger anhaltende Fistelungen nach Tumorresektionen mit Knochenrekonstruktionen haben uns günstige Ergebnisse gezeigt. Diese Feststellung ist in keiner Weise von uns wissenschaftlich untermauert worden; sie stellt eine klinische Erfahrung dar.

Der Immunokleber scheint hierbei günstigere Resultate gezeigt zu haben als der Kleber mit anderen Wirkstoffzusammensetzungen.

Die Gesamtproblematik überschießender Narbenbildungen oder auch Keloidbildungen ist noch weitestgehend ungeklärt. Die Gerinnungsfaktoren XIII und

Thrombin werden mit in diese Diskussionen hineingetragen. Die klebende Wirkung des Fibrins und seine Abbauvorgänge im Sinne einer sterilen Entzündung haben seit geraumer Zeit in akzeptabler Weise als vorbereitende Maßnahme bei der Behandlung von Hämangiomen genutzt werden können (Krüger, Drommer, d).

Das in die Hämangiome instillierte Fibrin führt zur Verhärtung und Abgrenzung dieser gutartigen Tumoren. Die dann anstehenden Operationen ergeben nach einer solchen Behandlung günstige kosmetische Resultate. Wegen der noch nicht völlig ausgeschlossenen Gefahr einer Emboliewirkung des instillierten Fibrins wenden wir dieses Verfahren nur im kaudalen Gesichtsdrittel an (Abb. 3 a/b).

Für Lymphangiome, besonders für zystische Lymphangiome sehen wir keine Anwendungsmöglichkeiten des Fibrinklebers. Der Charakter dieser gutartigen Tumoren ist ein anderer als der der Hämangiome. Hier gilt die Operation immer noch als einzige, therapeutisch erfolgversprechende Möglichkeit.

Kommen wir zu der in dieser Abhandlung gestellten Frage zurück, so müssen wir das Pharmakon „Fibrinkleber" wie jedes andere medizinisch-therapeutische Mittel in unsere ärztliche Kalkulation mitaufnehmen. Kalkulation heißt: den therapeutischen Aufwand mit den zu erwartenden therapeutischen Gefahren und Resultaten in eine für den Patienten akzeptable Relation zu setzen.

Unter exakter Indikation stellt Fibrinkleber eine objektive, intraoperative Hilfe dar. Der erfahrene Chirurg wird die Indikationsgrenzen des Fibrinklebereinsatzes aber eher enger stellen und sein handwerkliches Geschick niemals einem medizinischen Hilfsmittel unterordnen.

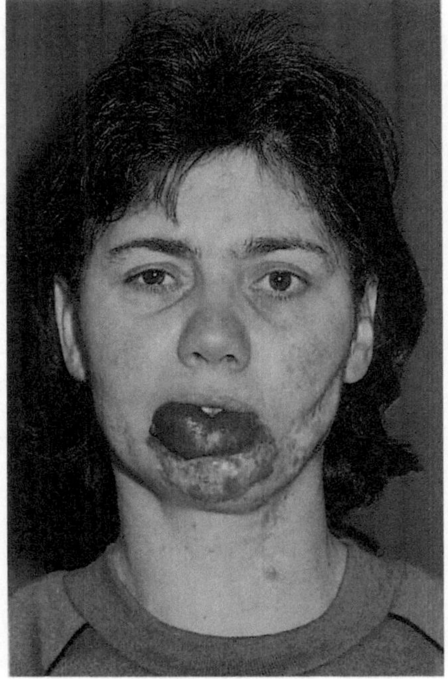

Abb. 3a. Ausgedehntes und vorbestrahltes Hämangiom des Untergesichtes

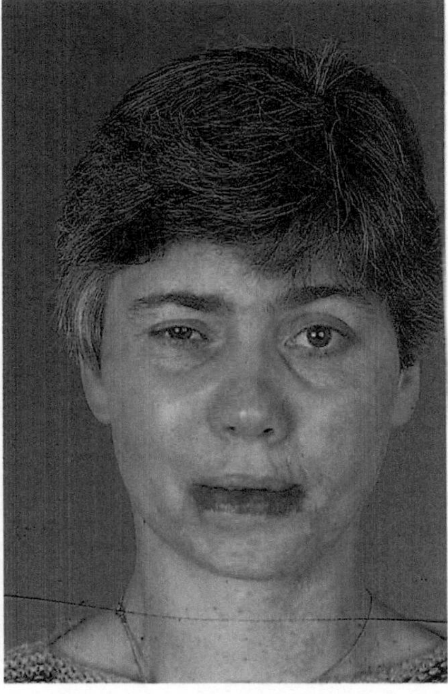

Abb. 3b. Situation nach Kombination von Fibrinkleber-Instillation und operativer Therapie

Literatur

1. Drommer RB (1984) Prinzipien der Präparation des freien Unterarmlappens zur Rekonstruktion von orofazialen Defekten (Drommer-Stankovic). Dtsch Z Mund-Kiefer-GesichtsChir 8:380
2. Drommer RB (1986) Die Rekonstruktion von großen Mundhöhlendefekten mit Hilfe des mikrovaskulär anastomosierten „Forearm Flap". Schweiz Mschr Zahnheilk 96:774
3. Drommer RB (1987) Rekonstruktive Tumorchirurgie im Mund-, Kiefer-, Gesichtsbereich. Bedeutung mikrovaskulär anastomosierter Transplantate. In: Das Transplantat in der Plastischen Chirurgie, Springer
4. Drommer RB (1988) Wertvolle und weniger wertvolle Hilfsmittel der rekonstruktiven Mund-, Kiefer-Gesichtschirurgie. In: Gosepath J (Hrsg) Aktuelle Methoden der Gewebeklebung im Kopf-Halsbereich. Urban u. Schwarzenberg
5. Drommer RB (1988) Die Anwendung der stabilen Miniplattenosteosynthese in der orthopädischen Chirurgie des Mittelgesichtes. Hanser, München
6. Krüger A (1986) Die Behandlung von Hämangiomen durch Thrombosierung mit Fibrinkleber. In: Reifferscheid M (Hrsg) Neue Techniken in der operativen Medizin. Springer, Berlin Heidelberg
7. Matras H, Braun F, Lassmann H, Ammerer HP, Marmoli B (1973) Plasma clot welding of nerves (Experimental report). J Maxillofacial Surg 1:236
8. Millesi H (1990) Persönliche Mitteilung
9. Münker R (1988) Gewebeklebung in der ästhetischen Chirurgie. In: Gosepath J (Hrsg) Aktuelle Methoden der Gewebeklebung im Kopf-Halsbereich. Urban u. Schwarzenberg

Einsatz von Humanfibrinkonzentrat („Fibrinkleber") in der rekonstruktiven MKG-Chirurgie

H. HAUENSTEIN und L. GLUSA

Einleitung

Aufgabe der rekonstruktiven Chirurgie ist die anatomische, funktionelle und ästhetische Wiederherstellung der Strukturen nach Verlusten unterschiedlichster Genese. Zielsetzung ist dabei die Annäherung an den Status quo ante unter bestmöglicher Ausnutzung der medizinischen und technischen Möglichkeiten. Im Einzelfall ist aber selten das Mögliche auch das Machbare, da die Belastbarkeit des Patienten, seine Kooperation und Toleranz, sein psychosoziales Umfeld und die Prognose zu den bestimmenden Faktoren bei der Entscheidung für rekonstruktive Eingriffe gehören.

Das Humanfibrinkonzentrat, im Klinikjargon „Fibrinkleber", nimmt aus verschiedenen Gründen in der rekonstruktiven Chirurgie einen breiten Raum ein. Als hochgereinigtes Präparat gehört es zu den wenigen biologischen Materialien, die sich kaum antigen, fast immer immunologisch neutral verhalten. Es stellt eine beliebig formbare und ubiquitär anwendbare Matrix für die fibroblastische Regeneration des Gewebes dar. Aufgrund seiner hervorragenden Haftfähigkeit schafft es direkte natürliche und frühzeitig belastbare Gewebeverbindungen. Wegen seiner bis auf das 12fache gesteigerten Fibroblastenaktivierung tritt eine Organisierung zu einem viel früheren Zeitpunkt ein als bei normalen Blutkoagula. Es ist sowohl in Volumen und Konsistenz wie auch gegenüber der enzymatischen Lyse stabiler, da es im Gegensatz zum normalen Blutkoagulum maximal räumlich vernetzt und nicht mit zellulären Bestandteilen und Albumin durchsetzt ist. Speziell beim Einsatz in der Mundhöhle schätzen wir seine Resistenz gegenüber bakteriellen Infektionen und der Thrombolyse sowie die Möglichkeit des speicheldichten Verschlusses über die ersten entscheidenden Tage.

Einsatzmöglichkeiten

Die Einsatzmöglichkeiten des Humanfibrinkonzentrates in der rekonstruktiven MKG-Chirurgie lassen sich wie folgt zusammenfassen:

- Auffüllung von Gewebedefekten zur Bildung fibröser Regenerate,
- Herstellung zuverlässiger und belastbarer Gewebeverbindungen,
- speicheldichter Wundverschluß,
- sichere Blutstillung/Vermeidung v. Nachblutungen, Hämatomen etc.,
- Stabilisierung autologer und alloplastischer Trans-/Implantate,

– Abdeckung freiliegender Wundflächen zur Vermeidung von oberflächigen Nekrosen und als Matrix zur Epithelisierung,
– Matrix zur Überbrückung von Gewebedefekten,
– zur formstabilen und spaltfreien Einbringung von Granulat-Implantaten (z. B. Hydroxylapatit, Trikalziumphosphat-Keramik).

Seit 1977 haben wir unter diesen Indikationen das Humanfribrinkonzentrat erfolgreich in der rekonstruktiven Chirurgie eingesetzt und bereits über verschiedene Anwendungen berichtet.

Wir möchten uns deshalb hier beispielhaft einmal auf die seit mehr als 12 Jahren bewährte Anwendung bei der problematischen Versorgung sehr großer Kieferzysten mit subtotalem Verlust der knöchernen Strukturen beschränken, andererseits über die alternativen Möglichkeiten der UK-Rekonstruktion ohne den in vieler Hinsicht nicht unproblematischen mikrochirurgisch-reanastomosierten Gewebetransfer, unter Einsatz des Humanfibrinkonzentrates berichten.

Postoperative Schrumpfung und Infektion des Blutkoagulum im Zystenlumen engen die Indikation für eine Zystektomie auf eine bestimmte Zystengröße streng ein.

Bei in vitro ermittelter Volumenreduktion des natürlichen Blutkoagulum auf ein Drittel ergibt sich für ein Kugelvolumen über

$$V = \pi\, r^3 \quad \text{und} \quad r = \sqrt[3]{\frac{V}{\pi}}$$

für das eindimensionale Korrelat.

Entsprechend schrumpft das natürliche Koagulum um 31% je Achse oder auf 0,69, das clottierte Fibrinkonzentrat dagegen nur um weniger als 0,55% oder auf 0,95. Durch nachträgliche Wasseraufnahme vergrößert sich das Volumen vorübergehend auf 119,8% (18 Std.), fällt nach 48 Std. auf 111,2% und ereicht nach 72 Std. unter beginnender Konsistenzminderung in etwa das Ausgangsvolumen wieder. Klinisches Korrelat dazu ist das von allen Patienten angegebene erhöhte Spannungsgefühl bei dichtem Wundverschluß.

Die Zystostomie gilt im Gegensatz zur Zystektomie als die weniger aufwendige und hinsichtlich der Wundheilung einfachere Methode. Die Nachteile dieser lediglich breiten Zysteneröffnung sind hinreichend bekannt: langwierige regelmäßige Nachbehandlung mit Obturatoren und verbleibende Resthöhlen mit all ihren Problemen, Frakturgefahr und unklarer Histologie. Eine vollständige Regeneration des Defektes mit Knochen bis zum ursprünglichen Niveau ist in der Regel nicht zu erreichen.

Wird dagegen bei größeren Zysten der Balg vollständig exstirpiert, kann die zurückbleibende Knochenhöhle nur dann primär dicht verschlossen werden, wenn der für die zelluläre Regeneration notwendige direkte Kontakt des Koagulum zur Knochenwanderung gewährleistet ist. Füllt sich eine zu große Zystenhöhle mit Blut, kommt die Proliferation der Angio- und Fibroblasten nicht in Gang, weil die Spaltbildung nach 2–3 Tagen zur vollständigen Auflösung des Blutkoagulum führt. Die primäre Wundheilung ist also abhängig von der Volumenkonstanz und dem Haftungsvermögen des Koagulum. Die Organisation über Granulationsgewebe bis zur knöchernen Regeneration erfolgt nur aus dem sedimentierten Koagu-

um, nicht aber über das Serum. Bei den kleinen Knochenhöhlen hat die Abdrän-
gung des Koagulum durch das Serum klinisch keine Bedeutung; bei größeren Lu-
nina bleibt aber nach Lyse des klottierten Fibrins eine mit Serum und Abbaupro-
lukten gefüllte Resthöhle zurück. Da in der Regel unter solchen Verhältnissen die
Wundränder primär nicht miteinander verheilen, ist der Weg für die bakterielle
nfektion frei.

Unterschiedliche Füllungsmethoden

Verschiedene Füllungsmethoden von Zystenlumina wurden in der Vergangenheit
orgestellt: Die Eigenblutfüllung nach Schulte, Füllung mit Gips, Kieler Span,
Spongiosa-Chips Cancellous Bone, Lyophilisate, Gelastypt, Tabotamp, Acetylzel-
ulose u. v. a. Alle zielen darauf ab, große Lumina in kleine zu unterteilen und so
Volumenkonstanz und Haftungsvermögen des Blutkoagulum zu verbessern.

Die Interposition von autologen Knochenspänen wird bei sehr großen Zysten
liskutiert, wenn der Knochenabbau bis auf dünne konturierende Knochenlamel-
en fortgeschritten ist, oder bei Keratozysten, die gelegentlich noch mit UK-Teilre-
sektion und der erforderlichen Stabilisation durch Drahtosteosynthesen, IMF,
Osteosyntheseplatten oder UK-Titan-Mesh nach Boyne (1972) behandelt werden.
Eine freie oder vaskularisierte Spongiosaplastik, d. h. Transplantation vitaler
Osteozysten wird wegen des damit verbundenen Aufwandes von den Patienten un-
gern toleriert. Deshalb werden biologische Implantate, in erster Linie das Humanfibrinkonzentrat, bevorzugt. Das Humanfibrinkonzentrat (Tissucol) besteht fast
ausschließlich aus reinem Fibrinogen, das als Koagulum im Gegensatz zur Blutgerinnung optimal dreidimensional klottiert und absolut zellfrei ist. In konzentrier-
ter Form läuft somit die letzte Reaktion der natürlichen Gerinnungskaskade ab.

Immunologische Reaktionen

Immunologische Reaktionen sind aufgrund des hohen Reinheitsgrades und der
Albuminfreiheit nicht zu erwarten. Die eingangs erwähnten und experimentell geschilderten Eigenschaften des Humanfibrinkonzentrates erfüllen die Anforderungen an ein physiologisches Implantat zur Auffüllung von Knochenhöhlen mehr
als alle anderen zur Verfügung stehenden Substanzen (Abb. 1). Dieses Vorgehen
hat sich seit nunmehr 14 Jahren in jeder Form als absolut erfolgreich erwiesen,
so daß heute auf Resektionen oder Obturatorbehandlungen bis auf Ausnahmesi-
tuationen verzichtet werden kann. Unsere eigenen Erfahrungen und die Mitteilungen im Schrifttum stimmen hinsichtlich der Ergebnisse und der sehr geringen
Komplikationsrate überein. Selbst bei Risikofällen haben wir Spontanfrakturen
nicht gesehen.

Dennoch bleibt bei diesem Verfahren der Wunsch nach Belastbarkeit zu einem
früheren Zeitpunkt bestehen, d. h. vor der eigentlichen Regeneration des Knochens. Das Risiko einer Spontanfraktur besteht nämlich bei alleiniger Auffüllung
mit Fibrinkleber zumindest bis zur Organisation und Ausbildung straffen Binde-
gewebes fort. Die Schwierigkeiten einer Osteosynthese nach Spontanfraktur und
die verzögerte Knochenbruchheilung der nur noch sehr dünnen Kompaktalamel-
len bedürfen keiner weiteren Diskussion.

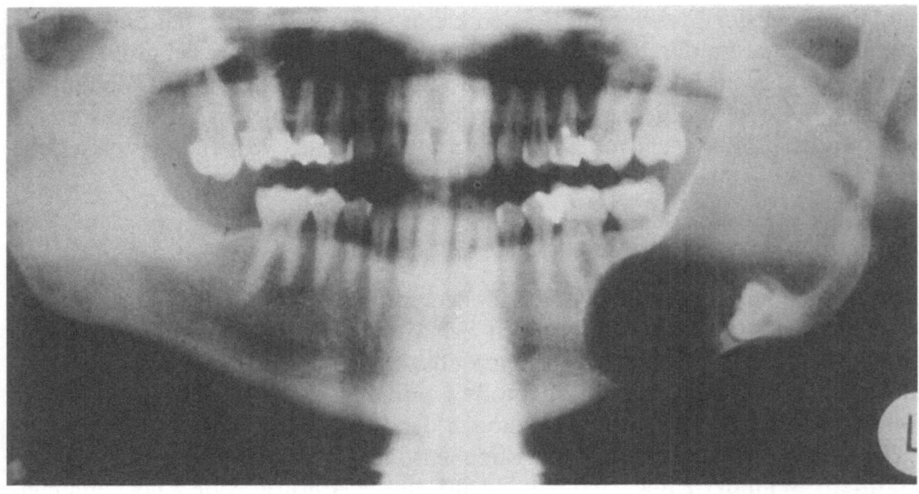

a

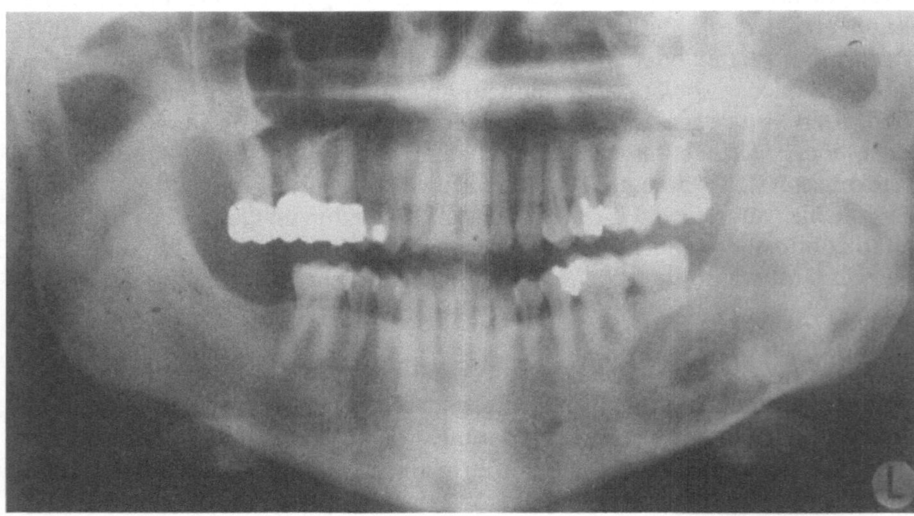

b

Abb. 1a, b. Ausgedehnte Follikularzyste im linken Unterkiefer. **b** Fast vollständige Reossifikation 5 Monate post operationem

Kombination von Materialien

Durch die Kombination von Materialien zum Knochenersatz, insbesondere Trikalziumphosphat-/HA-Keramik-Granulaten mit Humanfibrinkonzentrat bildet sich in Ergänzung der stimulierenden Wirkung auf die Fibroblasten innerhalb von 2 1/2 Wochen ein stabiles „keramo-fibröses Regenerat", das dem Knochen eine ausreichende Funktionsstabilität gibt.

Wir verwenden wegen der konfluierenden Hohlräume korallines Hydroxylapatit (Interpore). Eine dem Lumen entsprechende, um das Volumen des Fibrinklebers reduzierte Menge Hydroxylapatit wird mit der Thrombin-Aprotinin-Calciumchlorid-Lösung durchtränkt und anschließend mit dem flüssigen Fibrinogenkonzentrat vermischt. Somit kann das klottierende Fibrinkonzentrat die konfluierenden Hohlräume durchdringen, somit ist die Matrix für die Fibroblastensprossung gegeben.

Auf die Verwendung von oxidierenden bzw. proteindenaturierenden Substanzen wie H_2O_2, alkoholischen Lösungen etc. zur Spülung des Knochenhohlraumes muß verzichtet werden, da sie sich auch denaturierend auf den Fibrinkleber auswirken. Das Lumen darf nur unter mäßigem Druck, ohne zu komprimieren, ausgestopft werden, um Wandständigkeit zu erreichen.

Der Nervus alveolaris inferior kann ohne Funktionsstörungen im HA-Fibrinklebergemisch eingebettet werden. Durch vertikale Überhöhung kann ein atrophischer Kiefer im Sinne einer absoluten Alveolarkammerhöhung dabei einseitig aufgebaut werden.

Nur aus allgemeiner Indikation im Individualfall ist eine antibiotische Abschirmung über 5–7 Tage notwendig. Die intraoralen Nähte entfernen wir in der Regel nach 10–12 Tagen, da das Humanfibrinkonzentrat erst zwischen dem 8.–11. Tag enzymatisch zerfällt. Kleine Wunddehiszenzen, partieller Verlust von Hydroxylapatitgranulat und übermäßige Weichteilschwellungen haben wir nur selten beobachtet. Nach 2–4 Wochen erlauben wir dem Patienten die volle funktionelle Belastung.

Unsere nunmehr 5jährige Erfahrung hat gezeigt, daß die Durchmischung des Humanfibrinkonzentrates mit HA-Keramik eine sinnvolle Kombination darstellt, die den Patienten minimal belastet und die Behandlungszeit wesentlich verkürzt.

Aufgrund der guten Erfahrungen in den etablierten Anwendungsbereichen lag es nahe, das Prinzip des keramo-fibrösen Regenerates auch für die definitive Primärversorgung nach UK-Kontinuitäts-Resektion mit Titanmesh und Brücken mit Hohlzylinderimplantaten anzuwenden.

Tumorchirurgie

Die heutige Tumorchirurgie bedingt ein Therapiekonzept, das die Möglichkeiten rekonstruktiver Maßnahmen voll ausschöpft. Im wesentlichen ist die Akzeptanz von Erhalt an Lebensqualität, Erhalt der Gesellschaftsfähigkeit und rascher Wiederherstellung von lebenswichtigen Funktionen wie Kauen, Sprechen, Schlucken bestimmt. Somit sind heute Tumorelimination, Defektsetzung *und* Wiederherstellung unlösbar miteinander verbunden.

Trotz der Fülle primärer oder schrittweiser Rekonstruktionskonzepte liegt die Problematik im Zeitaufwand für die Einzelmaßnahme und die gesamte Wiederherstellung. Einzelne Schritte kollidieren mit Chemotherapie, Radiotherapie, Immuntherapie oder der allgemeinen Belastbarkeit, Lebenserwartung, psychosozialen Situation und dem Auftreten von Rezidiven. Eine definitive Sofortrekonstruktion bedeutet eine Wiederherstellung in unmittelbarem Zusammenhang mit der Defektsetzung, die u. U. mit der prothetischen Versorgung in kurzem Zeitabstand abgeschlossen werden kann. Der damit verbundene Aufwand – absolute Radikalität, Sicherung der Tumorelimination im Gesunden, großzügiger Gewebetransfer und die Belastung des Patienten durch Op.-Dauer, Entnahmeeingriffe etc. — schränken die Indikation auf einen kleinen Personenkreis ein. Wir haben deshalb versucht, ein einfaches funktionstüchtiges System zur Sofortrekonstruktion bei ausgedehnten UK-Kontinuitätsresektionen zu entwickeln, das auch bei wenig belastbaren Patienten angewendet werden kann und der ästhetischen Vorstellung weitgehend gerecht wird.

Positive Erfahrungen mit dem Titanmesh nach Boyne zur UK-Rekonstruktion liegen seit 19 Jahren vor. Bisher war empfohlen, den Hohlraum des Mesh möglichst mit vitalem Gewebe, in der Regel aber mit frei transplantierter autologer

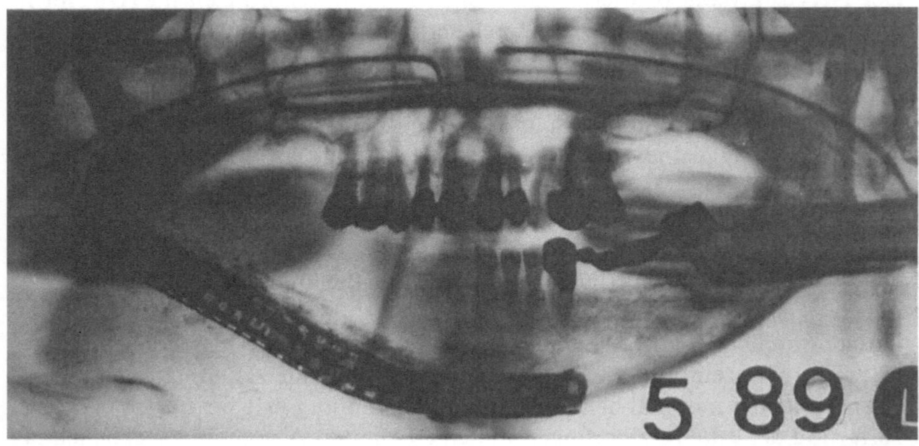

a

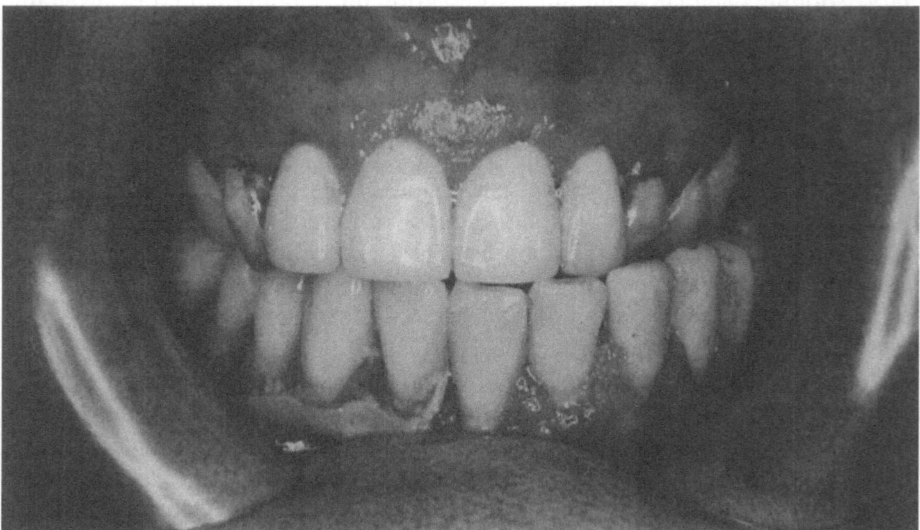

b

Abb. 2a, b. UK-Sofortrekonstruktion mit Titanmesh und Humanfibrin-HA-Gemisch. a Stabiles Prothesenlager über mehr als 3 Jahre, die Prothese ist schleimhautgelagert auf dem keramo-fibrösen Regenerat abgestützt, b prothetische Versorgung

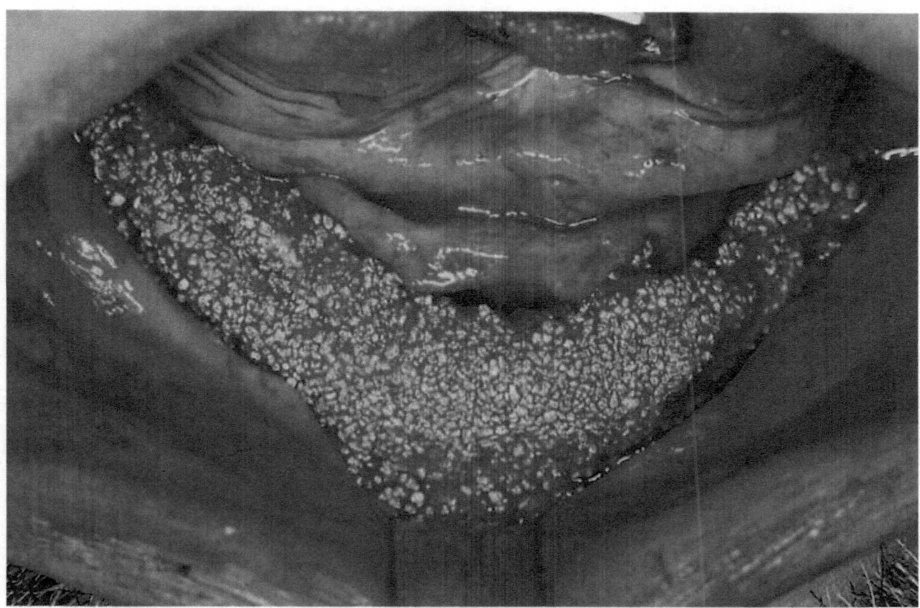

Abb. 3. Auffüllung nach UK-Resektion mit Humanfibrinhydroxylapatit-Gemisch und Alveolarkamm-aufbau

Spongiosa auszufüllen. Unsere Erfahrungen haben gezeigt, daß autologe Spongiosatransplantate durch das Allo-Implantat, Humanfibrinkonzentrat, verdichtet mit HA-Granulat, ersetzt werden kann.

In einer ersten Erprobungsphase haben wir zunächst deshalb das Titanmesh dicht mit koralinem HA-Granulat (Interpore) – gebunden in ein Humanfibrinkonzentrat (Tissucol) –, ausgefüllt und einen Alveolarkamm aufgebaut (Abb. 2 und 3). Es hat sich bestätigt, daß das keramo-fibröse Regenerat bereits nach 3–5 Monaten eine ausreichende Druck- und Volumenstabilität erreicht, um eine konventionelle prothetische Versorgung vorzunehmen. In dem bisher 4jährigen Beobachtungszeitraum haben wir keine Resorption, keine Abflachung, keine Dehiszenz o. ä. beobachten können. Bis auf rein funktionelle Anpassungen (Abrasionsausgleich) und Narbenverlagerung waren keine weiteren Eingriffe oder Korrekturen erforderlich.

Selbst die beste Schleimhaut-getragene Prothese ist aber immer eine schlechte Kompromiß-Lösung. Nachdem Hausamen, Riedinger, Tetsch, Neukam, Ewers, Diehlert, u. v. a. erfolgreich und dauerhaft dentale Hohlzylinderimplantate in Knochentransplantate oder Hydroxylapatit z. T. sogar in autologe Knochentransplantate oder Hydroxylapatit-Blöcke einzeitig appliziert haben, lag es nahe, hier in analoger Weise vorzugehen. Aus Stabilitätsgründen haben wir die Dental-Hohlzylinder-Implantate an Brücken aus Reintitan (Abb. 4a) durch Laserschweißung befestigt. Diese Implantat-Brücken werden je nach Resektionsdefekt an beliebiger Stelle mit dem UK-Rekonstruktionstitanmesh fest verschraubt, so daß eine dauerhafte Stabilität der Implantate gewährleistet ist. Die biodynamische Funktion und die Integration des Hydroxylapatit-Humanfibrinkonzentrat-Gemi-

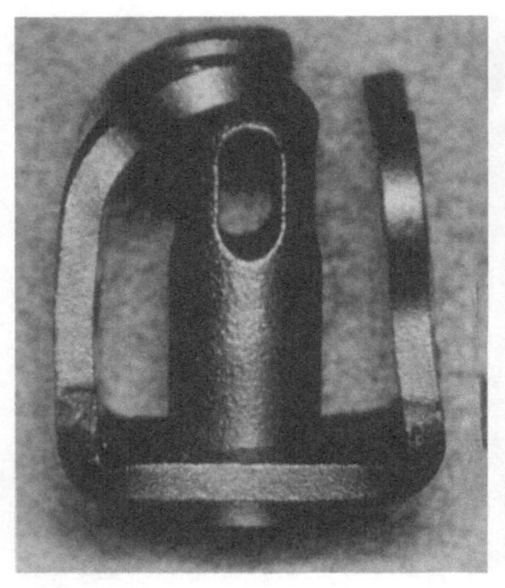
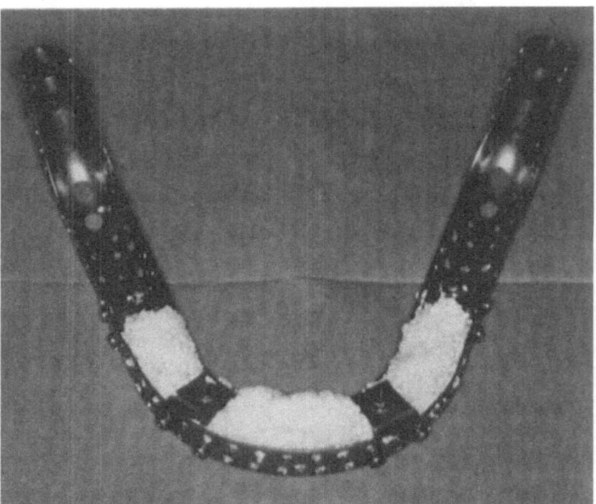

a

b

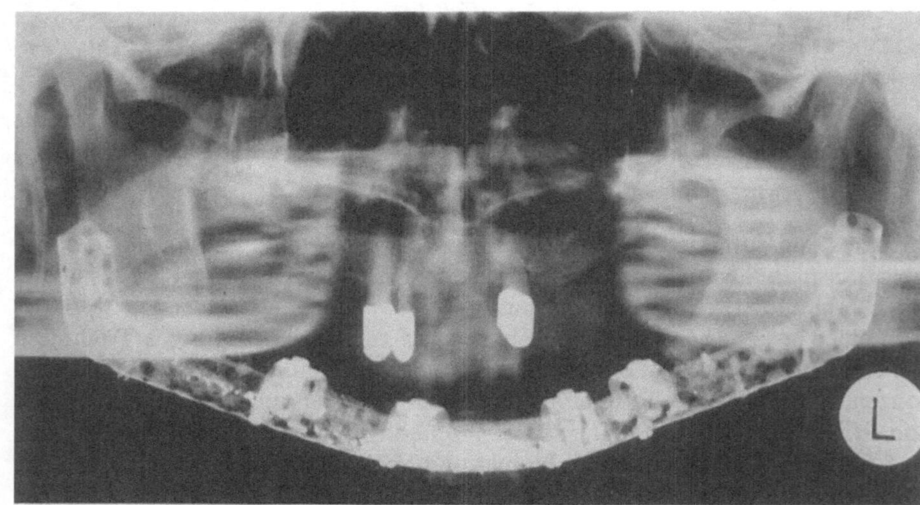

c

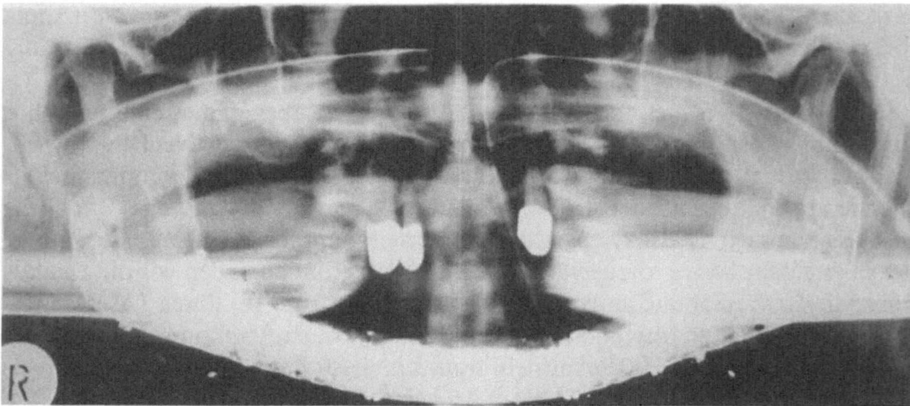

d

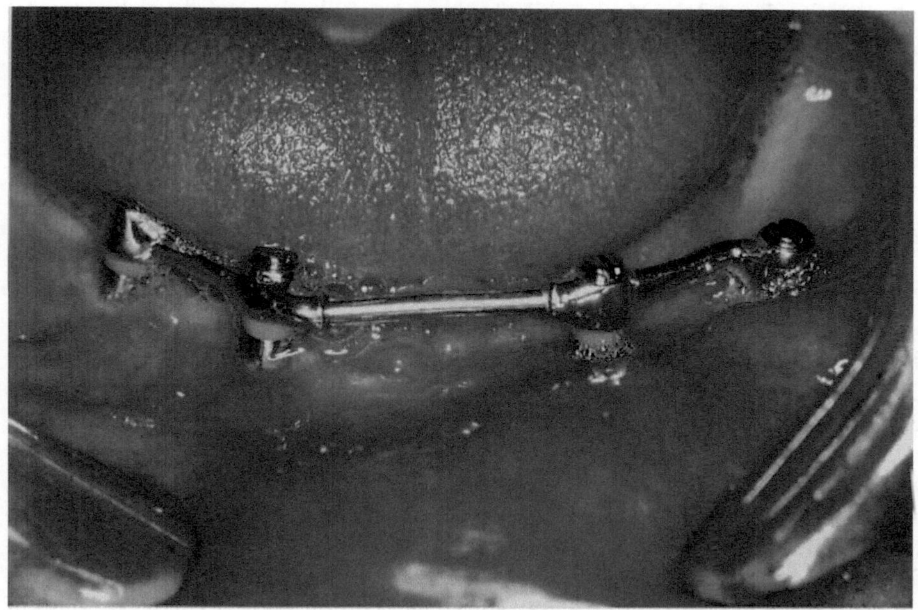

e

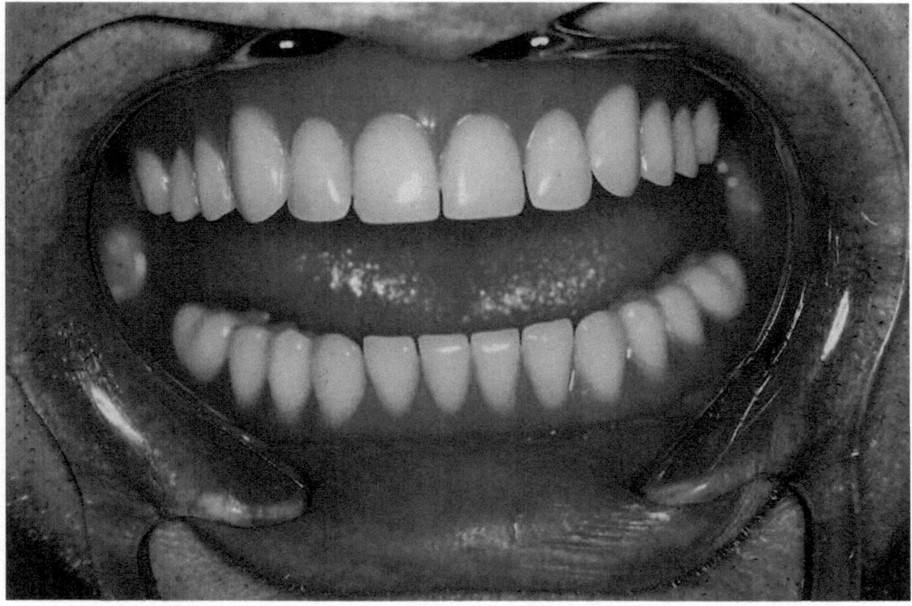

f

Abb. 4a–f. UK-Sofortrekonstruktion mit Titanmesh, Dentalhohlzylinder-Implantaten (IMZ) Brücken und Humanfibrinhydroxylapatit-Gemisch. **a** IMZ-Titanbrücken zur Fixation der Implantate am Mesh; **b** UK-Rekonstruktions-Titanmesh mit Implantatbrücken und Auffüllung des Defektes mit Humanfibrin-Hydroxylapatit-Gemisch; **c** Mesh mit Implantatbrücken in situ und begonnener frontaler Humanfibrinhydroxylapatitgemisch-Auffüllung; **d** Vollständige Auffüllung bei anteriorem Restgebiß; **e** IMZ-Implante mit Stegversorgung; **f** Prothetische Versorgung im OK mit Teleskopen, im UK über Implantatstege

sches, mit dem das Mesh vollständig ausgefüllt ist, wird nicht gestört (Abb. 4 b – d). Nach 5 – 6 Monaten ist das gesamte System vollständig fibrös eingescheidet und durchbaut, so daß die prothetische Versorgung in üblicher Weise erfolgen kann (Abb. 4 e, f). Unsere Erfahrungen stützen sich seit 1987 auf insgesamt 11 Patienten.

Zusammenfassung

Zweifelsohne hat das Humanfibrinkonzentrat auch in dieser Form einen Stellenwert in der rekonstruktiven Chirurgie im Gesichtsbereich erlangt. Wie wir anhand dieser beiden Beispiele zeigen konnten, wird eine primäre Wiederherstellung und Defektversorgung möglich, ohne wertvolles autologes Gewebe zu riskieren. Die Belastung des Patienten durch aufwendige Entnahmeoperationen und mikrovaskuläre Anastomosierung der Transplantate ist mit diesen alternativen Methoden vermeidbar; die funktionellen und ästhetischen Ergebnisse sind auch langfristig mindestens gleichwertig, wenn nicht sogar besser. Die Kombination mit alloplastischen Materialien, insbesondere Hydroxylapatit hat sich in beiden Systemen erfolgreich bewährt und stellt eine wertvolle Bereicherung der rekonstruktiven Methoden dar. Wir glauben mit dieser einfachen Kombination, dem Anspruch auf definitive Sofortrekonstruktion und Sicherung der Kau- und Sprachfunktion auch bei den Patienten gerecht zu werden, denen ein größerer Eingriff nicht zugemutet werden kann.

Literatur beim Verfasser

Zum Verschluß oroantraler Verbindungen mit dem Fibrinklebesystem

H. Kniha

Auf den verschiedensten chirurgischen Gebieten sind mit der Fibringewebeklebung gute Erfolge erzielt worden. Zu einer in jüngster Zeit erweiterten Indikation zählt der Verschluß oroantraler Verbindungen ohne konventionelle Lappenplastik. Hier wird über vorläufige Ergebnisse anhand von 23 Fällen berichtet.

Einleitung

Für das Fibrinklebesystem sind in den letzten Jahren auf dem Gebiet der allgemeinen Chirurgie wie auch im Kiefer-Gesichtsbereich vielseitige Anwendungsmöglichkeiten beschrieben worden (Edinger u. Hammer 1982).

Im einzelnen seien die Fixation von kleinen Knochen- und Knorpelanteilen (Böhler et al. 1977; Bösch et al. 1979; Matras et al. 1982), die Spalthautklebung (Edinger et al. 1980; Spängler 1973; Staindl 1977 und 1979), die Füllung von Knochenhohlräumen (Bösch et al. 1977; Matras et al. 1979; Zilch et al. 1978), die Nerv- und Gefäßanastomosenklebung (Kuderna 1979; Matras et al. 1972, 1973 und 1977; Tarlov 1943; Young und Medawar 1940), Abdeckung und Abdichtung größerer Wundgebiete (Matras et al. 1978; Gaspar 1977) und die lokale Blutstillung bei Vorliegen einer hämorrhagischen Diathese (Haas et al. 1980; Nowotny et al. 1980; Siegle et al. 1978; Vinazzer et al. 1979; Wepner et al. 1979 und 1980) genannt.

Nachdem über eine unterstützende Versiegelung von plastischen Verschlüssen bei Mund-Antrum-Verbindungen positiv berichtet wurde (Neckel et al. 1982), gesellte sich eine weitergehende Anwendungsmöglichkeit, nämlich der alleinige Verschluß von oroantralen Fisteln durch Klebung ohne konventionelle Lappenplastik in letzter Zeit hinzu (Gattinger 1984; Kniha et al. 1984).

Material

Folgende Substanzen im Tissucol-Fibrinklebesystem (Fa. Immuno) kommen zur Anwendung: humaner Fibrinkleber, bovines Thrombin, natürlicher Proteinaseninhibitor, CaCl-Lösung und Kollagenvlies als Trägersubstanz.

Bei Mund-Antrum-Verbindung nach Extraktion im Oberkiefer-Seitenzahngebiet versorgen wir den Patienten mit einem Aufbißtupfer für ca. 20 Minuten. Der aufbereitete Kleber wird auf ein Kollagenvlies aufgebracht und in die Alveole appliziert. Eine weitere Schicht reinen Fibrinklebers versiegelt die orale Fläche. Zusätzlich adaptieren wir die Gingivalränder, falls erforderlich, mit Situationsnähten. Die Stabilisierung dauert nur wenige Minuten, und die volle Festigkeit ist nach ca. zwei Stunden erreicht. Das künstliche Koagel decken wir mit Zahnfleischverband oder Tiefziehschiene ab; außerdem verordnen wir abschwellende Nasentropfen. Zumeist verzichten wir auf eine antibiotische Allgemeintherapie.

Ergebnisse

Seit November 1983 überblicken wir an unserer Klinik ein Patientengut von 23 Personen. Bei 19 Personen entstand die Mund-Antrum-Verbindung nach Zahnextraktion; davon standen drei Patienten unter Antikoagulantientherapie, die nicht unterbrochen wurde. Einen Patienten behandelten wir drei Monate nach Radiatio im Kieferbereich. Weiterhin ist eine Patientin mit einem Tumor im gynäkologischen Bereich hervorzuheben, die aufgrund massiver Tumoranämie ausgedehnte ulzeröse Mundschleimhautveränderungen bei sanierungsbedürftigem Restgebiß aufwies (Abb. 1).

Der durchschnittliche Durchmesser der Perforation betrug 2–3 mm (Abb. 2). Bei 15 Patienten führten wir den Verschluß unmittelbar nach der Extraktion aus (Abb. 3), in drei Fällen am darauffolgenden Tag, in einem Fall fünf Tage nach Er-

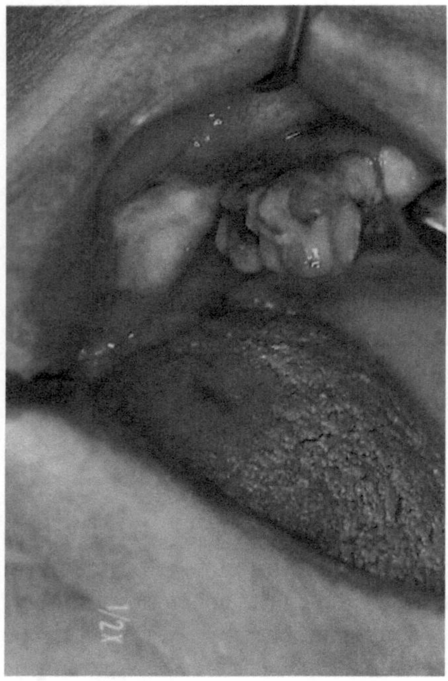

Abb. 1. Patientin vor Oberkiefersanierung mit ausgedehnten ulzerösen Schleimhautveränderungen (→) bei Tumoranämie

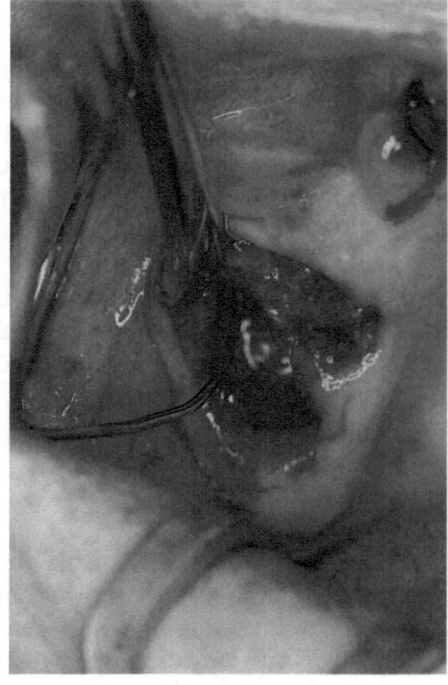

Abb. 2. Dieselbe Patientin nach Extraktion der Zähne 16 und 17. Eruierung der Mund-Antrum-Verbindung mittels Knopfsonde

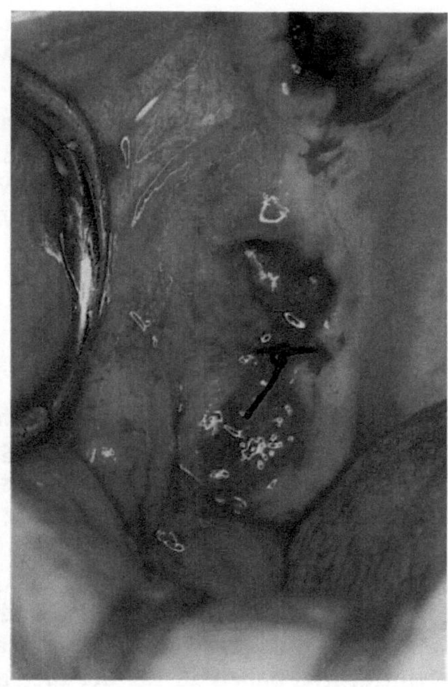

Abb. 3. Klebung unmittelbar nach Extraktion mit Situationsnaht

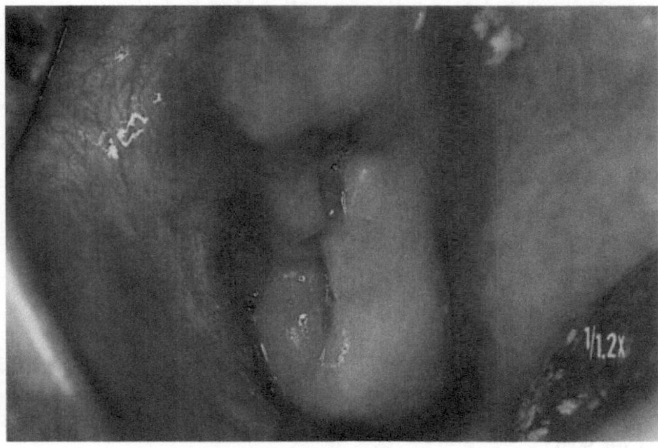

Abb. 4. Reizlose und dichte Wundverhältnisse 7 Tage postoperativ

Öffnung der Kieferhöhle. Eine entzündliche Beteiligung der Kieferhöhlenschleimhaut schlossen wir klinisch und röntgenologisch aus.

Bei drei Patienten kam es in zahnlosen Alveolarabschnitten zur Mund-Antrum-Verbindung infolge Nahtdehiszenzen nach Kieferhöhlenoperationen. Bei einer Patientin setzten wir das System zur Verklebung einer ca. pfennigstückgroßen oroantralen Durchtrittsstelle, die nach Entfernung eines subperiostalen Gerüstimplantates offen lag, ein.

Nachkontrollen führten wir am 1., 3., 7. (Abb. 4), und 30. postoperativen Tage durch, wobei zuletzt eine röntgenologische Kontrolle die Behandlung abschloß.

Bei allen Patienten, deren Mund-Antrum-Verbindung in Verbindung mit einer Zahnextraktion entstand, heilte das Wundgebiet per primam beschwerdefrei ab. Den Patienten mit Radiatio behielten wir länger in klinischer Kontrolle, da hier der Epithelialisierungsprozeß länger andauerte.

Bei den restlichen vier Patienten ließ sich nur einmal bei relativ kleiner Perforationsöffnung ein primär dauerhafter Wundverschluß erzielen. In den verbleibenden drei Fällen konnte ein definitiver Verschluß nur durch konventionelle Lappenplastik erreicht werden.

Diskussion

Folgende Vorteile sind bei dieser Methode anzuführen: Der zeitliche und instrumentelle Aufwand verringert sich gegenüber einer operativen Verschlußplastik; postoperative Schwellung und Wundschmerzen, die nach Lappenplastik in der Regel auftreten, lassen sich vermeiden; eine Abflachung des Vestibulums und spätere Narbenzüge treten nicht auf; und ein besonderer Vorzug ergibt sich für Prothesenträger, da der Zahnersatz ohne größere Umarbeitung weiter getragen werden kann. Unsere Mißerfolge sind dadurch zu erklären, daß in diesen Fällen kein mechanisch ruhiges Wundgebiet vorlag, was die Organisierung des Koagulums beeinträchtigt haben dürfte. Bei allen anderen Patienten bot die noch vorhandene knöcherne Alveole offenbar genügend Schutz vor Bewegungsirritation. Daher kann bei ausgedehnten oroantralen Verbindungen weiterhin auf das übliche operative Vorgehen nicht verzichtet werden. Bei allen kleineren Mund-Antrum-Verbindungen ist zu prüfen, ob die Wundränder durch Situationsnähte im Zusammenhang mit der Klebung zu stabilisieren sind. Die bisherigen Ergebnisse ermutigen uns, im Rahmen unserer Indikationsstellung dieses Verfahren weiter anzuwenden und zu beobachten.

Literatur

Böhler N, Bösch P, Sandbach G, Schlag G, Eschberger J (1977) Der Einfluß von homologem Fibrinogen auf die Osteotomieheilung beim Kaninchen. Unfallheilk 80:501
Bösch P, Braun F, Spängler H-P (1977) Die Technik der Fibrinspongiosaplastik. Arch Orthop Unfall Chir 90:63
Bösch P, Lintner F, Braun F (1979) Die autologe Spongiosatransplantation unter Anwendung des Fibrinklebesystems im Tierexperiment. Wien Klin Wschr 91:628
Edinger D, Heine W-D, Mühling J, Schröder F, Will C-H (1980) Die Vollhautklebung mit hochkonzentriertem Fibrinogen im Tierexperiment. Dtsch Z Mund Kiefer GesichtsChir 4:172
Edinger D, Hammer U (1982) Zur klinischen Anwendung der Fibrinklebung im Mund-Kiefer-Gesichtsbereich. Dtsch Z Mund Kiefer GesichtsChir 6:61
Gastpar H (1977) Tonsillektromie bei blutungsgefährdeten Patienten. Fortschr Med 95:1277
Gattinger B (1984) Der Verschluß von Mund-Antrum-Verbindungen mit dem lyophilisierten Fibrin-Klebesystem. Zahnärztl Prax 1:8
Haas S, Stemberger A, Fritsche H-M, Siegle M, Tauber R (1980) Anwendung der Fibrinklebung bei verschiedenen hämorrhagischen Diathesen. In: Schimpf K (Hrsg) Fibrinogen, Fibrin und Fibrinkleber. 23. Tagung Dtsch Arbeitsgem Blutgerinnungsforschung. Schattauer, Stuttgart New York
Kuderna H (1979) Nervklebung. Dtsch Z Mund Kiefer GesichtsChir 3:32

Kniha H, Bunnag T (1984) Vorläufige Erfahrungen beim Verschluß oroantraler Fisteln mit dem Fibrinklebesystem. Zahnärztl Prax 10:396

Neckel C, Mühling J (1982) Der Einsatz von Fibrinkleber zur akzessorischen Versiegelung von plastischen Verschlüssen bei Mund-Antrum-Verbindungen. Dtsch Z Mund Kiefer GesichtsChir 6:307

Matras H, Dinges H-P, Lassmann H, Mamoli B (1972) Zur nahtlosen interfaszikulären Nerventransplantation im Tierexperiment. Wien Med Wschr 122:517

Matras H, Braun F, Lassmann H, Ammerer HP, Mamoli B (1973) Plasma clot welding of nerves (Experimental report). J Max Fac Surg 1:236

Matras H, Jesch W, Watzek G, Dinges H-P (1978) Zur Anwendung der Fibrinklebung in der Mund-Kiefer-Gesichtschirurgie. Öst Z Stomat 12:433

Matras H, Jesch W (1979) Die Anwendung des Fibrinklebesystems zur Versorgung pathologischer Hohlräume im Kieferknochenbereich. Dtsch Z Mund Kiefer GesichtsChir 3:43

Nowotny C, Wutka P (1980) Anwendung von Fibrinkleber zur Blutstillung nach Zahnextraktionen bei Patienten mit angeborenen und erworbenen Gerinnungsstörungen. In: Schimpf K (Hrsg) Fibrinogen, Fibrin und Fibrinkleber. 23. Tagung Dtsch Arbeitsgem Blutgerinnungsforschung. Schattauer, Stuttgart New York

Siegle M, Blümel G, Stemberger A, Fritsche H-M (1978) Kein Blutungsrisiko durch Wundversiegelung. Zahnärztl Mitt 18:993

Spängler HP, Holle J, Braun F (1973) Gewebeklebung mit Fibrin. Wien Klin Wschr 85:827

Staindl O (1977) Die Gewebeklebung mit hochkonzentriertem humanem Fibrinogen am Beispiel der freien, autologen Hauttransplantation. Arch Oto Rhino Laryng 217:219

Tarlov JM, Benjamin B (1943) Plasma clot and silk suture of nerves. Surg Gynecol Obstet 76:343

Vinazzer H (1979) Die Wirkungsweise der Substitutionspräparate und des Fibrinklebers bei hämorrhagischen Diathesen. Dtsch Z Mund Kiefer GesichtsChir 3:27

Wepner F, Bukal J, Beck-Managetta J (1979) Über die Anwendung des Fibrinklebesystems im dentoalveolären Bereich bei hämorrhagischen Diathesen. Dtsch Z Mund Kiefer GesichtsChir 3:46

Wepner F (1980) Über die lokale Blutstillung mit Hilfe des Fibrinklebers nach zahnchirurgischen Eingriffen bei hämorrhagischen Diathesen. In: Schimpf K (Hrsg) Fibrinogen, Fibrin und Fibrinkleber. 23. Tagung Dtsch Arbeitsgem Blutgerinnungsforschung. Schattauer, Stuttgart New York

Young JZ, Medawar P-D (1940) Fibrin suture of peripheral nerves. Lancet 239:126

Zilch H, Fuchs W (1978) Verbessert die Fibrin-Spongiosaplombe die Einheilung der Spongiosa. Vortrag 16. Jahrestagung Dtsch Ges Plast Wiederherstellungschir, Düsseldorf

*Die Versiegelung denudierter Kieferhöhlenwandungen
mit dem Fibrinklebe-Sprühsystem*

H.-A. MERTEN, K. GIESEN und F. HALLING

Einleitung

Bei Kieferhöhlenoperationen wird heutzutage in der Regel auf den Erhalt oder die
Rekonstruktion der fazialen Kieferhöhlenwand geachtet, um narbige Einziehun-
gen von Wangenweichteilen und dadurch bedingte Irritationen des Nervus infraorbitalis zu vermeiden. Eine der gängigen Operationsmethoden ist z.B. die von
Lindorf (1974) beschriebene Knochendeckelmethode.

Physiologische Basis dieser funktionellen Kieferhöhlenchirurgie ist die Schaffung einer Öffnung, die eine postoperative Drainage und Ventilation garantiert
(Lindorf 1983). Hierzu wird intraoperativ ein Nasenfenster – meist zum unteren
Nasengang – angelegt; zur Blutstillung und postoperativen Sicherung der Drainage wird die Kieferhöhle üblicherweise mit einem Gazestreifen oder einem Ballonkatheter austamponiert, der durch das Nasenfenster zur Nase herausgeleitet
wird.

Dieses Verfahren führt in der Regel zu einer starken subjektiven Beeinträchtigung des Patienten, hervorgerufen durch die häufig massive Schwellung der Ge-
sichtsweichteile sowie durch Schmerzen, die einerseits schwellungsbedingt sind,
andererseits in der Regel auch bei der Entfernung der Tamponade auftreten. Darüber hinaus kann es nach Entfernung der Tamponade zu Nachblutungen kommen
(Gastpar 1984); das Risiko einer postoperativen Anaerobier-Infektion der Kieferhöhle ist erhöht.

Seit September 1986 werden Patienten mit chronisch dentogener Sinusitis maxillaris an der Kieferchirurgischen Abteilung des Klinikums der Georg-August-
Universität Göttingen unter Anwendung von Fibrinkleber operiert.

Hierdurch wird das ausgeprägte postoperative Gesichtsödem reduziert (Abb. 1)
und die Kiefernhöhlenbelüftung rasch wieder hergestellt. Außerdem wird die
Wundheilung beschleunigt und das Risiko von Nachblutungen verringert.

Unsere Erfahrungen wurden im Oktober 1988 im Rahmen einer klinischen
Nachuntersuchung kritisch überprüft.

Patientengut und Methode

20 Patienten (w = 10, m = 10), bei denen unsere Operationsmethode angewandt
worden war, folgten der Einladung zu einer Nachuntersuchung. Alle waren wegen
einer chronischen dentogenen Sinusitis maxillaris, meist bei bestehender Mund-
Antrum-Verbindung, operiert worden; bei allen war neben den typischen klini-

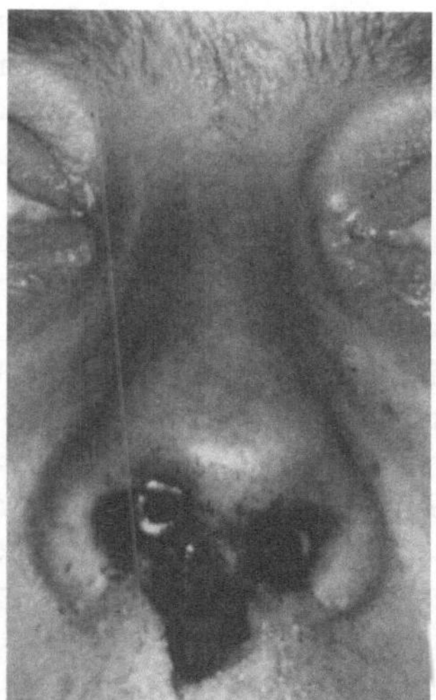

Abb. 1. Klinisches Bild 1 Tag nach Kieferhöhlenrevision beidseits unter Verwendung von Fibrinkleberspray und PVC-Röhrchen in beiden Kieferhöhlen

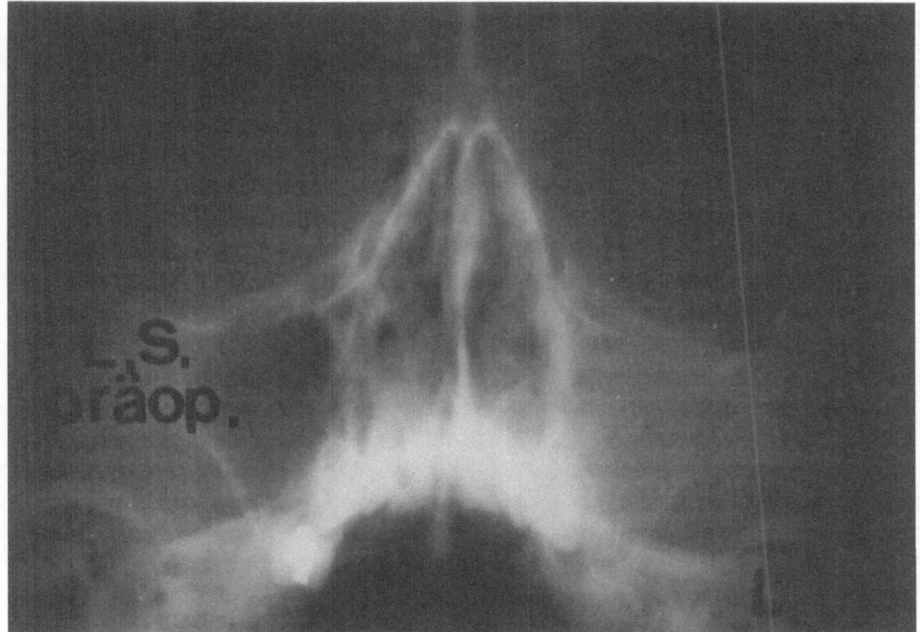

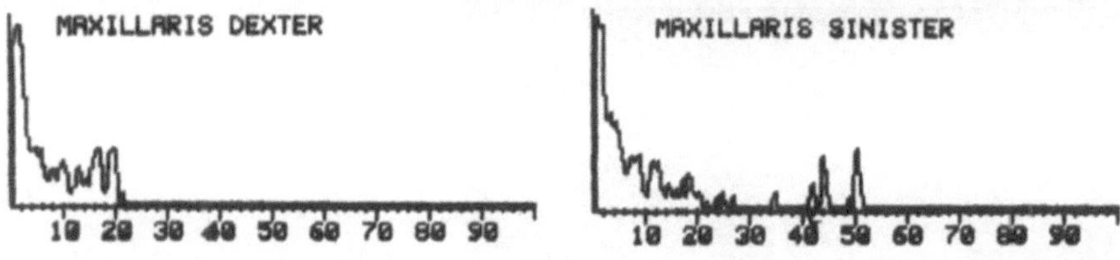

Abb. 2. Typische Befunde bei chronischer Sinusitis maxillaris, hier bei einer 75jährigen Patientin (L. S.) mit persistierender Mund-Antrum-Verbindung links. Vollständige Verschattung der betroffenen Kieferhöhle in der NNH-Aufnahme (oben) sowie Hinterwandecho (hier Doppelecho) bei der Ultraschalluntersuchung mit dem A-Scan (unten)

schen Symptomen wie Schmerzen, Schwellung und übelriechender Sekretion eine
Verschattung der betroffenen Kieferhöhle in der Nasennebenhöhlenaufnahme sowie ein Rückwandecho bei der Ultraschalluntersuchung mit dem A-Scan (Mann
1984) feststellbar gewesen (Abb. 2).

Der operative Zugang zur betroffenen Kieferhöhle erfolgte über die Fossa cani-
na unter Bildung eines Knochendeckels, teils periostgestielt nach Abello (1958)
oder als freies Transplantat nach Lindorf (1974). Nach Exkochleation der pathologisch veränderten Schleimhaut erfolgte die Applikation von Fibrinkleber auf
die Wundflächen der Kieferhöhlenwandungen. Hierzu wurde ein flexibler Sprühkatheter (Habison et al. 1985) benutzt (Abb. 3), mit welchem die Fibrinkleberapplikation auch in anatomisch schwer zugänglichen Regionen möglich ist. Der
Spraynebel enthält die Gerinnungsfaktoren Thrombin und Fibrinogen, die sepa-
rat in einen mehrlumigen biegsamen Katheter gelangen und beim Austritt aus der
Katheterspitze mit einem regulierbaren Luftstrom zerstäubt werden. Aufgrund der
sicheren intraoperativen Blutstillung konnte auf eine Tamponade der Kieferhöhle
verzichtet werden. Das Offenhalten des Fensters zum unteren Nasengang sowie
die postoperative Belüftung der operierten Kieferhöhle erfolgte durch ein elasti-
sches Kunststoffröhrchen (Durchmesser 8 bis 10 mm), das zum unteren Nasengang herausgeführt (Strassl und Porteder 1984) und mit einer Naht an der Colu-
mella befestigt wurde. Das Röhrchen wurde am 3. bis 5. postoperativen Tag gezo-
gen.

Die Nachuntersuchung erfolgte durchschnittlich 42,2 Wochen postoperativ
(Minimum: 12 W, maximum: 104 W); hierbei wurde neben der klinischen Befund-
aufnahme eine Röntgenkontrolle der Nasennebenhöhlen, eine Ultraschalluntersuchung (A-Scan) sowie bei einem Teil der Patienten (n = 7), bei denen die Operation länger als 1 Jahr zurücklag, eine sinuskopische Kontrolle durchgeführt.

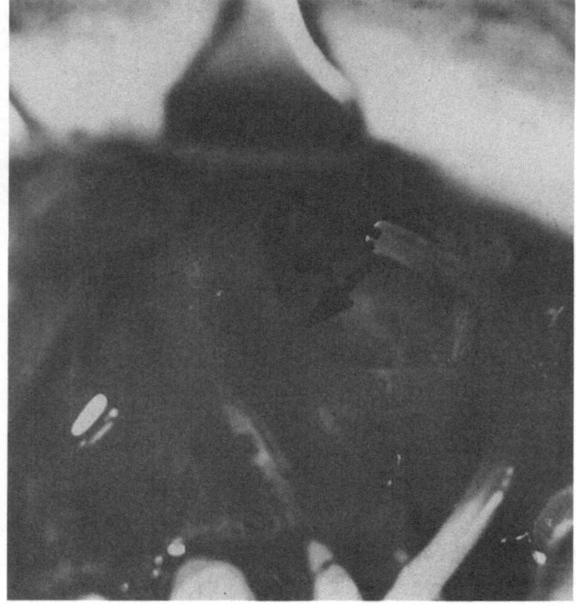

Abb. 3. Fibrinsprühkatheter bei
der Anwendung in der Kieferhöhle über ein transfaziales
Knochenfenster

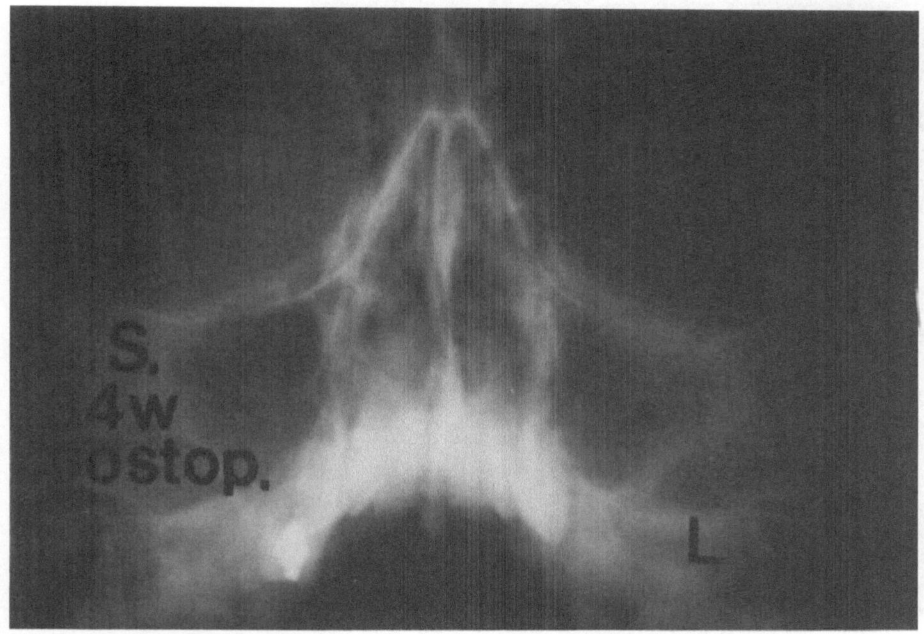

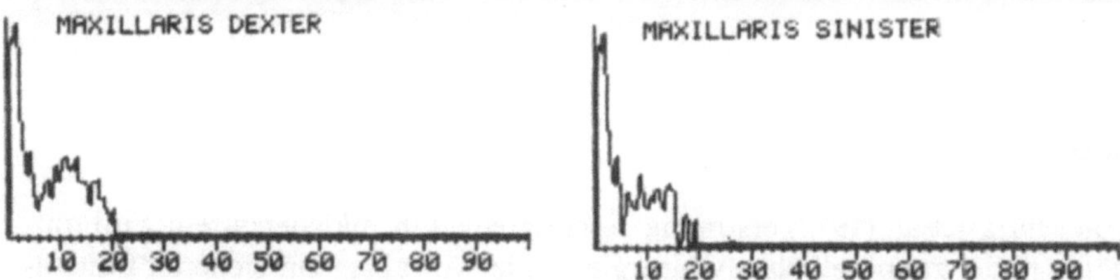

Abb. 4. Postoperativer Befund der in Abb. 2 dargestellten Patientin. Regelrechte Transluzenz der Kieferhöhlen in der NNH-Aufnahme, unauffälliger Sonographiebefund

Ergebnisse

Alle nachuntersuchten Patienten gaben seitens der operierten Kieferhöhle nunmehr Beschwerdefreiheit an; die Kieferhöhlen waren über die operativ angelegten Fenster zum unteren Nasengang gut belüftet. Dies bestätigte sich auch in der Röntgenuntersuchung durch regelrechte Transluzenz der operierten Kieferhöhle sowie einen unauffälligen Sonographiebefund (Abb. 4). Desweiteren zeigten sich bei den sinuskopisch kontrollierten Kieferhöhlen reizlose Schleimhautverhältnisse bei weit offenem Fenster zum unteren Nasengang; auch das natürliche Ostium im Bereich des Hiatus semilunaris war aufgrund der reizlosen Schleimhäute sinuskopisch darstellbar (Abb. 5). Als einzige operationsbedingte Komplikation gaben 3 Patienten diskrete Sensibilitätsstörungen im Ausbreitungsgebiet des Nervus infraorbitalis an.

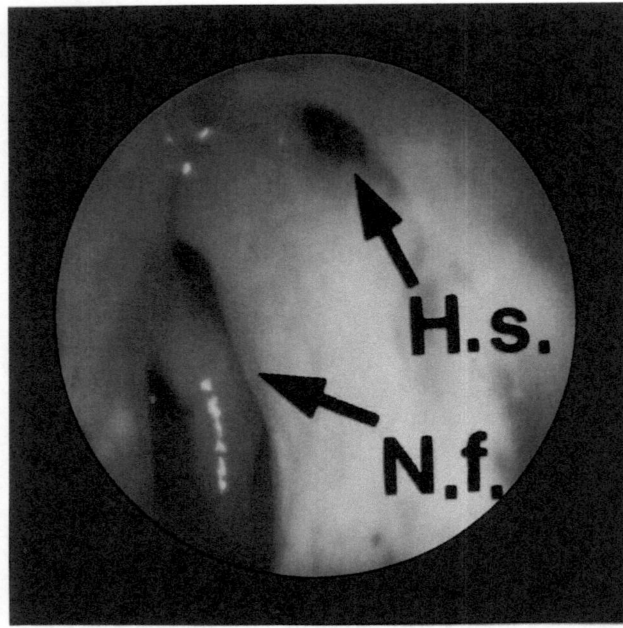

Abb. 5. Sinuskopische Kontrolle (Pat. D. H., 20 Wochen postoperativ), weit offenes operativ angelegtes Nasenfenster mit sichtbarer unterer Concha nasalis (unten), reizlose Verhältnisse im Bereich des Hiatus semilunaris (oben)

Diskussion

Das von Matras et al. (1972) erstmalig beschriebene Fibrinklebersystem wird routinemäßig in der zahnärztlichen Chirurgie — hier vor allem zur sicheren Blutstillung bei Patienten mit angeborenen, erworbenen oder medikamentös bedingten hämorrhagischen Diathesen (Wepner et al. 1979) — sowie in der Mund-, Kiefer- und Gesichtschirurgie — z. B. zum Verschluß von Mund-Antrum-Verbindungen (Gattinger 1984), bei der Versorgung von Knochendefekten (Dickmeis et al. 1985) oder der submukösen Vestibulumplastik (Neckel und Mühling 1982) angewandt. Unter Verwendung des flexiblen Sprühkathetersets kann der Indikationsbereich dieses Systems auch auf anatomisch schwer zugängliche Regionen wie die Kieferhöhlen, Stirn- und Keilbeinhöhlen erweitert werden.

Die gute operative Übersicht der Knochendeckelmethode ermöglicht nicht nur die vollständige Entfernung pathologisch veränderter Schleimhaut und das Anlegen eines Fensters zum unteren Nasengang, sie erleichtert auch die gezielte Applikation von Fibrinkleber in die Kieferhöhle.

Neben der sicheren intraoperativen Blutstillung und der Verringerung der Beschwerdesymptomatik seitens der Patienten sind weitere Vorteile unserer Operationsmethode in der beschleunigten Wundheilung und der Verringerung des Risikos einer Anaerobier-Infektion durch die bereits unmittelbar postoperativ verbesserte Kieferhöhlenbelüftung über das Drainageröhrchen zu sehen. Dieses Röhrchen bietet außerdem die Möglichkeit der Sekretabsaugung aus der Kieferhöhle sowie der wiederholten Fibrinkleberapplikation im Falle von Nachblutungen. Eine permanente Belüftung der Kieferhöhle über das intraoperativ angelegte Fenster scheint für den Langzeiterfolg operierter Kieferhöhlen von besonderer Bedeutung zu sein.

Neben dem Blutstillungs- und Klebeeffekt kann nach Fibrinkleberapplikation auch eine Beschleunigung der Wundheilung beobachtet werden (Matras 1981). Auch hierin ist ein Vorteil gegenüber Fremdkörpern wie einer Gazetamponade oder einem Ballonkatheter zu sehen.

Das Risiko einer Hepatitis B-Hepatitis-non-A-non-B oder HIV-Infektion durch den Fibrinkleber ist heutzutage aufgrund entsprechend höherer Sicherheitsstandards bei der Präparateherstellung auszuschließen (Eder et al. 1986; McDougal et al. 1985).

Aufgrund der positiven Ergebnisse halten wir die vorgestellte Methode für eine sinnvolle Ergänzung der bereits bewährten Knochendeckelmethode mit Anlegen eines Nasenfensters, da auf eine Kieferhöhlentamponade in der Regel verzichtet werden kann.

Zusammenfassung

Unter Anwendung von Fibrinkleberspray kann in der Kieferhöhlenchirurgie auf das Einlegen eines Tamponadestreifens verzichtet werden.

Bei einer Nachuntersuchung derartig operierter Kieferhöhlen zeigten sich klinisch, röntgenologisch und sonographisch unauffällige Verhältnisse; sinuskopische Kontrollen bei einem Teil der Patienten waren ebenfalls ohne pathologische Befunde.

Literatur

Abello P (1958) Contribution à la chirurgie fonctionelle du sinus maxillaire. Rev laryng 79:747

Dickmeis B, Hauenstein H, Schettler D (1985) Knochendefektfüllung mit Humanfibrinkonzentrat bei großen Kieferzysten. Dtsch Zahnärztl Z 40:653

Eder G, Neumann M, Cerwenka R, Baumgarten K (1986) Preliminary Results of a Randomized controlled Study on the Risk of Hepatitis Transmission of a Two Component Fibrin Sealant (Tissucol/Tisseel). In: Schlag G, Redl H (Hrsg) Fibrin Sealant in Operative Medicine. Springer, Berlin Heidelberg New York Paris Tokyo

Gastpar H (1984) Fibrinklebung bei Patienten mit haemorrhagischen Diathesen. In: Scheele J Fibrinklebung. Springer, Berlin Heidelberg New York Tokyo

Gattinger B (1984) Der Verschluß von Mund-Antrum-Verbindungen mit dem lyophilisierten Fibrinklebesystem. Zahnärztl Prax 35:8

Habison G, Kaspar R, Redl H (1985) Fibrinklebung mit Sprühkatheter. Die Ellipse 12/5:49

Lindorf HH (1974) Knochen-Schleimhautdeckel-Verschluß nach oraler Kieferhöhleneröffnung. Dtsch Zahnärztl Z 29:587

Lindorf HH (1983) Chirurgie der odontogen erkrankten Kieferhöhle. Hanser, München Wien

Mann WJ (1984) Ultraschall im Kopf-Hals-Bereich. Springer, Berlin Heidelberg New York Tokyo

Matras H, Dinges HP, Lassmann H, Monoli B (1972) Zur nahtlosen interfaszikulären Nerventransplantation im Tierexperiment. Wr Med Wschr 122:517

Matras H (1981) Erfahrungen mit „Fibrinkleber" im Gesichtsbereich. In: Anwendung des Fibrinklebers in operativen Fächern. Symposium Graz, 6./7. 3. 1981

McDougal JS, Martin LS, Mozen CM, Heldebrant CM, Evatt BL (1985) Thermal Inactivation of the Acquired Immunodeficiency Syndrom Virus, Human I Lymphotropic Virus-III/Lymphadenopathy-associated Virus, with Special Reference to Antihemophilic Factor. J Clin Investig 76:875
Neckel C, Mühling J (1982) Submuköse Vestibulumplastik unter Zuhilfenahme von Fibrinkleber. Dtsch Z Mund Kiefer GesichtsChir 6:293
Strassl H, Porteder HG (1984) Die Behandlung der nicht frischen Mund-Kieferhöhlen-Verbindung. Zahnärztl Prax 4:133
Wepner S, Bukal J, Beck-Mannagetta J (1979) Über die Anwendung des Fibrinklebesystems im dentoalveolären Bereich bei hämorrhagischen Diathesen. Dtsch Z Mund Kiefer GesichtsChir 3:46

Die Behandlung orofazialer Hämangiome mittels Fibrinklebung

F. HALLING und H. A. MERTEN

Einleitung

Hämangiome gehören zu den häufigsten kongenitalen Anomalien des Menschen [3]. Nach ihrer Histogenese werden sie heute überwiegend als Hamartome angesehen [7]. Ungefähr 50% aller Hämangiome finden sich in der Kopf-Hals-Region [19], nach Literaturangaben schwankt die Rate der Spontanremissionen in den ersten Lebensjahren zwischen 30 und 70% [11]. Neben den kavernösen Hämangiomen unterscheiden wir kapilläre Hämangiome mit der Sonderform des Naevus flammeus [17] und das kombinierte Auftreten von Hämangiomen mit anderen Fehlbildungen, z. B. beim Sturge-Weber- oder Hippel-Lindau-Syndrom.

Klinische Kriterien, die es ermöglichen, zu differenzieren, welche Hämangiome spontane Remissionen zeigen und welche nicht, existieren leider nicht [1]. Ein rein expektatives Verhalten kann deshalb zu erheblichen ästhetischen Störungen besonders im Lippen-, Augen- und Wangenbereich führen [13]. Die Fülle der angegebenen Behandlungsverfahren bei Hämangiomen zeigt, daß sich bisher keine Standardmethode durchsetzen konnte und daß die Ergebnisse der bekannten Therapieverfahren oft nicht befriedigend waren [16]. Prinzipiell stehen dem abwartenden Verhalten konservative, operative und strahlentherapeutische Maßnahmen gegenüber.

Im folgenden soll die seit 1987 von uns geübte konservativ-operative Behandlungsmethode orofazialer Hämangiome dargestellt und diskutiert werden. Hierbei kommt der Fibrinklebung eine zentrale Bedeutung zu.

Material und Methode

Seit 1987 wurden in der Kieferchirurgischen Abteilung der Universitätsklinik Göttingen bei 12 Patienten (7 Frauen, 5 Männer) mit einem Durchschnittsalter von 40 Jahren orofaziale Hämangiome mittels Fibrinklebung behandelt. Bei 2 Patienten lagen ausgedehnte Befunde im Bereich der Wangen-Gaumen- und Infraorbital-Temporalregion vor. Sieben Angiome waren z. T. alio loco und z. T. in unserer Klinik vorbehandelt worden, wobei überwiegend operative Verfahren und strahlentherapeutische Maßnahmen angewandt worden waren. Eine Übersicht der Lokalisation und Größenverteilung der orofazialen Hämangiome (o. H.) ist Tabelle 1 zu entnehmen.

Die Grundlage unseres therapeutischen Vorgehens besteht in der intraläsionalen Fibrinkleberapplikation. Das Duploject-System erlaubt die simultane Appli-

Tabelle 1. Lokalisation und Größenverteilung der mit Fibrinkleber behandelten orofazialen Hämangiome

Lokalisation von 12 orofazialen Hämangiomen (o. H.)

Lokalisation	Anzahl
Wangeninnenseite	2
Oberlippe	2
Unterlippe	2
Vestibulum	2
Wange und Gaumen	1
Oberlid	1
Infraorbital + temporal	1

Größenverteilung der o. H. (max. Durchmesser)

Größe	Anzahl
Gruppe I (−15 mm)	7
Gruppe II (15−30 mm)	3
Gruppe III (>30 mm)	2

kation der Tissucol-Lösung und der Thrombin-Kalziumchlorid-Lösung. Das humane Kleberprotein-Konzentrat Tissucol wurde in allen Fällen mit der hochkonzentrierten Thrombin 500-Lösung vermischt und direkt in das Hämangiom eingespritzt. Dabei wurde entweder das peritumorale Gewebe mechanisch komprimiert, oder es waren zuvor um den zu behandelnden Bereich Ligaturen gesetzt worden. Bei Verwendung der hochkonzentrierten Thrombinlösung setzt die Verfestigung schon nach wenigen Sekunden ein, nach 3 min. sind ca. 70% der Reißfestigkeit erreicht [10].

Unser Behandlungskonzept richtet sich maßgeblich nach der Größe des Primärbefundes. Weitere therapiebestimmende Kriterien sind die Lokalisation und die regionale Ausdehnung des Gefäßtumors.

Zweckmäßigerweise teilen wir die Hämangiome entsprechend dem max. Durchmesser in drei Gruppen mit entsprechenden Differentialtherapien ein (Tabelle 2), die anhand von Fallbeispielen erläutert werden sollen.

Hämangiome mit einem maximalen Durchmesser bis ca. 15 mm

Die Therapie dieser kleinen, umschriebenen Hämangiome ist konservativ ausgerichtet. Der Fibrinkleber wird ohne vorherige Lokalanästhesie direkt intraläsional injiziert, das Injektionsvolumen beträgt i. allg. zwischen 0,5 und 1 ml. Nach 4 Wochen erfolgt die 2. Injektion. Nach weiteren 4 Wochen wird beurteilt, inwieweit eine Größenreduktion des Hämangioms stattgefunden hat. Bei vollständiger Remission ist die Behandlung abgeschlossen, ansonsten wird noch einmal nachinjiziert oder der Restbefund operativ entfernt.

Bei einem 68jährigen Patient lag ein umschriebenes Hämangiom im Bereich der medianen Oberlippe vor, das mehrfach alio loco vorbehandelt worden war. Nach

Tabelle 2. Therapieschemata

Therapieschema kleiner o. H. (Gruppe I)

Intraläsionale Fibrinkleberapplikation
2 – 3 × in vierwöchigem Intervall
↓
(nach ca. 1 – 2 Monaten ggf. Exstirpation)

Therapieschema mittelgroßer o. H. (Gruppe II)

Intraläsionale Fibrinkleberapplikation
2 – 3 × in vierwöchigem Intervall
↓
nach 1 – 2 Monaten Exstirpation +
plastische Deckung

Therapieschema großer o. H. (Gruppe III)

Primäre OP im Sinne einer Teilexzision

Peritumorale Gewebekompression
oder. Ligaturen
↓
Einmalige intraoperative, intraläsionale
Fibrinkleberapplikation
↓
Teilexzision + plastische Deckung

---

zweimaliger Fibrinkleberapplikation war bereits eineinhalb Monate nach der letzten Injektion keine Schwellung mehr nachweisbar, es ließ sich lediglich eine geringgradige Verhärtung palpieren. Auch 2 Jahre postoperativ ergab sich kein Anhalt für ein Rezidiv.

Hämangiome mittlerer Größe mit einem max. Durchmesser bis ca. 30 mm

Bei Hämangiomen dieser Größe kombinieren wir die primäre Fibrinklebung mit sekundär-operativen Maßnahmen. Das Ziel der Behandlung ist es, durch die Thrombosierung mittels Fibrinklebung eine Verkleinerung des Hämangioms und zusätzlich eine Verringerung der intraoperativen Blutungsgefahr zu erreichen. 1 – 2 Monate nach der letzten Fibrinkleberapplikation wird der Resttumor exstirpiert und der resultierende Weichgewebsdefekt durch eine Nachlappenplastik ausgeglichen.

Bei dieser 63jährigen Patientin war es im Verlauf von mehreren Jahren zu einer deutlichen Volumenzunahme eines seit Kindheit bestehenden Unterlippenhämangioms gekommen (Abb. 1a). Die Neigung zu Schleimhautrhagaden und traumatischen Lippeneinbissen mit z. T. längerdauernden Blutungen waren die Folge. Wir führten drei Fibrinkleberapplikationen in einem fünfwöchigen Intervall durch. Um zu gewährleisten, daß die Thrombosierung nur im Bereich des Hämangioms

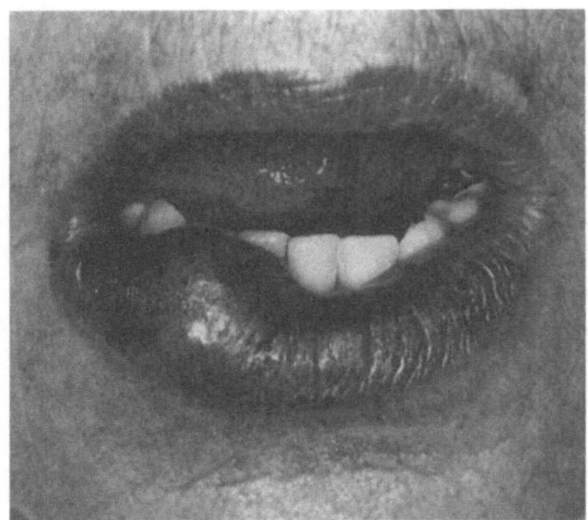

Abb. 1a. Großes Unterlippenhämangiom bei einer 63jährigen Patientin

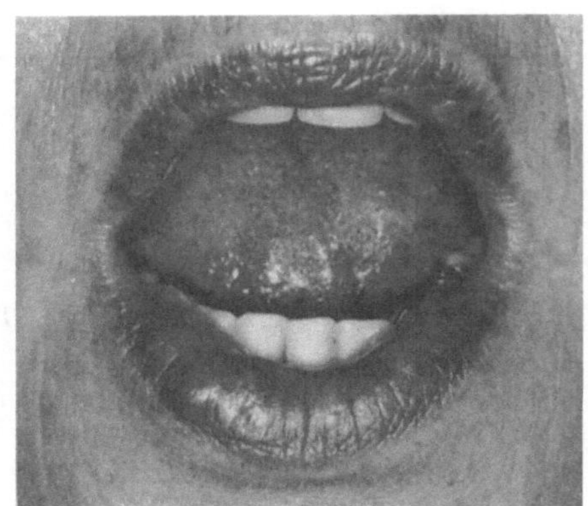

Abb. 1b. Zustand ein Jahr postoperativ

erfolgt, wurde die Lippe neben dem Gefäßtumor digital komprimiert. Nach einer deutlichen Tumorinvolution ließ sich das fibrosierte Gewebe intraoperativ gut aus der Umgebung herauslösen, wobei es zu keiner nennenswerten Blutung kam. Der Unterlippendefekt konnte mit einem Verschiebelappen aus dem Unterkiefervestibulum spannungsfrei ausgeglichen werden und war ein Jahr postoperativ kaum noch sichtbar (Abb. 1b).

Hämangiome mit einem maximalen Durchmesser von mehr als 30 mm

Hämangiome dieser Größe überschreiten meist eine anatomische Region, sind unregelmäßig begrenzt und zeichnen sich durch eine große Blutfülle aus. In diesen Fällen ist nach unserer Ansicht eine umfangreichere Diagnostik erforderlich. Neben der eingehenden klinischen extra- und intraoralen Untersuchung sollte unbedingt eine Gerinnungsanalyse vorgenommen werden, um z. B. ein Kasabach-Merrit-Syndrom mit Thrombopenie und Afibrinogenämie auszuschließen. Die Dopplersonographie hilft bei der Differenzierung zwischen Hämangiomen und arteriovenösen Malformationen. Mittels der Computertomographie und der Kernspintomographie läßt sich die Ausdehnung der Gefäßtumore relativ gut beurteilen. Die Subtraktionsangiographie als das invasivste diagnostische Verfahren stellen wir bei unserer Behandlungsmethode eher an den Schluß der diagnostischen Maßnahmen.

Die operative Therapie großer tiefreichender Hämangiome kann nur ausnahmsweise darauf ausgerichtet sein, die Veränderung vollständig zu beseitigen. Dementsprechend beschränken wir uns primär darauf, die Anteile des Hämangioms zu entfernen, die den Patienten ästhetisch und funktionell am meisten beeinträchtigen und die am besten zugänglich sind. In Vollnarkose werden bei intraoralen Hämangiomen zuerst peritumorale Seidenligaturen gelegt. In den damit autonomisierten Gewebebereich wird dann der schnellhärtende Fibrinkleber eingebracht, der zu einer spontanen Induration des Gefäßtumors führt. Das Gewebe

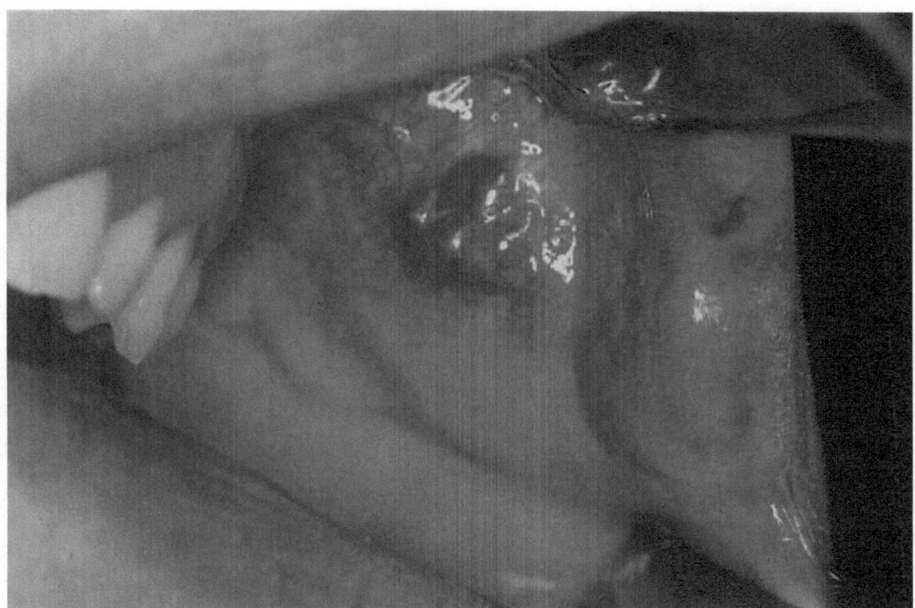

Abb. 2a. Klinischer Befund der Wangeninnenseite bei einem 29jährigen Pat. mit einem ausgedehnten Hämangiom der Wange und des Gaumens (operativ vorbehandelt)

läßt sich anschließend relativ schnell und übersichtlich entfernen. Unsere Erfahrungen mit Gesichtshaut-Hämangiomen beschränken sich auf zwei Fälle; hier verzichteten wir auf Ligaturen und komprimierten statt dessen das peritumorale Gewebe digital gegen den darunterliegenden Knochen, um ein Abfließen von Thromben aus dem Behandlungsgebiet während der Aushärtungszeit zu verhindern.

Dieser 29jährige Patient litt unter einem großen, bereits voroperierten kavernös-kapillären Hämangiom, das sich vom linken Oberkiefer in die linke Wange erstreckte. Er klagte insbesondere über eine deutliche Schwellung im Bereich der Wangeninnenseite und des Mundwinkels (Abb. 2a), die sich beim Bücken oder längeren Sprechen noch verstärkte, so daß sich der Patient häufig in die Wange einbiß.

Daraufhin entschlossen wir uns zu einer Exzision der buccalen Anteile des Hämangioms. Intraoperativ erfolgten zunächst multiple peritumorale Seidenligaturen und nach der intraläsionalen Fibrinkleberapplikation die zügige Exstirpation des verfestigten Hämangiomgewebes (Abb. 2b). Der Kontrollbefund nach sieben Monaten war reizlos (Abb. 2c), der Patient beschwerdefrei.

Ergebnisse

Aus praktischen Gründen ist eine Einteilung der Behandlungsergebnisse in vier Kategorien sinnvoll. In Anlehnung an Sloan u. Mitarb. [15] wurden diese je nach

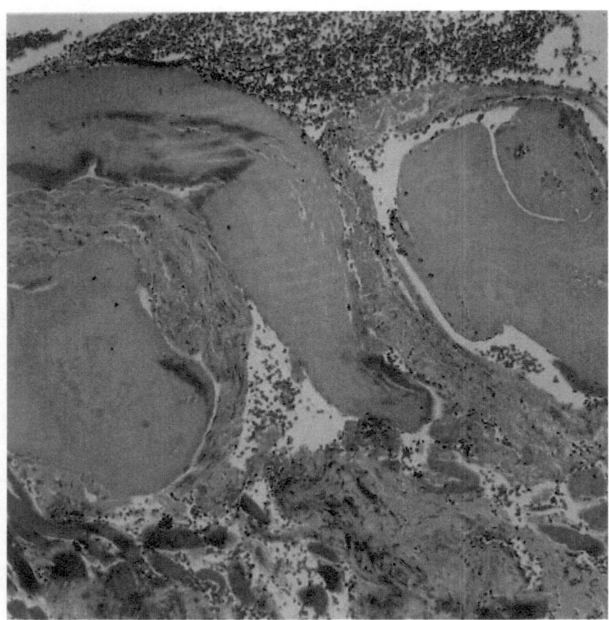

Abb. 2b. Kavernöses, von fibrinartigem Material austamponiertes Hämangiom. Hohlräume nur partiell randständig eingeblutet (Goldner-Färbung)

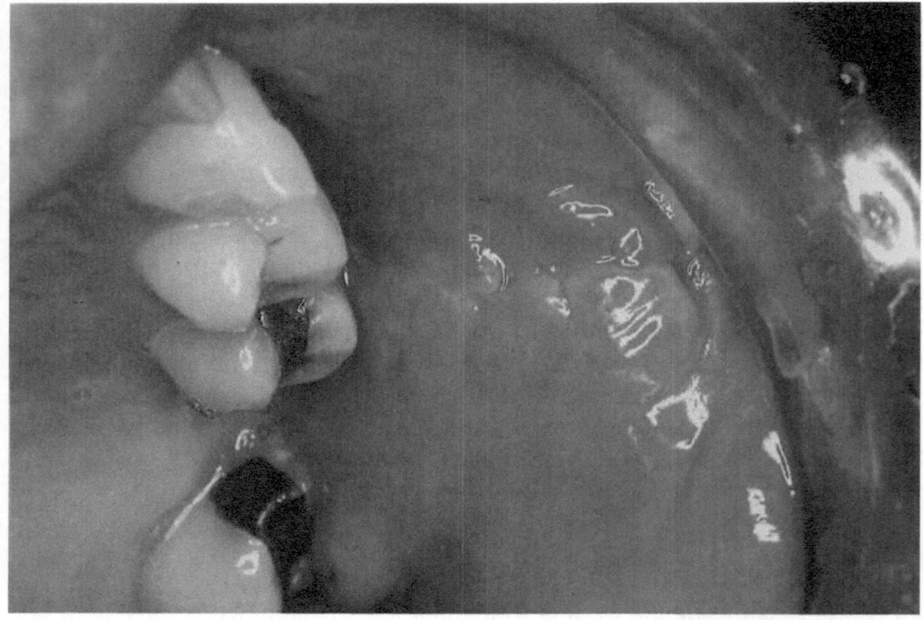

Abb. 2c. Intraoraler Befund 7 Monate postoperativ

Tabelle 3. Behandlungsergebnisse

Exzellent	8 (67%)
Gut	3 (25%)
Mäßig	1 (8%)
Schlecht	0 (0%)

Größenreduktion mit exzellent (90–100%), gut (<50%), mäßig (>50%) und schlecht (0–10%) bezeichnet (Tabelle 3).

Der mittlere Beobachtungszeitraum der Fibrinkleber-behandelnden Hämangiome betrug 20 Monate, im Durchschnitt wurden pro Patient 2 Fibrinkleberapplikationen vorgenommen, die wir in einem 4–5wöchigen Intervall durchführten.

Von entscheidender Bedeutung ist die Tatsache, daß bei allen Patienten nach Fibrinkleberapplikation keine weitere Hämangiomvergrößerung im Beobachtungszeitraum festgestellt werden konnte. Unsere Therapie führte bei allen Hämangiomen der Gruppe I und II zu einer deutlich abnehmenden Blutfülle, die mit einer zunehmenden Schrumpfung und Fibrosierung einherging. So konnten wir bei fünf der sieben kleinen Hämangiome der Gruppe I nach rein konservativer Behandlung ein exzellentes Behandlungsergebnis erreichen. Während die Größenreduktion sehr rasch eintrat, war die Verbesserung der Hauttingierung oft weniger ausgeprägt. Die Exstirpation bzw. Teilexzision ausgedehnterer Hämangiome gestaltete sich nach Fibrinkleberapplikation ohne größeren Blutverlust stets problemlos und führte ebenfalls zu meist guten kosmetischen Ergebnissen. Lokale Komplikationen der Behandlung wie Blutungen und Entzündungen oder systemische Komplikationen wie Thromboembolien oder anaphylaktische Reaktionen traten bei keinem Patienten auf.

Diskussion

Seit den grundlegenden Studien von Matras u. Mitarb. [9] haben sich für die Fibrinklebung in der Medizin ständig neue Indikationsbereiche ergeben. Obwohl diese Technik in der Kiefer- und Gesichtschirurgie bei Behandlung von Patienten mit hämorrhagischen Diathesen sowie bei Hauttransplantationen fest etabliert ist, sind hinsichtlich der Hämangiombehandlung bisher lediglich einige Fallberichte [5, 8] publiziert worden. Während Mang [8] die Tissucol-Applikation als begleitende Maßnahme bei der operativen Therapie der Hämangiome beschreibt, berichtet Krüger [5] u. a. von einem 5jährigen Kind, das rein konservativ mit Fibrinkleber-Injektion behandelt wurde. Wir haben versucht, anhand eines größeren Patientengutes differentialtherapeutische Aspekte der Hämangiom-Behandlung aufzuzeigen. Im Gegensatz zu fast allen bisher beschriebenen Therapieverfahren setzt die intraläsionale Fibrinkleberapplikation die gleichen Mechanismen in Gang, die nach Literaturangaben auch für Spontanremissionen diskutiert werden: Nach einer Blutung im Hämagiom mit Thrombosierung und Organisierung der Thromben kommt es zu einer Fibrosierung und spontanen Rückbildung der Hämangiome [6]. Dieses Erklärungsmodell wird durch unsere praktischen Erfahrungen und die histologischen Ergebnisse eindrucksvoll belegt.

Die intratumorale Behandlung mit sklerosierenden Lösungen oder Kortikosteroiden wird in der Literatur seit langem beschrieben [12, 15, 19]. Verödende Flüssigkeiten können bei hautnaher Applikation eine Nekrosenbildung induzieren [16], im Wangenbereich sind Schädigungen des Nervus facialis möglich [14], und bei großen, kavernösen und kapillären Hämangiomen bleibt die Wirkung meist aus [4]. Bei der Kortikosteroid-Applikation sind ebenfalls gravierende Komplikationen wie Augenlidnekrosen [18] und systemische Wirkungen bekannt geworden [19]. Die superselektive Embolisation ist zwar technisch elegant, muß aber bei Angiomen mit langsamer Durchblutungsgeschwindigkeit sehr vorsichtig durchgeführt werden, da injizierte alloplastische Partikel über einen Reflux in die Karotiden in den allgemeinen Blutkreislauf gelangen und Lungen- oder Hirnembolien auslösen können [2].

Da wir die schnellhärtende Phase des Fibrinklebers verwenden, die sich im Moment der Injektion gemeinsam mit dem im Blut befindlichen Thrombin- oder Fibrinogen zu einem festsitzenden Thrombus verbindet und der lokale Blutab- und -zufluß unterbunden wird, ist ein Abwandern des Thrombus im Sinne einer Embolie aus pathophysiologischer Sicht eher unwahrscheinlich [5]. Die hohe Erfolgsquote mit Fibrinklebung bei kleinen Hämangiomen verleiht diesem Verfahren in Zukunft, insbesondere bei Hämangiomen im Säuglings- und Kleinkindalter, eine hohe Attraktivität.

Zusammenfassung

Alle von uns behandelden orofazialen Hämangiome sprachen gut auf die Fibrinkleberapplikation an. Bei kleinen Hämangiomen kam es nach rein konservativer Therapie mit Fibrinklebung in einem hohen Prozentsatz zu einer vollständigen Remission, so daß sich eine Operation erübrigte. Bei größeren Hämangiomen traten nach mehrmaliger Fibrinkleberapplikation Schrumpfungen und Vernarbungen auf, die ein schonendes und blutungsarmes Operieren im Sinne einer Exstirpation oder Teilexzision ermöglichten. Es können hierdurch unter weitgehender Erhaltung der natürlichen Strukturen sehr zufriedenstellende kosmetische Ergebnisse erzielt werden.

Danksagung. Für die Anfertigung und Überlassung der histologischen Bilder danken wir Herrn PD Dr. V. Bürkle (Pathologisches Institut der Universität Göttingen).

Literatur

1. Bekke JPH (1977) Die kryochirurgische Behandlung von vaskulären Tumoren in der Mundhöhle. Fortschr KieferGesichtsChir 22:200
2. Djindjian R (1977) Embolisation von Gefäßmißbildungen im Kopf-Gesichts-Bereich durch die superselektive Arteriographie der Arteria carotis externa. Fortschr KieferGesichtsChir 22:164
3. Edgerton MT (1976) The treatment of hemangiomas: With special reference to the role of steroid therapy. Ann Surg 183:517
4. Kobus K, Licznerski A, Stepniewski J, Wiertel L, Charko W (1982) The surgical treatment of vascular tumours of the face. J max-fac Surg 10:99

5. Krüger A (1986) New aspects of haemangioma treatment. In: Schlag G, Redl H (Hrsg) Fibrin Sealant in Operative Medicine. Springer, Berlin Heidelberg New York London Paris Tokyo, p 127
6. Longacre J, Corning B (1972) Treatment of facial hemangioma by intravascular embolisation with silicone spheres. Plast Reconstr Surg 50:618
7. Lucas RB (1976) Pathology of tumours of oral tissues. Churchill Livingstone, p 210
8. Mang WL (1988) Fibrinklebung in der ästhetischen Chirurgie: ein Fortschritt? Springer, Berlin Heidelberg New York London Paris Tokyo, p 66
9. Matras H, Dinges HP, Lassmann H, Mamoli B (1972) Zur nahtlosen interfaszikulären Nerventransplantation im Tierexperiment. Wiener med Wschr 122:517
10. Odar J, Schwarz H (1988) Applikationstechniken bei der Fibrinklebung. Springer, Berlin Heidelberg New York London Paris Tokyo, p 13
11. Pfeifer G (1977) Die chirurgische Behandlung der Gefäßanomalien und Geschwülste im Mund-Kiefer-Gesichts-Bereich in Abhängigkeit von Sitz, Größe und Lebensalter. Fortschr Kiefer GesichtsChir 22:153
12. Popescu V (1985) Intratumoral ligation in the management of orofacial cavernous haemangiomas. J max-fac Surg 13:99
13. Scheunemann H (1977) Operative Behandlung von Hämangiomen im Kiefer- und Gesichtsbereich – Indikation und Kontraindikation. Fortschr Kiefer GesichtsChir 22:174
14. Schwenzer N (1977) Die operative Behandlung von Angiomen im Parotisbereich. Fortschr Kiefer GesichtsChir 22:179
15. Sloan GM, Reinisch JF, Nichter LS, Saber WL, Kara L, Morwood DT (1989) Intralesional corticosteroid therapy for infantile hemangiomas. Plast Reconstr Surg 83:459
16. Stahl P, Balan EH (1977) Die konservativ-chirurgische Behandlung von kavernösen Hämangiomen der Gesichtshaut durch initiale Verödung mit Aethoxyskerol (Kreussler). Fortschr Kiefer GesichtsChir 22:192
17. Steinhilber W (1977) Die Beteiligung der Mundschleimhaut bei Gefäßanomalien und Hämangiomen des Gesichtes. Fortschr Kiefer GesichtsChir 22:172
18. Sutula FC, Glover AT (1987) Eyelid necrosis following intralesional corticosteroid injection for capillary hemangioma. Ophthalamic Surg 18:103
19. Woods WR, Tulumello TN (1977) Management of oral hemangioma. Oral Surg 44:39

Knochendefektfüllung mit xenogenem Kollagen, humanem Fibrin, nativem Eigenblut sowie granulärer Hydroxylapatit-Keramik im ersatzstarken Lager – Tierexperimentelle Untersuchungen beim Göttinger Minischwein

H.-A. Merten, J. F. Hönig, F. Halling und N. Lasaridis

Bei zehn ausgewachsenen Göttinger Minipigs werden insgesamt 40 klinisch relevante Knochendefekte (18–20 mm ⌀) im Bereich der proximalen Tibiae mit organischen (xenogenes Kollagen, humanes Fibrin, Kombination aus Kollagen und Fibrin, natives Eigenblut) und biokeramischen (dichte, granuläre Hydroxylapatit-Keramik) Knochenersatzmaterialien aufgefüllt und deren Einfluß auf die Defektdurchbauung histologisch untersucht. Lediglich der mit granulärer Hydroxylapatit (HA)-Keramik aufgefüllte Tibiadefekt weist bereits nach zehnwöchiger Liegedauer eine vollständige knöcherne Defektsubstitution auf. Am Ende der maximalen Beobachtungsdauer (15 Wochen) bestehen bei den mit organischen Materialien versorgten Defekten weiterhin bindegewebig organisierte, zentral gelegene Restdefekte, die bis an den replantierten Kortikalisdeckel heranreichen. Vom deperiostierten und frei replantierten Knochendeckel geht keine knöcherne Regeneration aus; bestenfalls wird der devitale Knochendeckel bei bündigem Kontakt zum randständigen Knochenlager in das vom endostalen knöchernen Defektlager ausgehenden Knochenregenerat integriert. Die reparative Osteogenese beginnt unabhängig vom implantierten Defekt-Füllmaterial regelmäßig an der Oberfläche des knöchernen Defektlagers und schreitet zentripetal fort. Von den untersuchten Defektfüllmaterialien weist einzig die ortstabile, nichtresorbierbare HA-Keramik osteokonduktive Eigenschaften auf, indem die HA-Granula dem vorwachsenden Knochenregenerat als Leitschiene dienen und ein keramo-ossäres Regenerat resultiert. Osteoinduktive Eigenschaften sind von keinem der untersuchten Materialien zu erwarten, da sich die reparative Osteogenese mit zunehmender Defektgröße erschöpft. Bei sehr großen Knochendefekten bzw. Hohlräumen ist daher eine autogene Spongiosa-Transplantation den o. g. Knochensubstituten vorzuziehen.

Die vorliegenden histologischen Ergebnisse weisen granuläre Biokeramik als zukunftsträchtiges Knochenersatzmaterial aus. Die organischen Materialien unterscheiden sich in ihrer „reparativen Potenz" nur unwesentlich und scheinen bei klinisch relevanten Defekten zu keiner Beschleunigung der knöchernen Defektorganisation beizutragen.

Einleitung

Zur Auffüllung knöcherner Substanzverluste finden biologische (organische) und alloplastische (keramische) Defektfüllmaterialien mit unterschiedlichem Erfolg

Anwendung (Bedacht 1969; Chvapil u. Krajicek 1968; Colago et al. 1965; Dehnen et al. 1989a; Harakas 1984; Jarcho 1981; Katthagen 1986; Osborn 1985; Schweiberer et al. 1981; Springorum 1977). Im Bereich des Gesichtsschädels stellt sich nach der Ektomie größerer Kieferzysten (Durchmesser >15 mm) sowie nach der Osteotomie verlagerter Zähne mit hieraus resultierenden ausgedehnten Knochenhohlräumen die Indikation zur primären plastischen Substitution der defizitären knöchernen Strukturen (Buser u. Berthold 1986; Dickmeis u. Hauenstein 1984; Hemprich et al. 1989; Joos et al. 1979; Schmelzle et al. 1985; Thieme et al. 1989). Auch Kieferdefekte nach Traumen und im Rahmen von Tumoroperationen (z. B. Kastenresektionen) bedürfen gelegentlich der sofortigen Auffüllung mit einem Knochenersatzmaterial. Die in den ossären Defekt eingebrachten Transplantate bzw. Implantate sollen im Vergleich zur spontanen Defektorganisation eine beschleunigte und möglichst vollständige Wiederherstellung der ursprünglichen knöchernen Strukturen bewirken und dabei entweder integraler Bestandteil des neugebildeten, den Defekt ausfüllenden, Knochens werden (Katthagen 1986; Schweiberer 1970; Wagner 1985) oder dem in den Defekt einsprossenden Knochenregenerat als temporäres Gerüst bzw. Leitschiene dienen (Postlethwaite et al. 1978; Springorum et al. 1977). Darüber hinaus soll das implantierte Material als Kristallisationskeim bzw. Substrat für das Knochenregenerat fungieren (Bösch et al. 1977; Hörmann u. Kühn 1977; Joos u. Ochs 1980; Mergenhagen et al. 1960; Santanam 1959).

Neben den materialspezifischen morphologischen, biologischen und physiko-elektrochemischen Eigenschaften der Knochensubstitute (Bagambisa u. Joos 1990) ist die spontane Regenerationsfähigkeit der den Defekt umgebenden Knochen- und Weichgewebs-Strukturen („Defektlager") für die Organisation und Integration der Defektfüllmaterialien und die Heilung der Knochenwunde von wesentlicher Bedeutung (Decker u. Müller 1980; Lexer 1924; Schweiberer et al. 1981; Willenegger et al. 1971). So wird ein regenerationsstarkes Defektlager ein zur reparativen Osteogenese wenig befähigtes Defektfüllmaterial eher tolerieren als vice versa.

Aus der Fülle der zur Verfügung stehenden Knochenersatzmaterialien haben sich letztendlich nur wenige in der klinischen Routineanwendung bewährt (Fallschüssel 1987; Katthagen 1986; Osborn 1985; Schweiberer 1970; Stemberger et al. 1978). Trotz aller Fortschritte auf dem Gebiet der alloplastischen Implantatwerkstoffe (hier besonders der bioaktiven Kalziumphosphat-Keramiken) (Holmes 1986; Jacobs et al. 1984; Köster et al. 1976) ist das frische, autogene Spongiosatransplantat weiterhin als unübertroffenes osteoplastisches Ersatzmaterial mit alleiniger osteoinduktiver Potenz anzusehen (Schramm 1970; Schröder und Schwenzer 1970; Schweiberer 1970) („Goldstandard" bei der histologischen Qualifizierung von Knochenersatzmaterialien). Der generelle Einsatz wird jedoch durch den notwendigen Zweit(Parallel)eingriff zur Spongiosagewinnung limitiert und beschränkt sich in der Regel auf hospitalisierte Patienten. Im regenerationsschwachen Defektlager ist die autogene Spongiosaplastik jedoch allen anderen bisher bekannten ossären Äquivalenten überlegen (Luhr 1978). Auch die Verwendung von aufbereiteten und konservierten allogenen Transplantaten erfordert einen erheblichen organisatorischen Aufwand (Auswahl gesunder Spender, Garantie einer suffizienten Transplantat-Deponierung, forensische Auflagen, slow virus disease), so daß sich die Anwendungsmöglichkeiten ebenfalls auf Ausnahmefälle reduzieren. Von den xenogenen Knochendefektfüllmaterialien hat der sog. Kieler Span (Maatz 1959; Schweiberer 1970) insgesamt enttäuscht. Darüber hinaus scheint für die xenogenen Implantate ein potentielles Risiko zur Übertragung spongiformer Enzephalopathien zu bestehen (Kretzschmar und Dahme 1990).

Lediglich xenogene Kollagenpräparate in Form von Schwämmen und Vliesen werden häufig allein oder in Kombination mit allogenem (homologem) Fibrinkleber zur Knochendefektauffüllung empfohlen (Benfer u. Struck 1972; Buser u. Berthold 1986; Cobb et al. 1976; Joos et al. 1979; Lehnert et al. 1983; Siegle u. Senekowitsch 1981; Schmelzle et al. 1985; Springorum et al. 1977). Das Maschenwerk des implantierten Kollagen-Vlieses soll dem einsprossenden jungen Geflechtknochen die Erschließung und Organisation des Knochendefektes erleichtern (osteokonduktive Wirkung) und zusätzlich als Kristallisationskeim (osteoinduktive Eigenschaften) durch die Bereitstellung von vorgeformter Interzellularsubstanz dienen (Chvapil u. Krajicek 1967). Der kombiniert applizierte Fibrinkleber stellt kurzfristig bis zu seinem Abbau einen Teil der für die Knochenwundheilung notwendigen Plasmafaktoren wie Fibrin, Fibronectin und fibrinstabilisierenden Faktor (F XIII) bereit (Bösch et al. 1977; Bruhn et al. 1980; Hörmann u. Kühn 1977; Spängler 1976). Ferner soll der Fibrinkleber einen Kollaps des aufgeweichten Kollagengerüstes in der Frühphase der Defektorganisation verhindern und die angiogene Erschließung der Kollagen-Fibrin-Einlage beschleunigen und somit fördernd auf die Neo-Osteogenese einwirken (Brandstedt et al. 1980). Da dem implantierbaren xenogenen Kollagen sowohl ein direkter Einfluß auf die Thrombozytenaktivierung (Adhäsion) als auch auf die Initiierung der endogenen plasmatischen Gerinnung (Faktor XII) in vitro abgesprochen wird (Dehnen u. Niederdellmann 1989b; Katthagen u. Hellstern 1984; Stemberger et al. 1978), erscheint die simultane Fibrinapplikation auch aus hämostasiologischer Sicht zunächst plausibel (Bugger 1983; Reddi 1985).

Obwohl eine synergistische Wirkung auf die Knochenheilung bei der simultanen Auffüllung ossärer Defekte mit Kollagen und Fibrin zu existieren scheint (Bereitstellung eines vorgeformten, osteotropen Gerüstes sowie einiger für den physiologischen Heilungsverlauf obligatorischer Plasmafaktoren) (Ehrenfeld et al. 1984; Matras u. Jesch 1979; Schmelzle et al. 1985; Siegle u. Senekowitsch 1981), ergeben sich z. T. Widersprüche zwischen den tierexperimentell gewonnenen Ergebnissen und den klinischen Erfahrungen (Stemberger et al. 1978). Auch bei der alleinigen Defektfüllung mit xenogenem Kollagen bzw. humanem Fibrinkleber werden ähnliche Beobachtungen mitgeteilt (Colago et al. 1965; Dehen et al. 1989a; Matras u. Jesch 1979; Osborn u. Donath 1983).

Die hierbei meist bei Kleintieren (Ratte, Katze, Kaninchen) aufgefüllten experimentellen Knochendefekte von weniger als 10 mm Durchmesser und 5 – 8 mm Tiefe sind für klinische Fragestellungen irrelevant, denn es steht außer Zweifel, daß die Defektgröße ganz entscheidend nicht nur die Geschwindigkeit sondern auch die Qualität der knöchernen Defektdurchbauung beeinflußt (Schweiberer 1970). Darüber hinaus ist die Auswahl der Tierspezies von klinischer Relevanz, da bekanntlich bei der Knochen(fraktur)heilung im Vergleich zum Menschen deutliche Unterschiede bestehen können (Katthagen 1986; Osborn u. Donath 1983).

In der vorliegenden tierexperimentell-histologischen Untersuchung werden daher an einem geeigneten Versuchstier wie dem Göttinger Miniaturschwein artifizielle Knochendefekte im Bereich der proximalen Tibiae geschaffen, die mit einem Durchmesser von 18 – 20 mm und einer Tiefe von 15 – 18 mm annähernd klinisch vergleichbare Dimensionen aufweisen. Unter diesen Bedingungen werden in vergleichenden Untersuchungen unentkalkte Dünnschliffe (Querschnittpräparate) lichtmikroskopisch ausgewertet und die Knochenregeneration nach Defektauffüllung
1. mit humanem Fibrinkleber,
2. mit xenogenem Kollagenvlies,
3. mit einer Kombination aus Fibrinkleber und Kollagen sowie
4. mit granulärer Hydroxylapatit-Keramik
histologisch untersucht. Als Kontrolle dienen Defekte, die mit nativem Eigenblut aufgefüllt werden.

Material und Methode

Bei zehn ausgewachsenen Göttinger Miniaturschweinen (mittleres KG = 48 kg) werden in Allgemeinnarkose (Halothan-Lachgasgemisch) in Rückenlage nach Rasur und chirurgischer Desinfektion der hinteren Extremitäten über eine Längsinzision an der lateralen Tibiakante ein nach medial breitbasig gestielter Haut-Periostlappen abpräpariert und der proximale Anteil der Tibiavorderfläche (Metaphyse und Anteile der Diaphyse) exponiert. Mit einer dünnen Lindemannfräse werden anschließend die mit einer Schablone vorgezeichneten, weitestgehend kreisrunden Kortikalisdeckel (jeweils zwei Defekte in der proximalen Tibia) unter ständiger Kühlung mit physiologischer Kochsalzlösung untertourig (800 U/min) osteotomiert und die mit einem kleinen Knochenmeißel luxierten Knochendeckel bis zur freien Retransplantation in physiologischer Kochsalzlösung aufbewahrt. Die Knochendeckel werden zudem mit einer langsam rotierenden kugelförmigen Knochenfräse (300 – 500 U/min) etwas ausgedünnt. In Abhängigkeit von den individuellen anatomischen Verhältnissen können Knochendefekte von 18 – 20 mm Durchmesser präpariert werden. Die Defekttiefe (15 – 18 mm) richtet sich ebenfalls nach den anatomischen Gegebenheiten, wobei metaphysär etwas größere Defekte als im oberen diaphysären Tibiabereich präpariert werden können. Nach vorsichtigem Herausbohren der Spongiosa bzw. des Fettmarkes (ebenfalls unter fortlaufender NaCl-Kühlung bei 200 U/min) ergeben sich im metaphysären Bereich, bedingt durch die seitlichen Kortikaliswände, nach kaudal verjüngende Defekte.

Bei zehn Minischweinen werden 40 etwa gleichgroße Knochendefekte präpariert. Die vier Knochendefekte eines jeden Minipigs werden nach dem Zufallsprinzip mit *nativem Eigenblut* (aus zentralem Venenkatheter), *humanem Fibrinkleber* (2,5 – 3,0 ml) (Beriplast®, Behringwerke AG, Frankfurt; 1 ml enthält 65 – 115 mg Human-Fibrinogen, 40 – 80 E Gerinnungsfaktor XIII, 1000 KIE Aprotinin sowie 400 – 600 I.E. Thrombin und Kalziumchlorid) sowie mit paßgenau zurechtgeschnittenen *xenogenen Kollagen-Scheibchen* (Tachotop, Hormon-Chemie, München; eine Scheibe von 9,5×5×1,2 cm enthält etwa 110 – 140 mg reines, natives und resorbierbares Kollagen aus Pferdesehnen) aufgefüllt, wobei die Kollagen-Scheibchen schichtweise ohne Komprimierung wandständig implantiert werden (jeweils drei horizontale Lagen). Desweiteren erfolgt die kombinierte Applikation von *Kollagen und Fibrin*, indem die Kollagen-Scheibchen alternierend mit den Fibrinkleberkomponenten Fibrinogen (F XIII u. Aprotinin) und Thrombin (Kalziumchlorid) getränkt werden. Vier Defekte werden anstatt mit Eigenblut mit *granulärer Hydroxylapatit-Keramik* (Allotropat 50, 0,5 – 1 mm Partikelgröße, Heyl, Berlin) gefüllt. Zur Frakturprophylaxe erfolgt die Defektüberbrückung (mit Fixation des rückverlagerten Kortikalisdeckels) durch eine Kompressions-Osteosyntheseplatte nach Luhr (altes Modell) (Abb. 1 a, b). Die Osteosyntheseplatte wird so

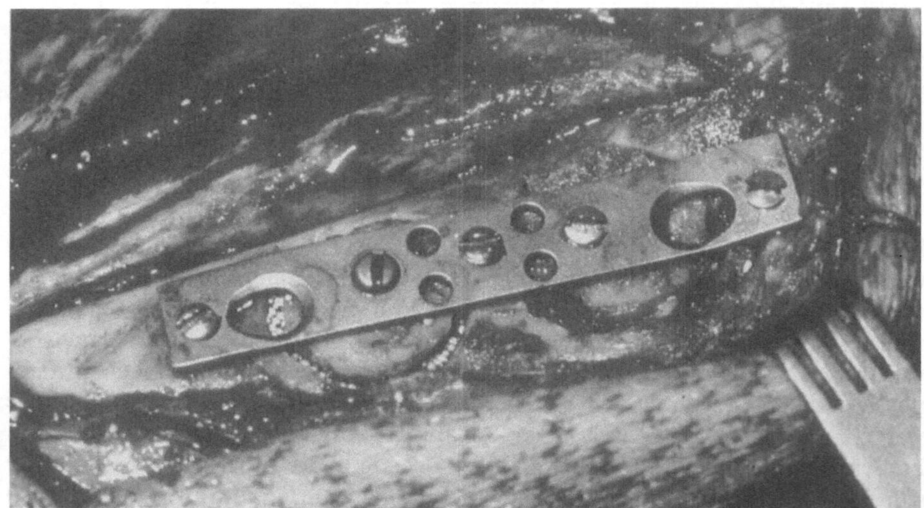

a

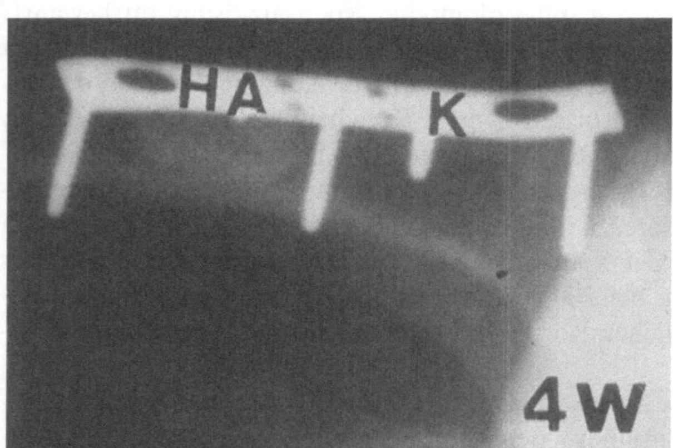

b

Abb. 1 a, b. Auffüllung der proximalen Tibiadefekte und Plazierung der Osteosyntheseplatte sowie Röntgenkontrollaufnahme. **a)** Osteosyntheseplatte in situ (ohne axiale Kompression!) mit daran fixierten Kortikalisdeckeln. Zu beachten ist die mittige Lage der zur Fixierung der Knochendeckeln benutzten Osteosyntheseschrauben über dem Zentrum der Knochendefekte. **b)** Die Röntgenaufnahme zeigt Größe und Lage zweier Tibiadefekte 4 Wochen nach Auffüllung mit Hydroxylopatit (HA) und Kollagen (K)

plaziert, daß die Osteosyntheseschrauben zur Fixierung der frei replantierten Kortikalisdeckel jeweils das Zentrum der Knochendefekte markieren, so daß bei der histologischen Aufarbeitung der Explantate bei allen Präparaten mit Sicherheit repräsentative Querschnitte aus dem Zentrum der Knochendefekte zur Auswertung gelangen. Der schichtweise Wundverschluß erfolgt mit resorbierbarem Nahtmaterial (Vicryl®, Ethicon, Hamburg). Postoperativ bleiben die Tiere ca. eine Woche unter tierärztlicher Aufsicht, danach Weiterhaltung der Tiere in gewohnter Umgebung bis zu ihrer Opferung nach 4, 6, 8, 9, 10, 13, 14 und 15 Wochen p. i. Zur histologischen Aufarbeitung werden die proximalen Anteile der Tibia in toto entnommen und lebendfrisch mit der Bandschleifsäge in die beiden, die aufgefüllten Knochendefekte enthaltenden, Abschnitte zerlegt. Danach mehrwöchige Fixierung in 4%igem, neutralem Formalin. Vor der Entwässerung in der aufsteigenden Acrylsäurereihe werden die vorbereiteten Explantate in jeweils 5 mm dicke Scheiben weiterzersägt, wobei der erste Querschnitt exakt in die Mitte des ehemaligen Knochendefektes gelegt wird. Nach der Kunststoffeinbettung werden unentkalkte Dünnschliffe (Querschnittpräparate) hergestellt (Donath 1983), mit Toluidinblau angefärbt und lichtmikroskopisch (Wild Makroskop M 420 sowie Carl Zeiss Forschungsmikroskop) ausgewertet. Zusätzlich werden am Ende der Einheilungszeit Röntgenkontrollaufnahmen von den operierten Extremitäten zur Beurteilung der Defektdurchbauung bzw. zum Frakturausschluß angefertigt.

Klinische Ergebnisse

Sämtliche Implantate heilen primär ein. Pathologische Frakturen im substanzgeschwächten Tibiaschaft können klinisch und röntgenologisch ausgeschlossen werden. Bei der Explantation ist überwiegend eine z. T. extreme subperiostale knöcherne Auftreibung, die manschettenförmig fast die gesamte Tibia umgibt, erkennbar (Abb. 2). Sämtliche Osteosyntheseplatten sind am Versuchsende stabil fixiert und an ihren Rändern von periostalen Knochenwülsten ummauert bzw. in wenigen Fällen vollständig von neugebildetem, periostalen Knochen überdeckt, wobei dieser Knochen häufig in einem direkten Kontakt zu der Plattenoberfläche (Vitallium, Kobalt-Chrom-Molybdän-Legierung) steht (Abb. 2). Die replantierten Kortikalisdeckel zeigen, soweit makroskopisch erkennbar, eine teils bindegewebige, teils knöcherne Einheilung.

Histologische Ergebnisse

Der Darstellung der Einzelhistologie sei die folgende grundsätzliche Überlegung vorangestellt. Bei der histologischen Auswertung kugel- bzw. zylinderförmiger Knochendefekte erlauben nur solche Schnitte, die im größten Durchmesser, d. h. im Zentrum des Defektes liegen, eine Aussage über die reparative Leistung des implantierten Materials. Denn nur diese Schnitte, ermöglichen eine exakte Beurteilung der Verhältnisse der vom knöchernen Defektrand ausgehenden Knochenregenerationen und eventuell zentral verbleibender Defekte. Schnitte die außerhalb des Defektzentrums liegen, öffnen lediglich die randlichen Knochenregenera-

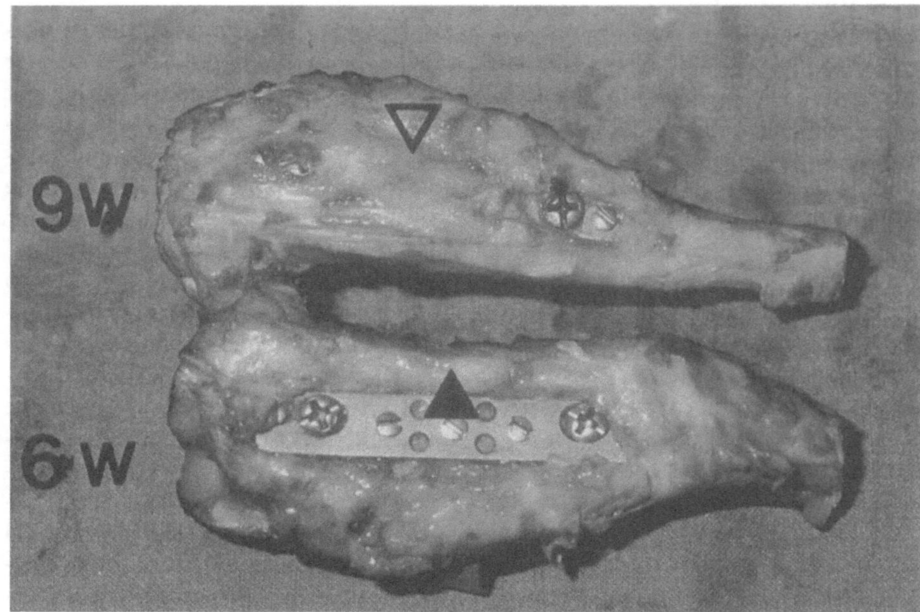

Abb. 2. Lebendfrische Tibiaexplantate. Im oberen Bildabschnitt ist eine Tibia nach neun-, im unteren Bildabschnitt nach sechswöchiger Liegedauer abgebildet. Das offene Dreieck markiert die vollständig von periostalem Knochen überwucherte Osteosyntheseplatte. Das gedeckte Dreieck zeigt auf einen seitlichen periostalen Knochenwulst. Durch die subperiostalen Knochenauflagerungen erscheinen die beiden Tibiae voluminöser (hieraus ergeben sich u. U. Konsequenzen für die Heranziehung von Röntgenbildern zur Beurteilung der Defektdurchbauung)

tionszonen und täuschen somit u. U. eine vollständige Regeneration des Knochendefektes vor.

Knochendefektfüllung mit humanem Fibrin

Nach 4wöchiger Einheilungsdauer ist lediglich am tiefsten Punkt des Knochendefektes (vermutlich aufgrund noch vorhandener endostaler Strukturen sowie Restspongiosa bzw. wegen funktionsdynamisch günstiger Voraussetzungen) eine spärliche Osteoneogenese erkennbar (Abb. 3a). Auffällig ist eine z. T. extreme subperiostale Knochenauflagerung, die mantelförmig den Knochendefekt umgibt. Vom replantierten Kortikalisdeckel geht keine regenerative Leistung aus. Ebenso erscheinen die seitlichen Defektränder bis zu diesem Zeitpunkt noch glatt begrenzt. Es finden sich dort weder Zeichen einer Resorption noch einer appositionellen Knochenneubildung. Die Ausschnittvergrößerung (Abb. 3a) zeigt den Modus der vom kaudalen Defektrand ausgehenden reparativen Osteogenese. Die Knochenregeneration beginnt durch Aussprossung breitbasiger, trabekulärer Knochenregenerate, mit teilweise dazwischenliegenden Blutgefäßen (angiogene Osteogenese) (Krompecher 1937), wobei gelegentlich Resorptionslakunen (Howshipsche Lakunen) zur Darstellung gelangen. Sechs Wochen nach der Fibrinkleberapplikation ist eine deutliche Zunahme der desmalen Knochenregenerate zu erkennen, die fächerförmig dem ehemaligen Defektrand aufsitzen (Abb. 3 b). Auch hier kommen zwischen den neugebildeten Knochenbälkchen Gefäße zur Darstellung. Der ehemalige, mit Fibrinkleber ausgefüllte Defekt ist zwischenzeitlich durch ein intermediäres Granulationsgewebe ersetzt worden. Neun Wochen p.i. besteht jedoch weiterhin ein relativ großer, zentraler Restdefekt (Abb. 3 c), wobei die Knochenregeneration regelmäßig an den seitlichen Defekträndern beginnt und der nicht knöchern organisierte Kortikalisdeckel der Resorption bzw. Remodellation unterliegt. Die Knochenregeneration ist streng zentripetal ausgerichtet. Nach 13 Wochen ist die knöcherne Defektdurchbauung weiter fortgeschritten, eine vollständige Auffüllung ist jedoch noch nicht erkennbar. Auch nach der maximalen Beobachtungszeit von 15 Wochen besteht weiterhin ein zentraler Restdefekt, der in seiner Ausdehnung dem nach 13wöchiger Liegedauer weitestgehend entspricht.

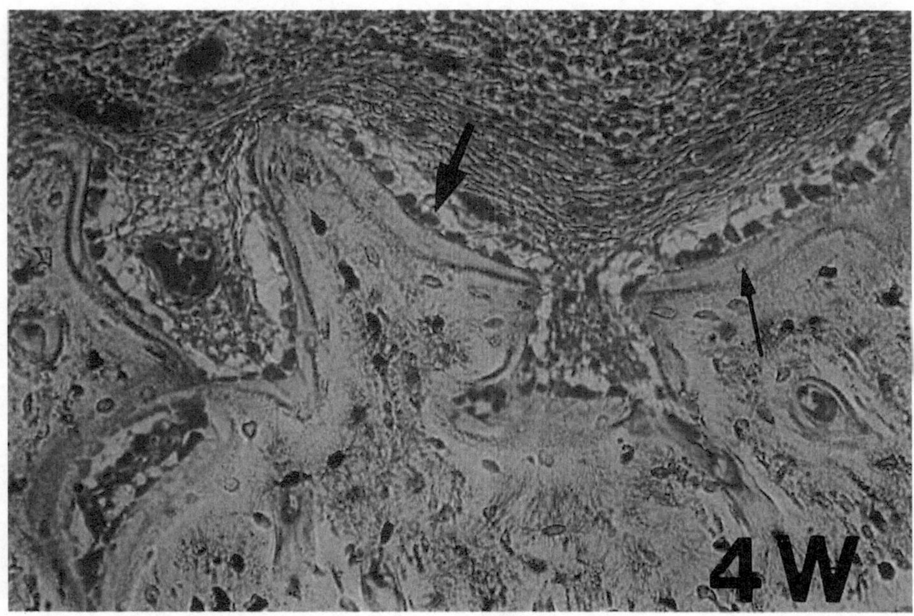

a

Abb. 3 a – c. Knochendefektfüllung mit humanem Fibrinkleber. **a** Ausschnittvergrößerung vier Wochen p.i. mit Neoosteogenese am kaudalen Defektrand. Deutlich ist die mit einem großen Pfeil markierte Osteoblastenstaffel mit darunterliegendem Osteoidsaum zu erkennen, wobei der kleine Pfeil am rechten Bildrand auf einen darin eingemauerten jungen Osteozyten hinweist (unentkalkter Dünnschliff 30 μm, Vergr. 63×, Toluidinblau). **b** Ausschnittvergrößerung sechs Wochen p.i. mit fächerförmig orientierten Knochenregeneraten (R) (unentkalkter Dünnschliff 40 μm, Vergr. 10×, Toluidinblau). **c** Nach neun Wochen besteht weiterhin ein noch nicht knöchern durchbauter, zentral gelegener Restdefekt (FD) mit nach zentripetal (Pfeile) ausgerichteten Knochenbälkchen (unentkalkter Dünnschliff 30 μm, Vergr. 1,3×, Toluidinblau).

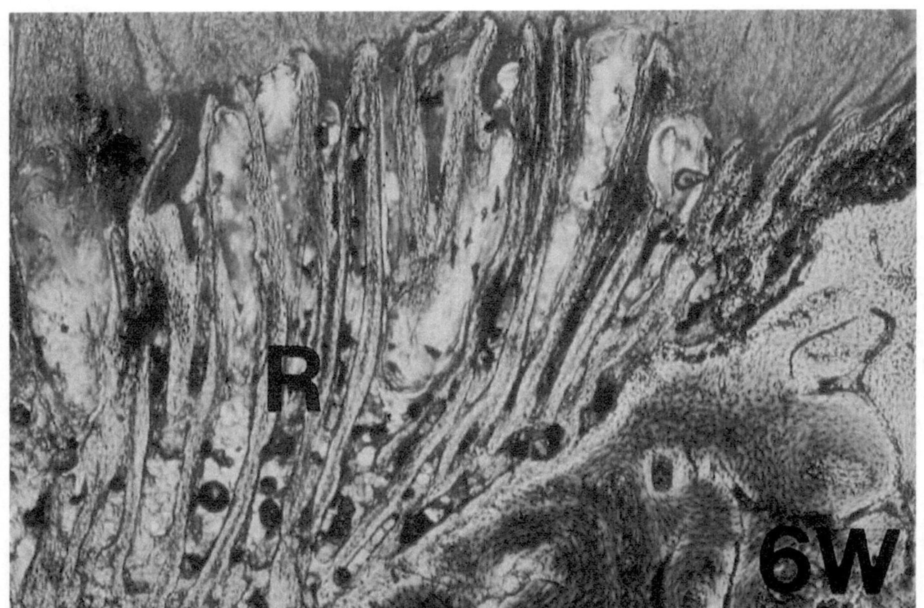

Abb. 3b

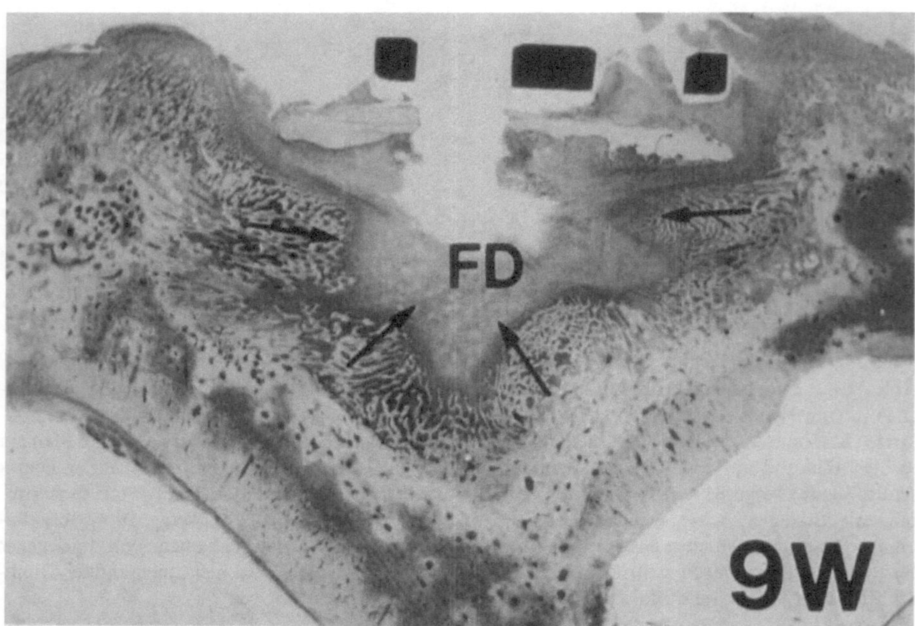

Abb. 3c

Knochendefektfüllung mit xenogenem Kollagen

Die Implantation von xenogenem Kollagen führt im Vergleich zur Fibrinapplikation zu keiner histologisch nachweisbaren Beschleunigung der knöchernen Defektsubstitution. Nach neunwöchiger Einheilungszeit verbleibt ein ausgedehnter, zentraler, bis zum Knochendeckel reichender, mit einem zell- und faserreichen Bindegewebe ausgefüllter, Restdefekt (Abb. 4a). Auch hier beginnt die knöcherne Defektsubstitution regelmäßig an den seitlichen Rändern des Defektlagers, wobei vom Kortikalisdeckel eine osteo-reparative Leistung auszugehen scheint (Abb. 4a). Unschwer ist allerdings erkennbar, daß der primär devitalisierte (deperiostierte) Knochendeckel knöchernen Anschluß an den seitlichen Lagerknochen gewinnt und sozusagen Bestandteil des Regenerates wird. Auch nach 13 (Abb. 4b) bzw. 15 Wochen ist der ehemalige Knochendefekt immer noch nicht vollständig von Hartgewebe aufgefüllt. Es entsteht der Eindruck, daß sich die reparative Osteogenese weitestgehend erschöpft hat (Ább. 4b). Parallel zur reduzierten Knochenneubildung findet ein verstärkter Umbau der Regenerate (sog. remodelling) statt, welcher vermutlich durch funktionelle Anpassungsprozesse initiiert wird.

Knochendefektfüllung mit einer Kombination aus Kollagen und Fibrin

Die bei der Versuchsplanung erhoffte synergistische Wirkung von Kollagen und Fibrin auf die Knochenheilung läßt sich nicht nachweisen, wie das histologische Präparat nach 15wöchiger Liegedauer (Abb. 5a) belegt. Es verbleiben zentrale bis an den Kortikalisdeckel reichende Restdefekte, die von faserigem Bindegewebe durchzogen werden. Die Randpartien der älteren Knochenregenerate bestehen größtenteils aus unreifem Faserknochen, tiefere, dem ehemaligen Defektrand benachbarte Anteile sind bereits zu reifem Lamellenknochen umgebaut (Abb. 5b).

Knochendefektfüllung mit granulärer Hydroxylapatit-Keramik

Ein völlig anderes Einheilungsverhalten zeigt die granuläre HA-Keramik. Bereits nach 10-, spätestens jedoch nach 13wöchiger Implantatliegedauer (Abb. 6a) sind sämtliche HA-Granula vollständig knöchern integriert. Lamellenknochen reicht bis in das Zentrum des ehemaligen Knochendefektes, wobei die HA-Partikel allesamt in ein keramo-ossäres Regenerat inkorporiert sind. Zwischen der Granulatoberfläche und dem neugebildeten Knochen ist eine sog. physiko-chemische Verbundosteogenese zu beobachten, wobei defektrandständige HA-Keramikgranulate in Haversche Systeme eingebaut werden (Abb. 6b).

Knochendefektfüllung mit nativem Eigenblut

Die Eigenblutfüllung der Tibiadefekte läßt sowohl im Vergleich zur alleinigen Fibrin- bzw. Kollagenapplikation als auch im Vergleich zur Kombination dieser bei-

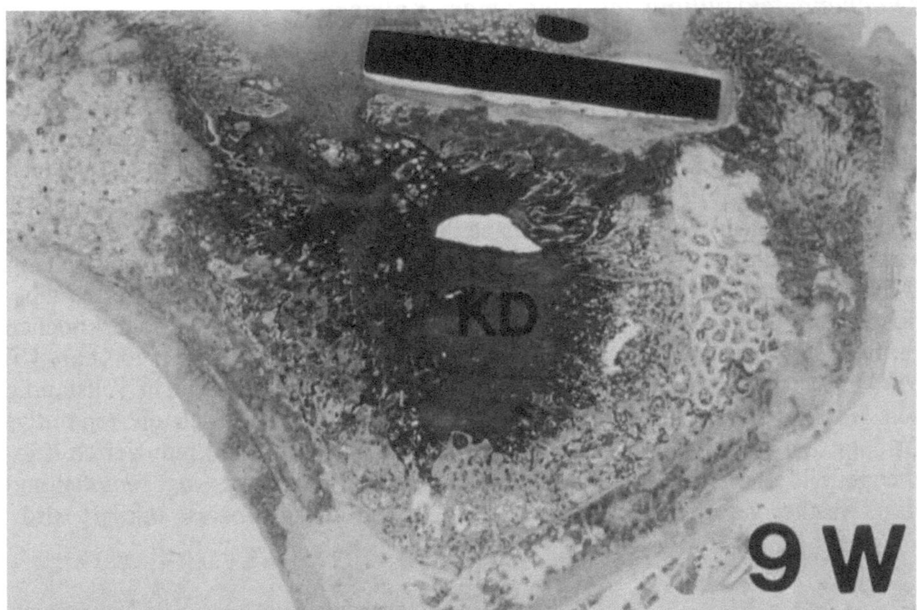

a

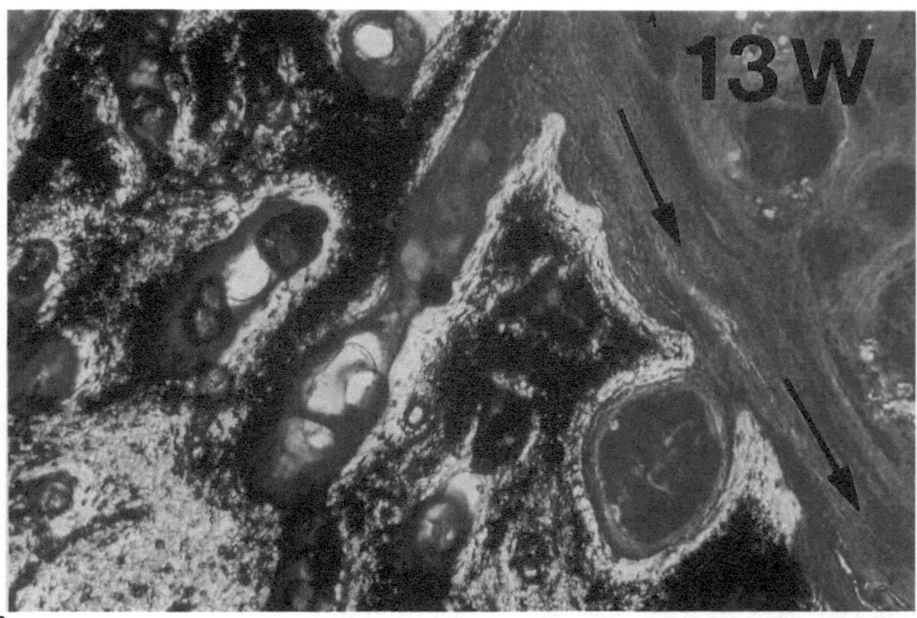

b

Abb. 4a, b. Knochendefektfüllung mit Kollagen. **a** Neun Wochen p.i. verbleibt ein mit faserreichem Bindegewebe ausgefüllter Restdefekt (KD). Das implantierte Kollagen ist zwischenzeitlich vollständig resorbiert und durch intermediäres Narbengewebe ersetzt (unentkalkter Dünnschliff 30 µm, Vergr. 1,3×, Toluidinblau). **b** Nach 13 Wochen kommt die Knochenneubildung zum Stillstand. Die peripheren Enden der Knochenregenerate erscheinen plump und abgeflacht. Osteogenetisch aktive Zellen fehlen weitestgehend. Das den Restdefekt ausfüllende Bindegewebe ist parallel (Pfeile) zur Oberfläche der Regenerate ausgerichtet (unentkalkter Dünnschliff 30 µm, Vergr. 25×, Toluidinblau).

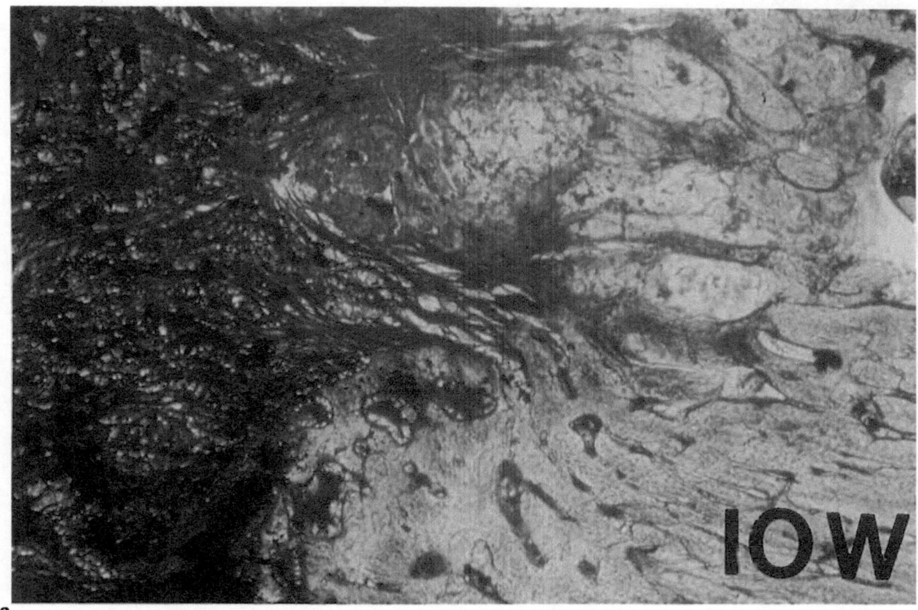

a

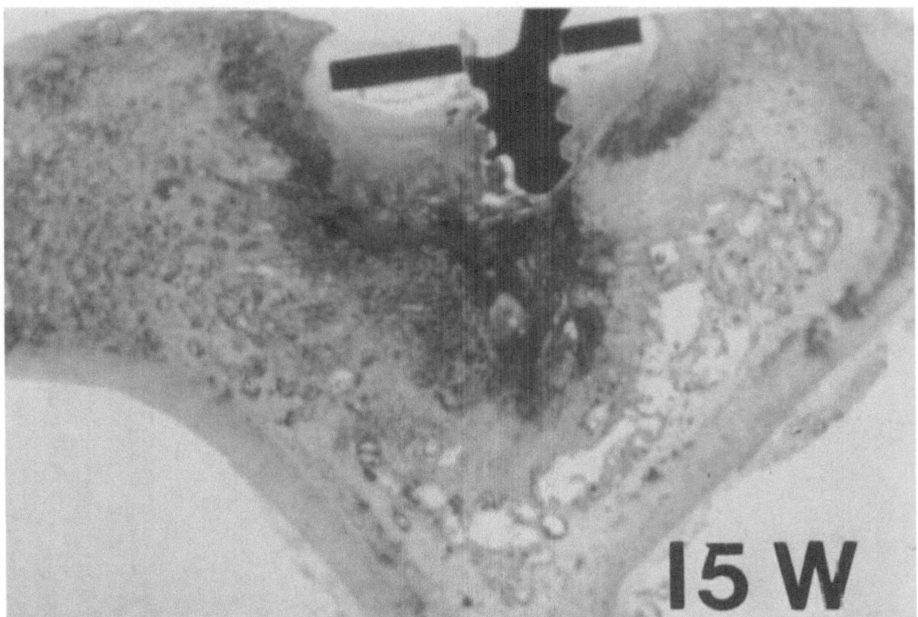

b

Abb. 5a, b. Knochendefektfüllung mit Kollagen und Fibrin. Auch nach der maximalen Beobachtungszeit von 15 Wochen unterbleibt die vollständige knöcherne Auffüllung des Tibiadefektes. Über dem Zentrum des Knochendefektes ist die angeschnittene Osteosyntheseschraube erkennbar (unentkalkter Dünnschliff 40 µm, Vergr. 1,3×, Toluidinblau). **b** Die Ausschnittvergrößerung zehn Wochen p.i. zeigt den Übergang von der reparativen Randzone des desmalen Regenerates zum Restlumen des Tibiadefektes, mit in den Faserknochen einstrahlenden Kollagenbündeln (unentkalkter Dünnschliff 40 µm, Vergr. 10×, Toluidinblau)

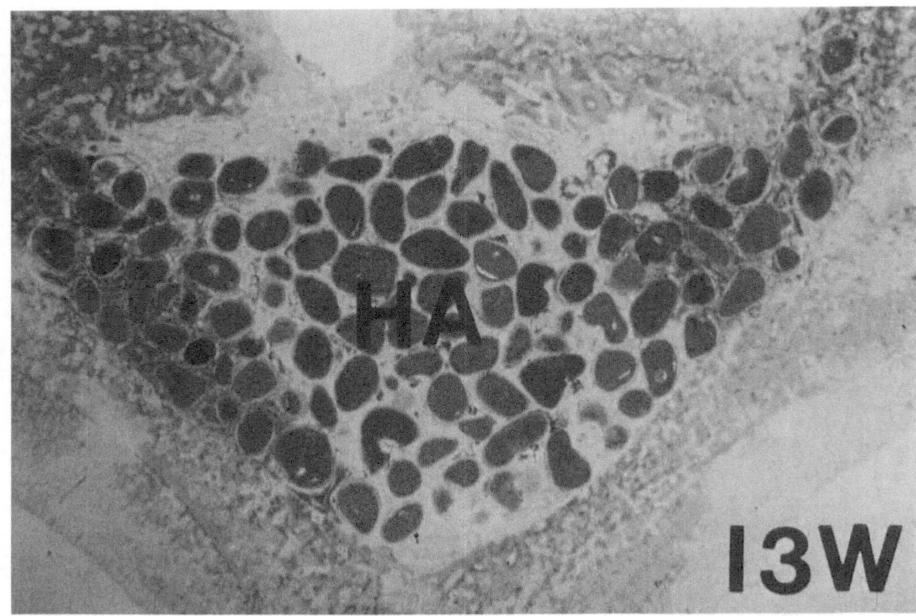

a

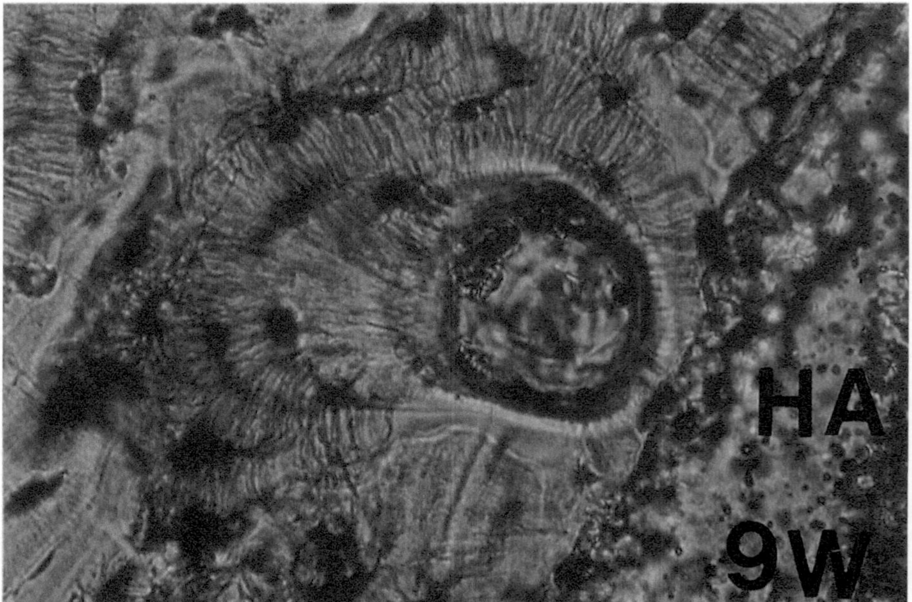

b

Abb. 6a, b. Knochendefektfüllung mit granulärer HA-Keramik. **a** 13 Wochen p.i. ist der Tibiadefekt vollständig von einem keramo-ossären Regenerat ausgefüllt (unentkalkter Dünnschliff 30 μm, Vergr. 1,3×, Toluidinblau). **b** Verbundosteogenese zwischen HA-Granulatoberfläche und defektrandständigem Osteon; das HA-Körnchen wird Bestandteil eines Haverschen Systems, wobei die Kittlinie bis auf die Granulatoberfläche reicht (unentkalkter Dünnschliff 30 μm, Vergr. 160×, Toluidinblau)

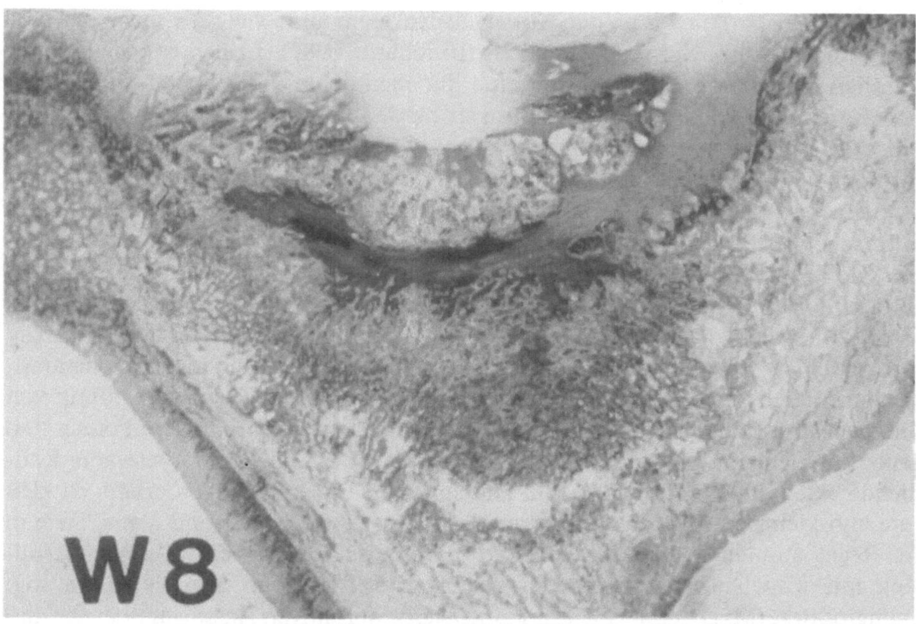

Abb. 7. Knochendefektfüllung mit nativem Eigenblut. **a** Auch acht Wochen nach der Eigenblutfüllung bestehen keine deutlichen Unterschiede zu den anderen organischen Materialien (unentkalkter Dünnschliff 40 µm, Vergr. 1,3×, Toluidinblau)

den Präparate keinen gravierenden Unterschied bei der Defektdurchbauung erkennen (Abb. 7). Das unbehandelte Schweineblut zeigt eine dem Menschen vergleichbare Thrombozytenzahl sowie Fibrinogen- und Faktor XIII-Konzentration. Auffällig ist jedoch eine deutliche Neigung zur Hyperkoagulabilität mit Verkürzung der Thromboplastinzeit (TPZ) und der partiellen Thromboplastinzeit (PTT) (Köstering et al. 1983). Wahrscheinlich ist die beim Schweineblut latent vorhandene Bereitschaft zur Übergerinnbarkeit für die Ausbildung eines defektwandständigen roten Gerinnungspropfens (stabilisierendes Defekthämatom) verantwortlich, welcher anschließend bindegewebig organisiert wird. Hieraus resultiert möglicherweise eine mit dem applizierten humanen Fibrin vergleichbare Fähigkeit zur Bereitstellung eines intermediären Granulationsgewebes.

Diskussion

In der vorliegenden tierexperimentellen Untersuchung kann histologisch kein gravierender Unterschied bei der knöchernen Organisation von klinisch relevanten Tibiadefekten zwischen den implantierten organischen Knochendefektfüllstoffen, wie Kollagen, Fibrin, einer Kombination aus Kollagen und Fibrin sowie nativem Eigenblut nachgewiesen werden. Auch nach 15wöchiger Einheilungsdauer sind im Zentrum der artifiziellen Knochendefekte noch bindegewebig ausgefüllte Restdefekte nachweisbar, die bis an den Kortikalisdeckel heranreichen, der entweder bindegewebig oder knöchern eingeheilt ist (Burchardt 1983). Im Unterschied hierzu täuschen die Röntgenbilder häufig eine knochendichte Opazität im ehemaligen Defektareal vor. Ähnliche Beobachtungen werden von Schweiberer (1970) mitgeteilt, der im Unterschied zu Maatz (1959) und Springorum et al. (1977) Röntgenaufnahmen zur Beurteilung der reparativen Osteogenese für unzulässig hält. Wir sehen in den (sub)periostalen Knochenregeneraten („ossifizierende Periostitis") (Küntscher 1970; Rubaschewa u. Priwes 1937), welche die Kompakta im Bereich der Knochendefekte manschettenförmig umgeben und durch Überlagerungsartefakte eine Mineralisation vortäuschen, eine Erklärung für diese Diskrepanzen.

Mit zunehmender Defektgröße (ab 15–18 mm Durchmesser) und unabhängig vom jeweiligen Füllmaterial erschöpft sich auch im ersatzstarken Lager die reparative, vom knöchernen Defektrand ausgehende Osteogenese. Zur Überprüfung von Knochensubstituten auf ihre reparative osteotrope bzw. osteoinduktive Potenz sind daher ausreichend dimensionierte (Schweiberer 1970), d. h. klinisch relevante Knochendefekte (von mindestens 20 mm Durchmesser) unbedingt erforderlich, da kleinere und kleinste Defekte von weniger als 10 mm Durchmesser und 5 mm Tiefe in der Regel spontan remineralisieren und in der Routineanwendung keiner Auffüllung mit Knochenersatzmaterialien bedürfen. Versuche an Kleintieren im sog. Spongiosatest (Maatz et al. 1954) erlauben keine definitiven Aussagen über die materialspezifischen Fähigkeiten zur knöchernen Defektsubstitution, allenfalls können mit diesem Test Fragen zur Histokompatibilität beantwortet werden.

Lediglich die mit granulärer Hydroxylapatit-Keramik aufgefüllten Tibiadefekte sind bereits nach zehnwöchiger Liegedauer vollständig knöchern durchbaut, wobei in der näheren Nachbarschaft zum Defektrand bereits reifer Lamellenknochen und zum Defektzentrum hin Geflechtknochen die einzelnen Granula bündig umschließen, so daß ein keramo-ossäres Regenerat entsteht. Die knöcherne Defektorganisation beginnt auch bei der HA-Keramik immer am originären Lagerknochen, ist also zentripetal orientiert. Im Unterschied zu den organischen Defektfüllmaterialien besteht jedoch ein osteokonduktiver Effekt (Leitschiene), der zu einer beschleunigten und vollständigen knöchernen Defektkonsolidierung führt. Die vollständige knöcherne Umbauung der resorptionsstabilen HA-Keramik Granulate darf jedoch nicht darüber hinwegtäuschen, daß sich die histologische Architektur des keramoossären Regenerates deutlich von der physiologischen trabekulär-trajektoriellen Spongiosastruktur unterscheidet. Hieraus ergeben sich unter Dauerbelastung möglicherweise negative Konsequenzen für die Biomechanik sowie die knöcherne Remodellation des entsprechenden Knochenabschnittes.

Inwieweit der reparativen Osteogenese bei noch größeren Defekten als den hier präparierten auch unter Verwendung von HA-Granulat Grenzen gesetzt sind, kann nur vermutet werden. Bei sehr großen Knochendefekten ist u. U. die Vermischung mit autogener Spongiosa (HA:Spongiosa = 1:1) angezeigt (Dumbach 1988). Bei keinem der untersuchten Materialien sind sog. osteoinduktive bzw. osteogenetische Eigenschaften nachweisbar, da außerhalb der knöchernen Regenerationszonen zu keinem Zeitpunkt Zeichen einer Ossifikation beobachtet werden können.

Die von Bösch et al. (1977), Küster (1982), Matras u. Jesch (1983), Osborn u. Donath (1983) sowie Pochon et al. (1986) im Tierversuch beschriebene Hemmung des applizierten (xenogenen) Fibrins auf die Knochenneubildung kann in der vorliegenden Untersuchung nicht mit Sicherheit bestätigt werden. So besteht kein nennenswerter Unterschied zwischen den nur mit Kollagen und zusätzlich mit Fibrin bzw. nur mit Fibrin aufgefüllten Knochendefekten. Eine effektive Hemmung der reparativen Osteogenese durch artfremdes Fibrin setzt voraus, daß mit dem Einsetzen der Knochenregeneration noch Fibrindeposite vorhanden sind. Da die knöcherne Defektorganisation erst mit einer längeren Latenzperiode (u. U. nach Wochen!) beginnt (Frost 1963; Schenk 1978), das applizierte Fibrin jedoch bereits nach wenigen Tagen (in der Regel nach einer Woche; abhängig von der Menge des applizierten Fibrins) (Heine et al. 1982) durch Proteasen kompetenter Zellen lysiert wird, ist der hemmende Einfluß des Fibrins auf die Knochenneubildung eher gering, wenn überhaupt vorhanden (Schmelzle et al. 1985; Zilch u. Noffke 1981). Eine direkte Stimulation zur Knochenneubildung ist vom applizierten Fibrin allerdings ebenfalls nicht zu erwarten. Immunologische Reaktionen auf das artfremde Fibrin sind bei einmaliger Anwendung (vorausgesetzt, es hat bisher keine Sensibilisierung stattgefunden) nicht zu befürchten (Heine et al. 1982). Inwieweit die beiden kommerziellen Fibrinklebesysteme (Beriplast, Behring und Tissucol, Immuno, Heidelberg) die reparative Osteogenese unterschiedlich beeinflussen können, wie dies an Zellkulturen gezeigt werden kann (Lambrecht u. Klinger 1988), bleibt vorerst spekulativ.

Auch Kollageneinlagen in größere Knochendefekte sind wegen der protrahierten initialen Knochenregeneration des Defektlagers fraglich. Da die Kollagenresorption (3–5 Wochen) im Vergleich zum Fibrinabbau jedoch deutlich langsamer erfolgt (Springorum et al. 1977), ist das Kollagenimplantat als reines Defektfüllmaterial (sog. Platzhalterfunktion) zu bevorzugen. Die additive Fibrinapplikation verursacht lediglich Kosten und ist daher unnötig.

Nur bei kleinen Knochendefekten besteht die Chance, daß die einsprossenden Regenerate noch auf Kollagenreste treffen und die Neoosteogenese hierdurch eventuell günstig beeinflußt wird (Johner 1972). Bei großen Knochendefekten kommt den Knochenersatzmaterialien, mit Ausnahme der granulären HA-Keramik, lediglich eine Platzhalterfunktion („physiologische Defekttamponade") zu, ohne jedoch die spontane knöcherne Defekterschließung merklich zu beeinflussen. Die organischen Defektfüllmaterialien werden Bestandteil des intermediären Granulationsgewebes und können somit bestenfalls indirekt die reparativen ossären Mechanismen unterstützen. Nach Schweiberer (1970) ist die zentripetale Ausrichtung der trabekulären Knochenregenerate auf die narbige Kontraktur dieses defektständigen Granulationsgewebes zurückzuführen.

Inwieweit verfeinerte und modifizierte Aufbereitungsverfahren (Pyrolisierung mit vollständiger Deproteinisierung bzw. schonende Enteiweißung und Demineralisierung) (Mittelmeier u. Katthagen 1984; Lehmann u. Sluka 1980) die osteo-reparative Potenz xenogener Knochenersatzmaterialien verbessern können, bleibt abzuwarten (Dehen u. Niederdellmann 1989c; Hemprich et al. 1989).

Nach den vorliegenden sowie weiteren eigenen tierexperimentellen Untersuchungen und klinischen Erfahrungen (Merten et al. 1989; Merten u. Luhr 1989) scheint granuläre Hydroxylapatit-Keramik gerade für die Routineanwendung das z. Z. erfolgversprechendste nicht-autoplastische Knochenersatzmaterial zu sein.

Zusammenfassung und Schlußfolgerung

Sämtliche Implantate heilen reizlos ein, wobei lediglich die mit granulärer Hydroxylapatit-Keramik aufgefüllten Defekte nach zehnwöchiger Liegedauer bereits vollständig knöchern durchbaut sind. Die übrigen Defektfüllmaterialien unterstützen die reparative Osteogenese nur unwesentlich und sind miteinander vergleichbar. Vom replantierten Kortikalisdeckel geht primär keine regenerative Leistung aus. Der devitalisierte Knochendeckel wird im günstigsten Fall in das Knochenregenerat integriert. Die immer vom Defektrand ausgehende Knochenneubildung ist mit der Spaltheilung vergleichbar (Zeidler et al. 1990). Die einsprossenden Knochenbälkchen sind streng zentripetal ausgerichtet, wobei in Abhängigkeit von der Defektgröße die osteogenetische Potenz sich zu erschöpfen scheint, so daß zentrale Restdefekte verbleiben können. Von den untersuchten Materialien zeigt lediglich granuläre HA-Keramik sog. osteokonduktive Eigenschaften, d. h. einen Leitschieneneffekt für das in den Defekt einwachsende knöcherne Regenerat.

Aufgrund der vorliegenden tierexperimentellen Ergebnisse gelangen wir zu der Schlußfolgerung, daß zur Auffüllung größerer Knochendefekte wie z. B. nach der Ektomie ausgedehnter Kieferzysten, granuläre Biokeramik empfohlen werden kann.

Literatur

1. Bagambisa FB, Joos U (1990) In-vitro Ausscheidung extrazellulärer Matrix auf Hydroxylapatit- und Titanoberflächen durch osteogenetische Zellen. Z Zahnärztl Implantol VI:205
2. Bedacht R (1969) Tierexperimentelle und klinische Untersuchungen über die Anwendung von heterologem Kollagen als Implantat in der Knochenhöhle von Röhrenknochen. Med Habil, München
3. Benfer J, Struck H (1972) Förderung der Frakturheilung durch lokale Kollagenapplikation. Dtsch Med Wschr 97:523
4. Bösch P, Braun F, Eschberger J, Kovac W, Spängler HP (1977) Die Beeinflussung der Knochenheilung durch hochkonzentriertes Fibrin. Arch Orthop Unfall-Chir 89:259
5. Brandstedt S, Framke F, Olson P (1980) The fibrinnet formed in a wound appears to act as a scaffold for migrating fibroblast. Eur Surg Res 12:18
6. Bruhn HD, Christophers E, Pohl J, Schoel G (1980) Regulation der Fibroblastenproliferation durch Fibrinogen, Fibrin, Fibronectin und Faktor XIII. In: Schimpf K (Hrsg) Fibrinogen, Fibrin und Fibrinkleber. Schattauer, Stuttgart
7. Bugger V (1983) Klinische Untersuchungen über die Implantation von Kollagenvlies in operativ entstandene Knochendefekte im Kieferbereich. Med Diss, Homburg/Saar
8. Burchardt H (1983) The biology of bone graft repair. Clin Orthop 174:28
9. Buser D, Berthold H (1986) Knochendefektfüllung im Kieferbereich mit Kollagenvlies. Dtsch Z Mund Kiefer GesichtsChir 10:191
10. Chvapil M, Krajicek M (1967) Die Analyse einiger theoretischer Probleme bei der Verwendung von Erzeugnissen aus Kollagen in der Medizin. Langenbecks Arch Chir 318:80
11. Cobb CM, Howell BE, Gray RC, Weatherford TW (1976) Potential of elastin and collagen as initiators of in vivo calcification. Oral Surg 41:24
12. Colago V, Hollenberg C, Penn I, Ross HM, Zingg W, Ferguson CC (1965) An evaluation of the effect of powdered collagen on the healing of experimental bone defects. Can J Surg 8, 412
13. Decker S, Müller KH (1980) Morphologisch-experimentelle Untersuchungen über die vom Lager

ausgehende Vascularisation autologer Spongiosatransplantate. In: Hierholzer G, Zilch H (Hrsg) Transplantatlager und Implantatlager bei verschiedenen Operationsverfahren. Springer, Berlin

14. Dehen M, Niederdellmann H, Lachner J (1989a) Zur Einlage von Kollagenvlies in offene Knochendefekte. Dtsch Zahnärztl Z 44:240

15. Dehen M, Niederdellmann H (1989b) Kritische Beurteilung der Blutstillung durch Kollagenpräparate. Dtsch Z Mund Kiefer GesichtsChir 13, 305

16. Dehen M, Niederdellmann H (1989c) Einlagerung von pyrolisiertem Knochenersatzmaterial im ersatzstarken Knochenlager. Dtsch Zahnärztl Z 44:695

17. Dickmeiß B, Hauenstein H (1984) Knochendefektfüllung mit Humanfibrinkonzentrat bei großen Kieferzysten. Dtsch Z Mund Kiefer GesichtsChir 8:250

18. Donath K (1983) Unentkalkte Sägeschnitt-Technik. Fortschr Kiefer Gesichtschir 28:97

19. Dumbach J (1988) Unterkieferrekonstruktion mit Titangitter, autogener Spongiosa und Hydroxylapatit. Hanser, München

20. Ehrenfeld M, Riediger D, Gärtner H-V, Tiletzek K (1984) Unerwünschte Nebenwirkungen bei der Implantation von Gelatineschwämmen zur Füllung von Knochendefekten. Dtsch Z Mund Kiefer GesichtsChir 8:383

21. Fallschüssel GKH (1987) Kalziumphosphat-Keramiken in der Zahnmedizin. Quintessenz, Berlin

22. Frost HM (1963) Bone remodelling dynamics. Thomas, Springfield/Ill

23. Harakas NK (1984) Demineralized bone-matrix-induced osteogenesis. Clin Orthop 188:239

24. Heine W-D, Braun A, Edinger D (1982) Gewebliche Abwehrreaktionen auf das Fibrinklebesystem. In: Cotta H, Braun A (Hrsg) Fibrinkleber in Orthopädie und Traumatologie. Thieme, Stuttgart

25. Hemprich A, Lehmann R, Khoury F, Schulte A, Hidding J (1989) Zur Zystenfüllung mit Knochenkollagen Typ I. Dtsch Zahnärztl Z 44:590

26. Hörmann H, Kühn K (1977) Das Zusammenspiel von humoralen Faktoren, extrazellulärer Matrix und von Zellen bei der Wundheilung. Fortschr Med 95:1299

27. Holmes RE, Buchholz RW, Mooney V (1986) Porous hydroxyapatite as a bone-graft substitute in metaphyseal defects: a histometric study. J Bone Joint Surg 68 A:904

28. Jacobs HG, Luhr H-G, Krause A, Überall H (1984) Knochendefektfüllung mit granulärer Kalziumphosphat-Keramik. Dtsch Z Mund Kiefer GesichtsChir 8:38

29. Jarcho M (1981) Calcium phosphate ceramics as hard tissue prosthetics. Clin Orthop 157:259

30. Johner R (1972) Zur Knochenheilung in Abhängigkeit der Defektgröße. Helv Chir Acta 39:409

31. Joos U, Vogel D, Ries R (1979) Die Verwendung von Kollagenvlies zur Auffüllung von Knochendefekten in der Kiefer-Gesichts-Chirurgie. Dtsch Z Mund Kiefer GesichtsChir 3:104

32. Joos U, Ochs G (1980) Heterologes Kollagen als Kristallisationskeim für die Knochenmineralisation. Dtsch Zahnärztl Z 35:15

33. Katthagen B-D, Hellstern P (1984) In vitro-Untersuchungen über die Wirkung von gelöstem heterologen Collagen-Vlies auf menschliche Thrombozyten. Z Orthop 122:677

34. Katthagen B-D (1986) Knochenregeneration mit Knochenersatzmaterialien. Eine tierexperimentelle Studie. Springer, Berlin

35. Köster K, Karbe E, Kramer H, Heide H, König R (1976) Experimenteller Knochenersatz durch resorbierbare Calciumphosphat-Keramik. Langenbecks Arch Chir 341:77

36. Köstering H, Mast W-P, Kaethner T, Nebendahl K, Holtz WH (1983) Blood coagulation studies in domestic pigs (Hanover breed) and minipigs (Goettingen breed). Laboratory Animals 17:346

37. Kretzschmar HA, Dahme E (1990) BSE. Die spongiformen Enzephalopathien und die Prionhypothese. Dt Ärzteblatt 87:1981

38. Krompecher S (1937) Die Knochenbildung. Fischer, Jena

39. Küntscher G (1970) Das Kallusproblem. Enke, Stuttgart

40. Küster HH (1982) Vergleichende Untersuchung des Knochenregenerationsverhaltens nach Implantation von Kollagen- bzw. Fibrinspongiosaplomben in standardisierte Bohrlochdefekte am Kaninchen. Z Orthop 120:444

41. Lambrecht J Th, Klinger M (1988) Resorption von Fibrinkleber durch isolierte Knochenzellen in der Kultur. Med Welt 39:493

42. Lehmann R, Sluka H (1980) Experimentelle und zytotoxische Untersuchungen zur Restitution der Zahnpulpa beim Hund. 1. Kollagen-Matrix als Pulpaimplantat. Zahn Mund Kieferheilk 68:242

43. Lehnert S, Wahl G, Jewan J (1983) Zur Füllung von Knochendefekten mit Kollagenvlies. Eine Studie zur Knochenregeneration mit dem Bildpunktrechner. Dtsch Z Mund Kiefer GesichtsChir 7:49

44. Lexer E (1924) Die freien Transplantationen. Neue Dtsch Chir 26:15

45. Luhr H-G (1978) Der freie Unterkieferersatz – Berücksichtigung des Transplantatlagers bei der Rekonstruktion. Fortschr Kiefer Gesichtsschir 23:48
46. Maatz R, Lentz W, Graf R (1954) Spongiosatest of bone grafts. J Bone Jt Surg 36 A:721
47. Maatz R (1959) Klinische Erfahrungen mit dem eiweißarmen Tierspan. Langenbecks Arch Chir 292:831
48. Matras H, Jesch W (1979) Die Anwendung des Fibrinklebesystems zur Versorgung pathologischer Hohlräume im Kieferknochenbereich. Dtsch Z Mund Kiefer GesichtsChir 3:43
49. Mergenhagen JE, Martin AA, Rizzo A, Wright DN, Scott DB (1960) Calcification in vivo of implanted collagen. Biochem Biophys Acta 43:563
50. Merten H-A, Wiese KG, Luhr H-G (1989) Die Rekonstruktion atrophierter Kieferabschnitte mit der individuell konfigurierten Hydroxylapatit-Vicrylnetzplastik. Tierexperimentelle Untersuchungen und klinische Fallbeispiele. Dtsch Zahnärztl Z 44:44
51. Merten H-A, Luhr H-G (1989) Das biologische Verhalten dichter und poröser Hydroxylapatitkeramik an der Implantat-Knochengrenze unter Verwendung individueller und konfektionierter Vicrylhüllen. Tierexperimentell-histologische Untersuchungen. Vortr. 39. Kongreß Dtsch Gesellsch Mund -, Kiefer- u Gesichtschir, Hannover 9–13 Mai
52. Mittelmeier H, Katthagen B-D (1984) Neue Wege des Knochenersatzes. Orthop Prax 5:389
53. Osborn JF, Donath K (1983) Fibrinklebesystem und reparative Osteogenese. Erste Ergebnisse tierexperimenteller Untersuchungen. Dtsch Zahnärztl Z 38:499
54. Osborn JF (1985) Implantatwerkstoff Hydroxylapatitkeramik. Grundlagen und klinische Anwendung. Quintessenz, Berlin
55. Pochon JP, Schwöbel M, Illi O, Weihe WH (1986) Knochenersatzplastiken mit Beta-Tricalciumphosphat – Resultate experimenteller Studien und erste klinische Fallbeispiele. Z Kinderchir 41:171
56. Postlethwaite AE, Seyer JM, Kang AH (1978) Chemotactic attraction of human fibroblasts to type I, II and III collagens and collagen-derived peptides. Proc Nate Acad Sci USA 75:871
57. Reddi AH (1985) Implantate-stimulated interface reactions during collagenous bone matrix-induced bone formation. J Biomed Mat Res 19:233
58. Rubaschewa A, Priwes MG (1932) Vaskularisation der Röhrenknochen bei Autotransplantaten. Bruns' Beitr Klin Chir 156:299
59. Santanam MS (1959) Calcification of collagen. J Molec Biol 1:65
60. Schenk RK (1978) Die Histologie der primären Knochenheilung im Lichte neuer Konzeptionen über den Knochenumbau. Unfallheilk 81:219
61. Schmelzle R, Riediger D, Schmidt U (1985) Die Behandlung von Kieferzysten unter Verwendung von Fibrinkleber. Dtsch Zahnärztl Z 40:657
62. Schramm W (1970) Klinische und experimentelle Untersuchungen über die Transplantation autologer Spongiosa. Springer, Berlin
63. Schröder F, Schwenzer N (1970) Die Ergebnisse nach Operationen großer Zysten im Unterkiefer mit gleichzeitiger Knochentransplantation. Öst Z Stomat 67:1
64. Schweiberer L (1970) Experimentelle Untersuchungen von Knochentransplantaten mit unveränderter und mit denaturierter Knochengrundsubstanz. Ein Beitrag zur kausalen Osteogenese. Hefte Unfallheilk 103. Springer, Berlin
65. Schweiberer L, Brenneisen R, Dambe LT, Eitel F, Zwank L (1981) Derzeitiger Stand der auto-, hetero- und homoplastischen Knochentransplantation. In: Cotta H, Martin AK (Hrsg) Implantate und Transplantate in der Plastischen und Wiederherstellungschirurgie. Springer, Berlin, S 115
66. Siegel M, Senekowitsch R (1981) Knochenszintigraphie mit Tc-99m-Methylendiphosphonat bei Auffüllung von Mandibulardefekten mit Hilfe des Fibrinklebesystems. Tierexperimentelle Untersuchungen. Dtsch Z Mund Kiefer GesichtsChir 5:255
67. Spängler HP (1976) Gewebeklebung und lokale Blutstillung mit Fibrinogen, Thrombin und Blutgerinnungsfaktor XIII (Experimentelle Untersuchungen und klinische Erfahrungen). Wiener Klin Wschr 88 (Suppl 49):3
68. Springorum HW, Adler CP, Jäger W, Ober E (1977) Tierexperimentelle Untersuchung der Knochenregeneration am standardisierten Tibiadefekt des Kaninchens nach Implantation von Kollagenvlies im Vergleich zur autologen und homologen Spongiosaplastik. Z Orthop 115:686
69. Stemberger A, Fritsche H-M, Primbs P, Blümel G (1978) Fibrinogenkonzentrate und Kollagenschwämme zur Gewebeklebung. Med Welt 29:720
70. Thieme V, Müller E-I, Mägdefessel U, Raabe G, Berger G (1988) Zur Füllung zystischer Knochen-

defekte mit oberflächenmodifiziertem α-Trikalziumphosphat. Eine klinische röntgenologische und histologische Studie. Dtsch Z Mund Kiefer GesichtsChir 12:18

71. Wagner W (1985) Humane und tierexperimentelle histologische Untersuchungen nach der Implantation unterschiedlicher alloplastischer Materialien. Der Zahnarzt 415:316

72. Willenegger H, Perren SM, Schenk R (1971) Primäre und sekundäre Knochenbruchheilung. Chirurg 6:241

73. Zeidler Th, Löwicke G, Knöfler W, Graf H-L (1990) Fluoreszenzmikroskopische Untersuchungen zur Dynamik des Knochenanbaus in der Umgebung verschiedener Biomaterialien nach polychromer Sequenzmarkierung bei Meerschweinchen. Z Zahnärztl Implantol VI:214

74. Zilch H, Noffke B (1981) Beeinflußt der Fibrinkleber die Knochenneubildung? Unfallheilk 84:363

Diskussion − Plastische Eingriffe und Tumorchirurgie

Diskussion zum Beitrag Glusa

H.-A. MERTEN, Göttingen:
Zu Ihrer Falldemonstration mit der großen Zyste: Sie nehmen an sich ein Fremdmaterial und verwerfen den Knochendeckel; das erscheint mir nicht so logisch. Ich würde auf alle Fälle, wenn schon nicht zur Zystostomie, dann doch diesen Knochen mitverwenden beim Auffüllen des Zystendefektes.

L. GLUSA, Minden:
Im Fall der Fraktur − das war der zweite Fall − ließ sich kein Knochendeckel mehr finden. Im ersten Fall ist das richtig, wir werden das aufgreifen.

G. HOTZ, Heidelberg:
Glauben Sie nicht, daß Sie das System Titanmesh mit Fibrin plus Hydroxylapatitkeramik plus Implantat etwas überbeanspruchen? Sind im peripillären Bereich nicht entzündliche Reaktionen vorprogrammiert? Wie lang sind Ihre Erfahrungen, die Sie mit diesen Implantaten haben? Sind sie noch implantiert, und wieviele Patienten können Sie überblicken?

L. GLUSA, Minden:
Mit dem kombinierten Titanmesh überblicken wir jetzt 18 Monate, haben 6 Patienten versorgt, wobei bei 3 Patienten inzwischen die Implantatkonstruktion darüber und bei 1 Patienten eine deutliche Dehiszenz aufgetreten ist. Dies war ein älterer Patient, der in einem Heim lebt und bei dem die Pflege der Implantate nicht gewährleistet ist, so daß es Schleimhautdehiszenzen um die Implantate herum gab, woraufhin wir die Stegkonstruktion entnehmen mußten.

Diskussion zum Beitrag Giesen

S. A. GEIGER, Karlsruhe:
Wir machen sehr viel Kieferhöhlenchirurgie, so zwischen 80 und 100 im Jahr, wir haben das eigentlich noch nie für notwendig befunden, Fibrinkleber hineinzusprühen. Wir führen auch ausschließlich die Kieferhöhlendeckelmethode nach Lindorf durch und verwenden auch den von ihm angegebenen Ballonkatheter, im Grunde ein Blasenkatheter, und können damit das angelegte Fenster offenhalten und den angelegten Bönnighaus-Lappen gleich damit adaptieren und haben eine

Drainage genauso wie Sie es machen, und noch die Abdichtung. Wenn wir heute gehört haben, daß der Fibrinkleber keinen Kontakt kriegt, wenn es blutet, und Sie nehmen ihn dann auch nicht, weil Sie sagen, daß Sie evtl. wieder tamponieren, Sie müssen den Fibrinkleber dann, wenn es nicht blutet, eigentlich gar nicht mehr verwenden?

K. GIESEN, Dortmund:
Wir bewegen uns irgendwo dazwischen. Es ist weder so, daß es so stark blutet, daß alles weggeschwemmt wird. Ich habe gesagt, in diesen Extremfällen würden wir nach wie vor tamponieren. Aber es ist eben so, daß diese in der Regel kleinen Blutungen, die bei der üblichen schonenden Kieferhöhlenchirurgie auftreten, durchaus durch diesen Fibrinkleber beherrscht werden können. Ich wollte darstellen, daß diese Methode dem Patienten eine subjektive Verbesserung bringt.

S. A. GEIGER, Karlsruhe:
Wir wissen alle, daß wir die Kieferhöhle nicht mit Wasserstoffsuperoxid ausspülen dürfen aufgrund der Gefahr einer Luftembolie. Wie sehen Sie dieses Problem bei der Anwendung des Fibrinsprays? Es geht ja allerhand durch die Kieferhöhle durch, die schleimhautentblößt ist. Wir sollten darauf achten. Das Gleiche gilt auch für die Diploe des Schädels auch in bezug auf die Anwendung des Fibrinsprays, die Gefahr der Luftembolie ist nicht niedriger. Haben Sie das mit in das Kalkül einbezogen?

K. GIESEN, Dortmund:
Uns ist durchaus bewußt, daß man bei der Dosierung der Druckluft äußerst zurückhaltend sein sollte, und wir benutzen es ja nach Gefühl mit eben gerade so viel Druckluft, daß ein Spraynebel entsteht. Und ich denke, daß wir damit auf keinen Fall eine solche physikalische Wirkung erreichen, daß eine Embolie zu befürchten wäre.

Diskussion zum Beitrag Halling

G. HOTZ, Heidelberg:
Wie sehen Sie das Risiko thromboembolischer Komplikationen?

F. HALLING, Göttingen:
Es besteht sicherlich ein Risiko. Die Beipacktexte der Hersteller geben dazu eindeutige Hinweise. Wir führen zur Minimierung dieses Risikos Vorsichtsmaßnahmen durch. Dazu gehören schnellhärtende Kleber, manuelle Kompression des peritumoralen Gewebes sowie Ligatur der versorgenden Gefäße. Ein Restrisiko bleibt.

Diskussion zum Beitrag Merten

U. INGENHOFF, Bergisch-Gladbach:
Ist eine mit Hydroxylapatit gefüllte größere knöcherne Zystenhöhle im Hinblick
auf eine Frakturgefährdung tatsächlich ebenso stabil wie eine auf natürlichem
Wege knöchern regenerierte Zystenhöhle?

H.-A. MERTEN, Göttingen:
Ich selbst habe keine Ergebnisse vorzuweisen und kann Ihre Frage höchstens an
Kollegen weitergeben.

G. HOTZ, Heidelberg:
Unsere eigenen klinischen und experimentellen Untersuchungen zeigen, daß dieses keramo-ossäre Regenerat nicht so stabil ist wie der originäre ortsständige Knochen. Wir vertreten den Standpunkt, die Auffüllung von intraossären Zysten möglichst nicht mit alloplastischen Materialien vorzunehmen. Bei bis in den Alveolarfortsatz reichenden Zysten sollte man, um den Kollaps zu verhindern, mit Keramik auffüllen.

Sachregister

AIDS siehe Infektionssicherheit
Alveolarkammatrophie 67
Alveolarkammaufbau
  siehe Alveolarkammerhöhung
Alveolarkammerhöhung 70
- absolute 70
- formkonstante 84
- Oberkiefer 79
- postforaminale 79
- relative 68
- Unterkiefer 79
Alveolitis sicca post extractionem 62
Antibiotika 20
- Prophylaxe 76
Antifibrinolytika 62
Antikoagulantien 39
- Therapie 42
- - high risk-Gruppe 43
- - Indikation 43
- - low risk-Gruppe 43
Antithrombine 35
Atemwegsobstruktion 38
autologe Fibrinklebung 30

Blutstillung 4, 35
- endoskopische 19
Blutungsprophylaxe 45
Blutungszeit 37
bovine-spongiforme Enzephalopathie (BSE)
  siehe Infektionssicherheit

Creutzfeldt-Jakob-Krankheit (CJD)
  siehe Infektionssicherheit
Cumarinderivate siehe Marcumar
Cyclocapron 61, 62
  siehe auch Antifibrinolytika

Dialyse 42
Diathese, thrombophile 62
dolor post extractionem 62
Doppelspritzensystem 17
- mit Applikationskatheter 18
- mit Sprühkopf 18
Dosierung 15
Duploject 17

Duraklebung 25
Duraplastiken 105

Eigenblut 142
Elastizität 5
endoskopische
- Blutstillung 19
- Fibrinklebung 19
Enzephalopathie, bovine-spongiforme
  siehe Infektionssicherheit
Epistaxis 36

face-lifting 108
Faktor VII-Mangel siehe Hämophilie
Fibrinbrücken 73
Fibrinklebung 38, 44, 53, 109, 121
- Applikationstechnik 15, 17
- autologe 30
- endoskopisch 19
- Indikation 4, 26
- Qualitäts- und Sicherheitsanforderungen 3
- Schichtdicke 15
- Sprühsystem 126
Fibrinolyse 35
Fibroblasten 8
formbare Implantate 67, 70, 72
formkonstante Augmentate 84

Gerinnungsfaktoren 27, 35, 37, 39
Gerinnungsstörungen 26, 35
Gerinnungssystem 35
- plasmatisches 35
Gewebeexpander 99
Gewebeklebung 4
Granulatapplikation 72
Granulatdislokation 84
Granulatfixation 72, 84

Hämangiome 109, 133
Hämatome 38
Hämophilie 39
- Faktor VII-Mangel 39
- Substitutionstherapie 53
- Zahnextraktionen 48, 53
Hämorrhagien
- Mundschleimhaut 38

hämorrhagische Diathesen
– plasmatische 36
– thrombozytäre 36
– vaskuläre 36
Hämostase siehe Blutstillung
Heparin 39, 42
Hepatitisrisiko 29
Herzklappen 62
Herzklappenersatz 39
Hufeisensandwich-Osteotomie 90
Hydroxylapatit 20, 90, 93, 114
– poröses 99
Hydroxylapatitkeramik (HAK) 67, 70, 142
– Fibrinklebung 72

Implantate, formbare 67, 70, 72
Implantation, interforaminale 79
– interforaminäre 93
Indikationen 4, 26
Infektion 46
Infektionssicherheit 10, 12, 30
intraläsionale Fibrinkleberapplikation
133

Kardiomyopathie 62
Kieferhöhlenoperation 126
Kieferkammerhöhung
– absolute 68
– relative 68
Knochendefektfüllung 142, 148
Knochenersatz 114
Knochentransplantationen 90
Kollagen 142
Kollagenvlies 20, 45, 53

Laborparameter, gerinnungsanalytische 37
Leberzirrhose 39
Lungenembolie 39

Marcumar 42
Mikrochirurgie 24
Mund-Antrum-Verbindung 121
Mundbodenblutung 38
Mundbodensenkung 70

Nachblutung 42, 44, 45, 53
– Risiko 48, 49
Nervenanastomosen 24
Nervenklebung 25

Oberkiefer
– Augmentation 79
– Rekonstruktionen 105
– Resektionen 105
operative Zahnentfernung 53
oroantrale Fisteln 121
Osteotomie, modellierende 68

partielle Thromboplastinzeit
siehe Thromboplastinzeit
Plasmafaktoren 35
plasmatisches Gerinnungssystem
siehe Gerinnungssystem
Plättchenfaktor siehe Gerinnungsfaktoren
postforaminale Augmentation 79
präprothetische Chirurgie 67, 88
PTT 37

Qualitäts- und Sicherheitsanforderungen
3
Quick 37, 42

Reißfestigkeit 5, 16
Resorptionszeit 15

Schichtdicke 15
slow-virus-Infektion siehe Infektionssicherheit
Spongiosa 20
– Transplantation 142
Sprühsystem 126
Substitution 49
– Therapie 27, 53

thrombophile Diathese 62
Thromboplastinzeit, partielle 37
Thrombosen 39
Thrombotest 42
Thrombozyten 35
Thrombozytöpenie 39
Tierversuche 26
Trägermaterialien 20
Transfusionen 51

Unterkiefer
– Augmentation 79
– Rekonstruktion 116

Verbandplatte 44, 45
Verfestigungsgeschwindigkeit 16
Vestibulumplastik
– nach Edlan 69
– submuköse 69, 89
Virushepatitis siehe Infektionssicherheit
Vitamin K 39

Weichteilkorrekturen 68
Willebrand-Jürgens-Syndrom 48, 58
Wundheilung 4
Wundverschluß 45
Wurzelspitzenresektion 53

Zahnextraktionen 38, 39, 44, 53, 54
– Hämophilie 48
– Nachblutungsrisiko 27, 48, 49
Zystenfüllung 113